Rudolf Wegener

Von Leben und Tod

Betrachtungen eines Rechtsmediziners

Text: Rudolf Wegener
Lektorat: Stephanie Schilling
Covergestaltung: Verlagshaus Schlosser
Umschlagabbildung: www.bernd-gundula-walz.de
Satz und Layout: Verlagshaus Schlosser
ISBN 978-3-96200-662-4
Druck: Verlagsgruppe Verlagshaus Schlosser
D-85652 Pliening • www.schlosser-verlagshaus.de

Printed in Germany

Meiner Frau Sibylle in liebevoller Erinnerung

Für meine Kinder Robert und Susanne

Eine Erinnerung ist noch keine Erzählung.
Soll sie das werden, beginnt die Fiktion.
Edgar Selge

Warte nicht auf bessre Zeiten
Wolf Biermann

Inhalt

Über den Autor **8**

Gibt es Gründe eine Autobiografie zu schreiben? **9**

Die jüdischen Vorfahren meiner Mutter **13**

Kurt Amandus Hepner 14

Franz Hepner 16

Meine Eltern in schweren Zeiten 1929 – 1946 .... **18**

Unterschlupf in Teterow 19

Unter der Knute des Nationalsozialismus 21

Mein Vater als Unteroffizier der Luftwaffe 23

Not und Gefahr 1943 – 1946 .... **27**

Kriegsende 28

Vaters Flucht in die britische Gefangenschaft 30

Familie wieder beisammen 1946 – 1949 .... **32**

Schlussstrich unter dem demokratischen Neuanfang 32

Rückzug ins Private, Familienglück, Abschied 34

Frühe Begegnung mit dem Tod 39

Schulzeit 1949 – 1961 .... **41**

Wir hier und die da drüben – Grundschule (sogenannte Uhrenschule) 42

Gefahren des Wassers 48

Außerschulisches 51

Probleme mit der Religion 62

Erweiterte Oberschule „Heinrich Heine“ 64

Skurriles und Episodisches aus Schule und Elternhaus 69

„Ganz unten“ als Hilfspfleger 1961 – 1962 82

Eine Tretmühle: Medizinstudium 1962 – 1968 .... **89**

Vorklinische Ausbildung bis zum Physikum, schwer zu nehmende Hürden 91

Durch den Dschungel der klinischen Fachgebiete zur Gerichtsmedizin 101

Denkbar knapp am Tod vorbei geschrammt 110

Überschatteter Start in den Beruf 1968 -1975 114
Erste Eindrücke – Aller Anfang ist schwer 114
Sibylle Romberg tritt in mein Leben 120
Die vermasselte Doktorarbeit 124
Glücklich verheiratet, dazu Häuschen mit Garten 127
Probleme mit der Staatssicherheit 132
Promotion A – Das glückliche Ende.. 135
Auf eigenen Füßen 137
Mikrokosmos Familie im real existierenden Sozialismus 139
Mein kometenhafter Aufstieg in der Volksmarine 149
Diensttauglich 149
Der Kernwaffenschlag 151
Immer noch nicht genug 157
Der lange Weg zur Professur 1975 – 1987 162
Das sozialistische Berufsleben 163
Plötzlich Reisekader... 168
Doktor der Wissenschaften mit Lehrbefugnis.................................... 176
Merkwürdige Begleitumstände eines Aufenthaltes in Kopenhagen............... 179
Mit Speck fängt man Mäuse – Mitglied der SED 184
Eine total verdrehte Welt 1987 – 1992 191
Als Institutsleiter in schwierigem Fahrwasser 192
Das DDR-Gefüge bricht in sich zusammen 196
Beobachtungen in Ost und nach der Wiedervereinigung 1990.................... 209
Widersinniges und Vernünftiges.. 220
Das Überleitungs- und Ehrenverfahren 224
Immer in Bewegung – überwiegend im Vorwärtsgang.......................... 230
Die Schande von Rostock – Lichtenhagen.. 234
Von den Gefahren einer Erlebnisreise 239
Angekommen in der Bundesrepublik Deutschland 1993 – 2005 242
Die Wessis sind da 242
Neben- und Durcheinander im Beruf 249

Abschied nehmen 2006 bis 2008 254
Meine Frau erkrankt an einem Hirntumor mit infauster Prognose 255
Die Uhr ist abgelaufen 265

Ein Plädoyer für die Rechtsmedizin 268
Lagebericht zur Diagnostik der Todesursachen 269
Die Obduktion – Fakten und Fiktion 279

Meine Fälle 290
(1) Nichtiger Anlass eines Doppelmordes 295
(2) Duell an der Westgrenze 298
(3) Ganz gewöhnliches Ertrinken 302
(4) Auslöschung einer Familie 306
(5) Der Hammermörder 309
(6) Chaos auf dem Bahnhof Bad Kleinen 312
(7) Kommissar Zufall 318
(8) Keine Mutterliebe 322
(9) NSU-Mord in Rostock 325
(10) Der Fall Carolin 331

Auf der Zielgerade 336
Alterssitz Zehlendorf – ein Privileg 337
Über das Altern 344

Dank und Schlussbemerkung 347

Über den Autor

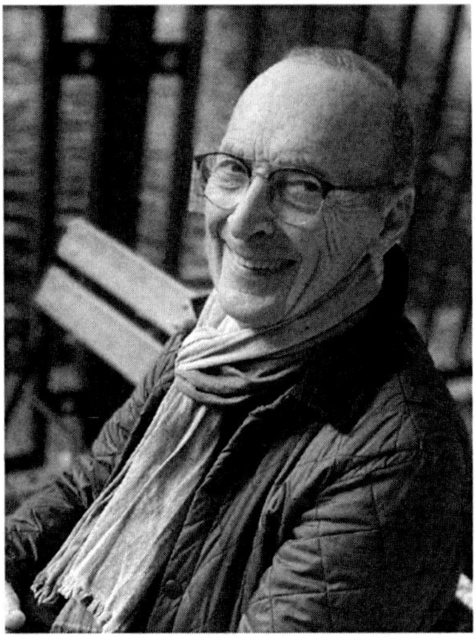

Rudolf Wegener war von 1968 bis 2009 Gerichtsarzt in Rostock, davon 22 Jahre als Direktor des Institutes für Gerichtliche Medizin. 1992 wurde er als Professor (C4) für Rechtsmedizin an der Universität Rostock übernommen.

Zwischen 1990 und 2008 engagierte er sich in der akademischen Selbstverwaltung: Fakultätsrat, Konzil und Promotionskommission.

Überdies war er seit 1994 in verschiedenen ehrenamtlichen Funktionen tätig:

- Vorsitzender der Ethikkommission der Ärztekammer Mecklenburg-Vorpommern und nachfolgend der Universität Rostock,
- Mitglied der Kommission der Bundesärztekammer „Ethische und Juristische Grundsatzfragen in der Medizin“,
- Sprecher der Arbeitsgemeinschaft „Ethik und Recht in der Medizin an der Universität Rostock“,
- Ehrenamtlicher Richter an der Kammer für Heilberufe am Oberverwaltungsgericht Greifswald.

Seine Lehr- und Forschungsgebiete umfassten Themen aller Bereiche der Rechtsmedizin, der Forensischen Genetik und der Medizinischen Ethik.

Gibt es Gründe eine Autobiografie zu schreiben?

Meine Lebens- oder besser Überlebenszeit als Endsiebziger ist ohnehin begrenzt. Zudem stellte man bei mir 2016 als Zufallsbefund einen Blutkrebs fest. Die schlechte Nachricht aus heiterem Himmel wurde nach Kenntnis der molekulargenetischen Diagnostik zu einer guten Nachricht. Es ist nur eine Chronische Lymphatische Leukämie (CLL). Nach bisherigem Krankheitsverlauf gehöre ich sogar zur Gruppe „Go-go-Patienten" in guter Fitness. Körperliche Aktivität, wie Spaziergänge Gartenarbeit und mein Tennissport dürften die Widerstandskraft des geschädigten Immunsystems stärken. Ich unternehme Reisen und pflege soziale Kontakte. Mitleid ist nicht angebracht. Schließlich gilt der lateinische Grabspruch *„mors certa, hora incerta"* (deutsch: Der Tod ist sicher, der Zeitpunkt unbestimmt) für jeden.

Schreiben gilt als ein probates Allheilmittel. Es ist vielleicht sogar lebensverlängernd. Nach längerem Zögern – die Corona-Pandemie hat den letzten Anstoß gegeben – lasse ich meiner Gedankenwelt freien Lauf. In erster Linie schreibe ich für mich.

Den Zusammenbruch der DDR 1989 erlebte ich gemeinsam mit 16,4 Millionen Menschen als tiefe Zäsur. Nach Abklingen der allgemeinen Euphorie des Mauerfalls stellten sich auch bei mir existentielle Fragen. Geht mein Arbeitsplatz verloren? Kann ich den vielfältigen neuen Anforderungen gerecht werden? In den Zeiten des gesellschaftlichen Umbruches war mir der Glaube an die Familie Kraftquell und Ruhepol.

Es war ein geflügeltes Wort meiner Eltern: „Das Wichtigste im Leben ist eine intakte Familie". Sie haben miteinander schwere Zeiten überstanden. Ihre Überlebensstrategie hat mich nachhaltig geprägt.

Wenn ich über meine jüdische Mutter und mein Elternhaus berichte, denke ich vor allem an meine Kinder und Enkelkinder.

Als Mitarbeiter und Hochschullehrer im Institut für Rechtsmedizin der Universität Rostock – 20 Jahre DDR; 20 Jahre BRD – bin ich zum Zeitzeugen geworden. Das Minenfeld deutsch-deutscher Missverständnisse ist noch lange nicht geräumt. Das Ost-West-Thema beschäftigt mich stets aufs Neue. Es wird sich wie ein roter Faden durch meine Aufzeichnungen ziehen.

Aus meinen 40 Berufsjahren habe ich ausgewählte Tötungsdelikte aus Deutschland Ost und Deutschland West nebeneinander gestellt. Wer nach intelligent inszenierten Tötungen mit einem besonderem *thrill* sucht, wird enttäuscht werden. Derartige Tathandlungen sind eine absolute Rarität. Meine Fälle hat das Leben geschrieben. Das unterscheidet sie von den fiktionalen TV-Produktionen.

Vorsicht! Ich habe kein Tagebuch geführt. Das Gedächtnis ist bekanntlich betrügerisch. Es will unser Selbstwertgefühl durch Vergessen, Verdrängen oder Verharmlosen schützen. Mögen sich meine Erinnerungsskizzen zu einem Bild zusammenfügen, das sich der Wahrheit annähert.

Nichts scheint einfacher, als über sich selbst zu schreiben. Ich habe mich dabei jedoch schwer getan. Meine Neigung, ins Detail zu gehen, stört den Lesefluss. Ein Rostocker Freund brachte mich deshalb auf die Idee, mit Fußnoten zu arbeiten. Sie erheben nicht den Anspruch wissenschaftlicher Präzision und sollen lediglich den Zugang zu den angegebenen Quellen erleichtern. Wichtiger war mir, das Geschriebene mit persönlichen Anmerkungen und Hinweisen zu bereichern.

Schließlich soll das Schreiben nicht zu einem Wettlauf mit der Zeit werden. Selbst wenn ich nicht zum Ende kommen sollte, habe ich dabei viel gewonnen. *Überpünktlich,* schon vor dem 80.Lebensjahr, möchte ich fertig sein.

Berlin-Zehlendorf, im Dezember 2020

Die jüdischen Vorfahren meiner Mutter

Meine Eltern kamen in den fünfziger Jahren werktags nach Ende der Bürozeit der Anwaltskanzlei meines Vaters gegen 17:30 Uhr nach Hause. Wie Spaziergänger flanierten sie auf dem Bürgersteig der leicht ansteigenden Rudolf-Breitscheid-Straße in Teterow (Mecklenburg). Beide untergehakt und im Gleichschritt; Mutter immer auf der rechten Seite, im Gehen den Kopf meinem Vater leicht zugeneigt. Vater gab das gleichmäßige Schritttempo vor. Sie in Hut und Mantel führte eine geräumige Tasche mit dem Einkauf für das Abendessen mit sich. Er trug einen Anzug mit Knickerbockern und eine schwarze Baskenmütze. Nach Überquerung einer Seitenstraße waren sie so nahe, dass ich ihnen entgegenlief. Ich war Grundschüler und hatte meine entgegenkommenden Eltern bereits sehnsüchtig erwartet. Sie waren geradezu symbiotisch miteinander verbunden. Zwei Teile eines Ganzen. Diese häufig wiederkehrende Szene gehört zu meinen schönsten Kindheitserinnerungen. Erst im Alter von 9 Jahren erfuhr ich, dass meine Mutter Jüdin war. Vater verhinderte durch Standfestigkeit und Treue ihre Deportation.

Die Vorfahren meiner Mutter stammten aus Schmiegel unweit von Posen. Die Region gehörte nach dem Wiener Kongress 1815 zur Provinz Südpreußen. So lag es nahe, dass etliche Nachfahren des gutbürgerlichen jüdischen Haushaltes von David Hepner und Ernestine Brillenmacher nach Gründung des Deutschen Reiches in das prosperierende Deutschland übersiedelten. Der Sozialdemokrat, Journalist und Verleger Adolf Hepner (1846 – 1923), als Mitangeklagter von August Bebel und Wilhelm Liebknecht im Leipziger Hochverratsprozess 1872 einer größeren Öffentlichkeit in Deutschland bekannt geworden, war mein Urgroßonkel. Nach mehrjähriger Ausbildung in einem Rabbinerseminar hatte er sich von der jüdischen Theologie abgewandt, um Philosophie und Nationalökonomie zu studieren[1].

Kurt Amandus Hepner

Die Abkehr von einer jüdischen Gemeinde war ein mutiger Schritt, den auch mein Großvater Kurt Amandus Hepner (1872-1942) gegangen ist. Der bekennende Dissident[2] erhoffte für sich und seine Familie eine Assimilation an das geistig-kulturelle Leben in Deutschland. Als Graveur und Lithograf entwickelte Großvater Hepner mit künstlerischer Begabung, Geschick und kaufmännischem Verstand die Druckerei seiner Dresdner Vorfahren erfolgreich fort. Er wollte ein richtiger Deutscher sein. Für Kaiser und Reich erwarb er im 1. Weltkrieg das Eiserne Kreuz III. Klasse als Unteroffizier der Infanterie im Serbienfeldzug 1915. Im elterlichen Haushalt existierte die zerfetzte Metallhülse einer Granate aus dieser Zeit, die mein Vater später als Aschenbecher für seine Shag-Pfeifen nutzte. Großmutter Helene Hepner, geborene Northmann, galt als lebenskluge, charmante und elegante Frau.

Bald nach Machtergreifung Hitlers musste mein Großvater aus seiner Firma ausscheiden und seine Wohnung räumen. Mit Helene lebte er zurückgezogen und schicksalsergeben im Souterrain seines Wohnhauses. Er hoffte viel zu lange, dass er als Christ und Kriegsteilnehmer vom Allerschlimmsten verschont bleiben würde. Kurt Amandus wurde am 9.Januar 1942 in das Getto der Stadt Riga de-

---

1 *Adolf Hepner, jewishencyclopedia.com/articles/7581-hepner-adolf (Ausdruck 18.12.2021)*

2 *Trau-Schein des Ev.-luth. Pfarramtes der Lukas-Kirche zu Dresden: Ruth Lotte Hepner, ledig, ev.-luth. Tochter des Fabrikanten Kurt Hepner, Dissident und dessen Ehefrau Helene Martha Hepner, letztere ev.-luth.*

portiert. Seine Frau als Halbjüdin hätte überleben können, wenn sie sich von ihm getrennt hätte. Das war für sie nach 40-jähriger glücklicher Ehe undenkbar.

Meine Mutter hatte in ihren Unterlagen eine kaum lesbare, abgegriffene, mit Bleistift geschriebene Nachricht, die ihr 1946 zugegangen war. Der Absender überlebte den Holocaust und war Zeuge des letzten Transportes meiner Großeltern. Danach wurden die Insassen des Gettos im Frühjahr 1942 durch die sogenannte Sicherheitspolizei nach den Kriterien „Arbeitsfähigkeit/Arbeitsunfähigkeit" *selektiert.* Frau Hepner sei zwar den Arbeitsfähigen zugeordnet worden, sie habe sich dennoch neben ihren Ehemann gestellt. Niemand habe sie daran gehindert. Über das Ziel der abfahrenden Fahrzeugkolonne wird nichts berichtet. Aus verschiedenen Quellen ist jedoch herzuleiten, dass die Fahrt in Richtung des fiktiven Ortes Dünamünde[3] ging. Helene begleitete Kurt Amandus bis in den Tod.

Heute befindet sich ein Hochwald mit seinen ausschwingenden, sandigen Dünen im ständig wachsenden Stadtgebiet von Riga. Er dient als Naherholungsgebiet mit Motorsport-Rennstrecke, die be-

---

3 *Im Zuge der Aktion "Dünamünde" hatten sich die NS-Besatzer ein Arbeitslager mit Massivhäusern und Krankenstationen „erdacht", um die verängstigten Juden vor dem Abtransport aus dem Getto Riga ruhigzustellen. Es wurde ihnen mitgeteilt, dass nicht voll Arbeitsfähige zu leichter Arbeit bei der Fischverarbeitung eingesetzt werden sollten. Ziel der Todgeweihten war jedoch der Wald von Bikerniki. Dorthin wurden im März 1942 etwa 1900 Juden verbracht, erschossen und verscharrt. Die Exekution mit Maschinengewehren wurde von dem etwa 50-köpfigen lettischen Kommando Arās durchgeführt. Nach Zeugenaussagen stand „an der Grube" auch der SS-Standartenführer Rudolf Lange, Befehlshaber der Sicherheitspolizei und des SD in Riga.*
Im Wald von Bikerniki sind von deutschen NS-Schergen und ihren lettischen Helfern 35.000 bis 46.500 Menschen umgebracht worden. Lange gehörte als „erfahrener Praktiker" von Massenexekutionen zu den 15 Teilnehmern der Berliner Wannsee-Konferenz, die am 20.01.1942 bei einem Arbeitsfrühstück über die „Endlösung der Judenfrage" in Europa beraten hatten. Akribisch aufgelistet waren 11 Millionen europäische Juden. Durch den Rückzug der Wehrmacht reduzierte sich die Anzahl der Opfer auf 6 Millionen.

reits zu Sowjetzeiten angelegt wurde. Nichts ist ohne Vorgeschichte: In Bikerniki wurden 1919 von den Bolschewiki 3654 Todesurteile gegen „Konterrevolutionäre" vollstreckt. Eine Holocaust-Gedenkstätte erinnert an diesen Wald des Schreckens.

Franz Hepner[4]

Der Bruder meiner Mutter wurde 1903 geboren. Nach zügigem Medizinstudium in Leipzig, Greifswald, Hamburg und Berlin wurde er 1926 in Leipzig promoviert, 1927 erhielt er die ärztliche Approbation. Der niedergelassene Kinderarzt mit gut gehender Praxis in Bernburg war verheiratet und Vater von drei Kindern. 1933 wird ihm wegen „nichtarischer" Abstammung die Kassenzulassung entzogen. Hinterhältig: 1935 erhielt Dr. Hepner, inzwischen Arzt ohne Patienten, von seiner Kassenärztlichen Vereinigung einen Nachnahmebescheid wegen immer noch nicht bezahlter Mitgliedsbeiträge. Der Versuch des Aufbaus einer Privatpraxis in Dresden scheiterte.

1937 emigrierte Franz Hepner als unerwünschter jüdischer Arzt mit geringen finanziellen Ressourcen 1937 nach China. Er ließ sich in Kunming (Provinz Yunnan) nieder. Anfang April 1938 kam seine Familie nach. Unter Druck einer auch in Kunming aktiven NSDAP-Gruppe boykottierten die Auslandsdeutschen die Kinderarztpraxis, sodass er sich 1939 zur Emigration in die USA entschloss. Amerikanische Freunde übernahmen die Bürgschaft für die Ausreise. Die Ehefrau blieb mit den drei Kindern in China zurück. Zunächst musste Hepner eine amerikanische ärztliche Approbation erwerben. Notgedrungen war er längere Zeit in New York als Rettungsarzt tätig, was für ihn sehr belastend gewesen sein soll. Mit Eintritt der

---

4 *Seidler, Eduard: Jüdische Kinderärztinnen und -ärzte 1933-1945; Datenbank mit Angaben zum Lebenslauf: dkgj.de*

USA in den 2. Weltkrieg nach dem Angriff der Japaner auf Pearl Harbor 1941 erfolgte ein Einreisestopp für alle Deutschen. Seine Familie durfte nicht nachreisen. Die Nachrichten aus den USA wurden spärlich; der Briefverkehr erfolgte verdeckt über eine Schweizer Adresse. 1942 erfuhr Franz Hepner vom Tod seiner Eltern. Nach Auskunft seiner Frau konnte er nicht leitender Pathologe einer amerikanischen Klinik werden, weil er aus dem Land des Kriegsgegners Deutschland stammte. Am 02.06.1943 nahm er sich das Leben.

Meine Eltern in schweren Zeiten 1929 – 1946

Meine Mutter hat mir über die erste Begegnung mit meinem Vater nach seinem Tode wiederholt berichtet. Er habe an einem Nachmittag im August 1929 in Betrachtung der sommerlichen Urlaubsszenerie auf einer Bank in Brunshaupten-Arendsee gesessen; seit 1938 das nationalsozialistische Ostseebad Kühlungsborn, nun mit Besuchsverbot für Juden. Sie beschrieb ihn schwärmerisch als sehr gut aussehend: blauäugig, gebräunt, weiß gekleidet, neben sich eine kleine Ledertasche. Wie aus dem Blickkontakt ein Gesprächskontakt wurde, hat sie mir verheimlicht. Als mein Vater Rudolf sich erhob, erschien er ihr etwas zu kurz geraten. Trotzdem entschied sich meine Mutter zu einem gemeinsamen Spaziergang, der sich in ein Café verlagerte. Meine Mutter Ruth habe rasch ermittelt, dass ihr Wegbegleiter noch ledig war, sein Jurastudium mit Referendarexamen vor der Prüfungskommission des Landgerichts in Rostock bestanden hatte und an seiner Doktorarbeit schrieb. Nein: in der oben genannten Ledertasche befanden sich keine Akten, sondern Aquarellutensilien. Er berichtete ihr, seit früher Jugendzeit, zu zeichnen und zu malen.

Rasch stellten sie gemeinsame Interessen an klassischer Musik fest. Mein Vater habe, so oft es ging, Opernaufführungen des Staatstheaters Schwerin besucht. Mutter bevorzugte als Klavierspielerin Kammermusik. Ob sie schon bei der ersten Begegnung an die später folgenden gemeinsamen Hausmusikabende gedacht hat?

Als „Haustochter" erledigte Mutter in der Firma meines Großvaters den Schriftverkehr. Stenografie und Schreibmaschine: ideale Voraussetzungen für eine künftig mithelfende Ehefrau im Büro einer Anwaltskanzlei. Die Dresdner Eltern hatten ihr Ruthchen 1924 in eine Haushaltsschule für Töchter aus besserem Hause nach Güstrow gesandt. Sie fühlte sich so wohl in dieser Umgebung, dass sie als Dresdnerin einige plattdeutsche Sprüche in ihren Sprachschatz übernommen hat. Neben Kenntnissen der Haushaltsführung hat sie außerdem Kochrezepte aus Mecklenburg erlernt. Der Funke ist ist zwischen den beiden sofort übergesprungen. Ihre vielfältigen Gemeinsamkeiten mögen dazu beigetragen haben. Es gab nichts Trennendes. Mutter stammte aus einer christlich-deutschen Familie; an den Rassenwahn eines Adolf Hitler war damals überhaupt nicht zu denken.

Den mitgereisten Eltern Hepner und Wegener wurde bereits in den nächsten Tagen mitgeteilt, dass man zusammenbleiben wolle – nicht nur für den Rest des Urlaubs. Es gab keinen Widerstand. Mutters Eltern waren froh, dass ihre immer noch ledige 23-jährige Tochter, die nachmittags zum Unwillen des gestrengen Vaters das Büro mit einem Fiat 500 viel zu oft in Richtung Tennisclub verließ, endlich einen akzeptablen Partner gefunden hatte.

Unterschlupf in Teterow

Mein Vater, der mit 26 Jahren an der Universität Rostock promovierte Jurist Rudolf, war der Stolz der verzweigten Familie Wegener in Schwerin. Seine Jugend war von frühen Todesfällen überschattet. Schwester Elly verlor ihren Verlobten im 1. Weltkrieg. Sie soll diesen Verlust nie verwunden haben und verstarb 1918 an einer Viruspandemie, die als Spanische Grippe bekannt wurde. Großmutter Helene verfiel nach dem Tod der Tochter in depressive Dämmerzustände; ihr Leben ging 1923 in einer psychiatrischen Einrichtung zu Ende. Die Familie war zerbrochen. Mein Vater nahm im gleichen Jahr sein Jurastudium auf.

Bereits früh war der Weg nach Teterow vorgezeichnet. Der Assessor Dr. jur. Rudolf Wegener aus Schwerin verzichtete auf eine Richterlaufbahn und bemühte sich um eine Anwaltszulassung, die ihm am 30. Mai 1931 vom Justizministerium Schwerin für das Amtsgericht Teterow und das Landgericht Güstrow erteilt wurde. Sie galt unter der Bedingung, den Ort Teterow als Wohnsitz zu wählen. Tiefste Provinz. Er hat sich in dieser 700 Jahre alten Kleinstadt, umschlossen von den Ringstraßen mit zwei spätgotischen Stadttoren, nahe an einem See gelegen und eingebettet in eine bewaldete Hügellandschaft, sofort heimisch gefühlt. Er liebte den Menschenschlag. Wenn Vater sich wohl fühlte, *snackte he platt*. Niemand hat Menschen und Sprache des Landstrichs besser charakterisiert als Kurt Tucholsky: „[…] und dann ist im Platt der ganze Humor der Norddeutschen; ihr gutmütiger Spott, wenn einer es gar zu toll treibt, ihr fest zupackender Spaß, wenn sie falschen Glanz wittern, und sie wittern ihn, unfehlbar […]“[5].

In diesem Sinne charakterisierte Vater seine Mitmenschen als *Dullbrägen* (Schwätzer, Wirrkopf), *Knokenbräke*r (bedrohlich erscheinender Mann mit großer Körpermasse) oder *Klaas Abendsägen* (einfältiger, schlafmütziger Zeitgenosse). Besonders treffend waren eigene Wortschöpfungen, von denen hier nur drei genannt sein sollen:

„Viddel-Brägen“ (Viertel-Gehirn) hieß der umständliche Malermeister, der für seine zu niedrigen Rechnungen fast mehr Zeit brauchte als für die ausgeführten Malerarbeiten.

„Bullebubb“ war der Junge aus der Nachbarschaft, der schnell und undeutlich sprach.

„Rumpel“ nannte er einen Kollegen, der sich besonders über jene Sachverhalte sehr ereifern konnte, die für die Klärung eines Rechtsstreites von nebensächlicher Bedeutung waren.

---

5 *Kurt Tucholsky: „Ausgewählte Werke, Volk und Welt Berlin 1973“, Bd. 6, S. 19.*

Vater war beliebt; bei den Plattdeutschen hieß er *Dokting Wechner*. Langweilte sich der junge Rechtsanwalt vor Gericht, zeichnete er auf Aktendeckel und sonstige Unterlagen phantasievolle Portraits, manche mit pittoresken Hüten geschmückt. Einige dieser Skizzen sind in den Besitz von mecklenburgischen Anwaltskollegen gewandert.

Unter der Knute des Nationalsozialismus

Mit der Machtübernahme Hitlers begannen die dunklen Jahre der Jungverheirateten Ruth und Rudolf Wegener. Man wusste in der Kleinstadt rasch von der jüdischen Herkunft meiner Mutter. Die sozialen Kontakte der Eltern wurden spärlicher. Vaters Anwaltskanzlei wurde zunehmend nur noch mit Notariatsaufgaben betraut. Die medizinische Behandlung von Personen undeutschen Blutes[6] in Krankenhäusern wurde zunehmend erschwert. Wurde der älteste Sohn Wolfgang im Juni 1933 noch als Sohn einer Privatpatientin in der Universitätsklinik Rostock entbunden, kam Manfred 1936 im Schlafzimmer der Eltern zur Welt. Während des Geburtsvorganges entwickelte sich nach Einatmung von Blut und Fruchtwasser in die Lungen ein schwerer Sauerstoffmangel. Die Hebamme Alice Wendt wurde durch ihr beherztes Eingreifen zur Lebensretterin.

Bald darauf hatten die Nationalsozialisten auch den öffentlichen Raum „entjudet". Das galt selbstverständlich auch für Teterow. Der Zugang in die Badeanstalt war meiner Mutter ebenso versagt wie die Nutzung von Parkbänken. Die „Glaubensbewegung Deutscher Christen" als Zusammenschluss von evangelisch getauften Nationalsozialisten beeinflusste auch das Leben der Kirchengemeinde.

6 *Die Nürnberger (Rassen-)Gesetze vom 15.09.1935 gaben der antisemitischen Ideologie der NSDAP eine juristische Basis. Im Zentrum stand das „Gesetz zum Schutze des deutschen Blutes und der deutschen Ehre" – das sogenannte Blutschutzgesetz. Es betraf 1935 etwa 560.000 Juden, weit weniger als 1 Prozent der Bevölkerung!*

Scheele Blicke zur Christmesse. Evangelische Juden waren in der Kirche nicht erwünscht. Pastor Romberg blieb im Gegensatz zu seinem Amtsbruder unserer Familie freundschaftlich verbunden. Er hat alle Söhne der Familie getauft. Vater blieb von Schikanen nicht verschont. Er hatte in der Teterower Von-Pentz-Allee ein Grundstück erworben. Die Baugenehmigung wurde ihm wegen seiner Mischehe nicht erteilt.

Trotz aller Risiken nahmen meine Eltern die Familie des nach China emigrierten Bruders vorübergehend auf. Über sein tragisches Scheitern in den USA habe ich schon berichtet. Nach zwei Monaten durfte die Familie, früher als geplant, nachreisen.

Die Familie Wegener blieb. Meine Eltern vertrauten der ersten Verordnung des Blutschutzgesetzes: „Ein Haushalt ist jüdisch [...], wenn ein jüdischer Mann Haushaltsvorstand ist oder der Hausgemeinschaft angehört“. Ganz einfach: In unserem Fall war mein arischer Vater Haushaltsvorstand; folglich lebten wir in einem nichtjüdischen Haushalt. Die scheinbare Sicherheit meiner Mutter basierte auf einer fragilen Rechtsverordnung, die jederzeit durch nachfolgende Gesetzesänderungen außer Kraft gesetzt werden konnte. Wer sich im Dritten Reich von seiner jüdischen Frau scheiden ließ, übergab sie der Maschinerie der nationalsozialistischen Vernichtung[7].

Im August 1938 wurden die Vornamen meiner Mutter „Ruth“, „Lotte“ durch den stigmatisierenden (schönen) jüdischen Namen

7 Die gnadenlosen Konsequenzen für derart betroffene Frauen treten in den posthum aufgefundenen Briefen der deutsch-jüdischen Ärztin Lilli Jahn in aller Dramatik zutage. Sie heiratete den gleichaltrigen Arzt Ernst Jahn und eröffnete mit ihm eine gemeinsame Hausarztpraxis. Aus der Ehe gingen 5 Kinder hervor, die alle evangelisch getauft wurden. Dann verliebte sich der Ehemann in eine junge nichtjüdische ärztliche Kollegin, die er 1942 heiratete. Mit der Scheidung von ihrem Ehemann verlor sie den Schutz der „privilegierten“ Ehe. Sie wurde (vmtl.) 1944 in Auschwitz-Birkenau ermordet. Die Lebenszeugnisse dieser außergewöhnlichen Frau sind von ihrem Enkel veröffentlicht worden. Martin Doerry 2002: Mein verwundetes Herz. Das Leben der Lilly Jahn 1900-1944

„Sara“[8] ergänzt. Es folgte die Nacht der Reichsprogrome vom 9. zum 10. November 1938. Mit bitterer Ironie sei angemerkt, dass in der Kleinstadt Teterow in Mecklenburg – wo ohnehin alles später passiert – erst in den frühen Morgenstunden die Synagoge brannte und die Schaufensterscheiben klirrten. Im übrigen Reichsgebiet hatte der antijüdische Terror schon kurz nach Mitternacht eingesetzt. Für Mutter kam es ganz schlimm.Bereits im September 1939, wenige Wochen nach dem Überfall auf Polen, wurde ihr geliebter Ehemann eingezogen.

Mein Vater als Unteroffizier der Luftwaffe

Der 35-jährige Rudolf Wegener war der Prototyp eines nicht-militärischen Menschen. Das erkannte man schon an seinem Habitus, am Gebrauch der Sprache und an der Art, sich zu bewegen. Ausgerechnet er sollte zur Luftwaffe? Seine Höhenangst war familienbekannt. Als Verlobter wagte er zusammen mit der leichtfüßigen, durch Wanderungen im Elbsandstein-Gebirge angstfreien Ruth den Aufstieg auf den Turm des Jagdschlosses Granitz/Rügen. Seine Panikattacken auf der filigranen gusseisernen Wendeltreppe, die eine Sicht nach unten zuließ, gehören zum Episodenschatz der Familie.

---

8 *Nach in Kraft treten der Namensänderungsverordnung vom 17. August 1938 wurden die Vornamen aller Jüdinnen per Gesetz durch Sara ergänzt. Männer erhielten den Zusatznahmen Israel. Mit der Namenserweiterung war bei der Polizeibehörde eine Kennkarte zu beantragen. Alle behördlichen Verfahren – die Erteilung von Visa eingeschlossen – standen nun unter Kontrolle des NSDAP. Der verantwortliche Ministerialbeamte dieser judenfeindlichen Verordnung war Hans Globke, auch Mitverfasser und Kommentator der Nürnberger Rassegesetze. Er galt als Chef des Bundeskanzleramtes von 1953 – 1963 unter Konrad Adenauer als graue Eminenz mit großem politischem Einfluss. Für seine Verdienste erhielt er das Großkreuz des Verdienstordens der Bundesrepublik Deutschland. Nach Pensionierung wollte Globke in die Schweiz übersiedeln. Die Schweizer Regierung erklärte ihn zu einem unerwünschten Ausländer und verhängte ein Einreiseverbot. Das Oberste Gericht der DDR verurteilte Globke 1963 in Abwesenheit zu lebenslangem Zuchthaus.*

Es wird jetzt zwingend notwendig, meinen Großonkel Walter Büsch vorzustellen. Er war Bruder meiner arischen oder „biodeutschen"[9] Großmutter Helene Wegener, geb. Büsch. Seine Ehe blieb kinderlos; so wurde sein Neffe Rudi der Sohn, den er selbst gerne gehabt hätte. Onkel Walters Beamtenlaufbahn begann um 1900 im Großherzoglichen Justizministerium Schwerin; 1905 arbeitete er im Reichsversicherungshauptamt Berlin. In der Weimarer Republik avancierte er 1922 in der Reichskanzlei zum Oberregierungsrat. Mit der Wahl Hitlers zum Reichskanzler wurde Walter Büsch als Ministerialbeamter in die Reichskanzlei übernommen. Ihm ist zu glauben, dass er mit Hitler keine persönlichen Kontakte hatte. Wohl aber sollen Querverbindungen zum Arbeitsbereich von Hans Globke[10] bestanden haben.

Was nun folgt, ist eine außergewöhnliche Geschichte in Nazi-Deutschland. Onkel Walter hatte den Kontakt zum Neffen Rudi und seiner jüdischen Frau aufrechterhalten. Seine plötzlichen Besuche in Teterow waren konspirativ; ohne postalische oder telefonische Ankündigung. Er versuchte die Ängste der Familie stets zu besänftigen. Sein Mantra: Verliert nicht die Hoffnung, bleibt zusammen

---

9 Der indo-iranische Begriff „arya" (deutsch: gerecht, edel) wird auf altpersische und altindische Stammesgruppen der Frühgeschichte zurückgeführt. Die Nationalsozialisten reklamierten die Bezeichnung „Arier" in ihrer Rassenkunde für die Angehörigen eines reinen, kulturschöpferischen deutschen Herrenvolkes. Folglich waren alle Nichtarier, insbesondere die Juden, unterwertig und undeutsch. Heute wissen wir, dass eine genetisch eigenständige arische Rasse nie existiert hat. Die moderne Wortschöpfung „Biodeutscher" – mich irgendwie an Biofleisch oder Biogemüse erinnernd – soll eine deutsche Herkunft definieren und gehört bevorzugt zum Vokabular der AfD. Die Benennungen Arier oder Biodeutsche sind zutiefst rassistisch. Sie grenzen Menschen nichtdeutscher Herkunft aus; auch wenn sie schon in 2. oder 3. Generation in Deutschland leben.

10 Hans Globke war Beamter der Reichskanzlei Hitlers; Mitverfasser und Kommentator der Nürnberger Rassengesetze. Auf seine politische Rolle in der Bundesrepublik wird später noch einmal eingegangen.

und vermeidet öffentliche Aufmerksamkeit. Meinem Vater gab er den dringenden Hinweis, einer etwaigen Einberufung zum Militärdienst ohne Widerspruch Folge zu leisten.

So ist es dann bereits im September 1939 geschehen. Nach einem Schnellkursus der Luftraumüberwachung im polnischen Krakau wurde Vater als Unteroffizier in eine kleine militärische Einheit nach Petrikau (polnisch: Piotrków Tzybunalski), unweit von Lodz, kommandiert. Dort befand sich eine Horchstation zur Überwachung des Flugverkehrs. Über der mittleren polnischen Tiefebene wurden während des 2. Weltkrieges feindliche Flugbewegungen kaum beobachtet. Er musste als aktiver Wehrmachtssoldat keinen einzigen Schuss abgeben. Sein vorgesetzter Leutnant wurde etwa 1941 abgezogen, sodass ihm als Unteroffizier die Verantwortung für den Horchposten zufiel. In meiner Rückschau erscheint dieser Kriegsdienst in der Etappe wie der Hauptgewinn in einer Lebenslotterie. Ich glaube nicht an Lottoglück. Dazu sind die Gewinnchancen zu niedrig. Vermutlich hatte Onkel Walter seine Hände im Spiel. Er wusste, dass jüdische Ehefrauen von Kriegsteilnehmern in aller Regel vor einer Deportation geschützt waren. Oberregierungsrat a.D. Walter Büsch hat sich zu einer möglichen Einflussnahme stets ausgeschwiegen.

Mutter lebte seit der Einberufung ihres Mannes in ständiger Sorge. Ab 1941 hatte sie den Judenstern zu tragen, der sie als Kandidatin für die Endlösung der Judenfrage kennzeichnete. Ihr ältester Sohn Wolfgang wurde als Halbjude in der Schule isoliert und drangsaliert. 1942 erfuhr sie von der Deportation ihrer Eltern. Ihr war auch bekannt, dass der von ihr geliebte und bewunderte Bruder Franz in den USA immer noch nicht Fuß gefasst hatte. Hitler-Deutschland war im Siegestaumel. Die glückliche Zukunft mit der Familie war Vision. Wie hat sie das alles nur ausgehalten?

Ein Lichtblick war der erste Kriegsurlaub meines Vaters im Juni 1942: Momentum meiner Zeugung. Die Frage, ob ich ein Wunschkind gewesen bin, ist nie erörtert worden. Folglich war ich wohl keins. Jedenfalls wurde ich am 6. März 1943 geboren und trage die Namen der Männer, die meiner Mutter am meisten bedeuteten: Rudolf, Franz.

Not und Gefahr 1943 – 1946

In Nachbarschaft meines Elternhauses lebte Familie Berner. Vater Berner war frühes NSDAP-Mitglied „aus Idealismus“, wie Tochter Renate meinte. Er wurde wegen eines Parteiverfahrens als Studienrat 1934 nach Teterow strafversetzt. Renate fand als 12-Jährige rasch Anschluss an unsere Familie. Sehr erstaunlich! Ein Gymnasiallehrer und NSDAP-Mitglied duldete den Kontakt über ein Schlupfloch des Gartenzaunes aus Maschendraht, was für alle Beteiligten nicht ohne Risiko war. Grund dieser Toleranz mag gewesen sein, dass Renate sich nicht mit ihrer Stiefmutter vertrug. Jedenfalls wurde sie in den Kriegsjahren zu einer Vertrauten meiner Mutter. In ihren Aufzeichnungen beschreibt sie Frau Wegener als „eine Art Ersatzmutter“. Am Tag meiner Geburt war Renate wieder einmal in unserem Hause. Sie notierte in ihren Lebenserinnerungen: „[...] ich saß zitternd in der Küche und machte Wasser warm. Ich durfte ihn als dritter Mensch sehen. Er machte ein ernsthaftes, waches Gesicht und sah gar nicht so verknautscht aus, wie andere Neugeborene [...]“

Mir ging es, dieser Beschreibung zufolge, offenbar ganz gut. Sie konnte nicht wissen, dass meine Mutter bei einem Dammriss viel Blut verloren hatte. Die uns schon bekannte Hebamme Alice Wendt sprach von einem Schlachtfeld im Schlafzimmer. Bei einer Geburt unter ärztlicher Betreuung mit rechtzeitiger Inzision wäre diese Geburtskomplikation vermieden worden. Unser Hausarzt hat die Risswunde genäht. Eine nachfolgende Wundinfektion konnte er nicht verhindern.

Kriegsende

Die Niederlage von Stalingrad markierte den Wendepunkt des Krieges. Mutter und meine Brüder krochen um 8:00 Uhr abends unter den Esstisch, versteckt hinter einer übergroßen Damastdecke. Millionen Deutsche hörten damals den Feindsender und riskierten dabei die Todesstrafe. BBC London begann die Nachrichten mit Glockenschlägen des Big Ben und dem Hauptmotiv der Schicksalssymphonie von Ludwig van Beethoven, welches von dumpfen Schlägen einer afrikanischen Trommel wiederholt wurde. Das Bum, Bum, Bum, Buummm wurde zum Fanal der Hoffnung auf ein Ende des Krieges.

Am 1. Mai 1945 rückte die Rote Armee über die Zufahrtsstraßen aus Malchin und Waren in Teterow ein. Die Stadt wurde kampflos genommen und blieb unzerstört. Unsere Mutter, und mit ihr mehrere Frauen aus der Nachbarschaft, hatten sich in den Keller unseres Wohnhauses geflüchtet. In Angst vor Vergewaltigungen schwärzten sie ihre Gesichter mit Kohlenstaub. Es ist wahrscheinlich, dass alle in den Kellerräumen versteckten Frauen in den apokalyptischen Maitagen 1945 von den marodierenden Soldaten vergewaltigt wurden. Mehr als 100 Menschen nahmen sich allein in Teterow das Leben. Einige hatten Angst vor den heranrückenden Russen. Andere sind wohl auch wegen ihres unerschütterlichen Glaubens an Adolf Hitler[11] in den Tod gegangen. Hitler hatte im Fall der Niederlage nicht

11 Art und Ausmaß der Psychopathologie von Adolf Hitler wurde von zahlreichen Biografen, Psychiatern und Psychoanalytikern untersucht. Homophobie, Alexithymie, Narzissmus, Nekrophilie, Paranoia: Von vielem ist die Rede, manches bleibt rätselhaft. Das „Phänomen Hitler" ist nur im Kontext der aus den Fugen gekommenen 20er und 30er Jahre des vergangenen Jahrhunderts zu verstehen. Wer Interesse und starke Nerven hat, sollte „Mein Kampf" lesen. Ein halbwissender, leicht entflammbarer und fanatisierter Mensch entwickelt 1923 sein politisches Programm, welches nach 1933 punktgenau umgesetzt werden sollte.

nur die Zerstörung Deutschlands, sondern auch den *verdienten* Tod der Deutschen ins Kalkül gezogen.

Unser Elternhaus war eines von mehreren Gebäuden der „Von-Moltke-Straße“, die von den Russen besetzt und als ein Gebäude der Kommandantur genutzt wurde. Wir mussten das Haus innerhalb von 6 Stunden verlassen.

Zunächst fanden wir eine Bleibe in einem schuppenartigen Hofgebäude in der Innenstadt hinter der ehemaligen Anwaltskanzlei unseres Vaters. Vor dem Hintergrund des Bombenterrors und des absehbaren Zusammenbruchs Hitlerdeutschlands war gegen Ende 1944 die Frau von Onkel Walter, Anni Büsch, aus Kleinmachnow zu uns gestoßen. Wir waren nunmehr zu Fünft und hatten nach dem Einmarsch der Russen nichts mehr zu essen. Mein 9-jähriger Bruder Manfred hatte bei den Russen verschiedene Nahrungsquellen aufgetan. Unser Elternhaus diente als Ärztehaus der Kommandantur. Er wurde von den Besatzern freundlich geduldet. An guten Tagen beschenkte man ihn mit Puddingpulver, Schinken und Fleischstücken von frisch erlegtem Wild. Als im Sommer 1945 ein sowjetrussischer Major unter unklaren Umständen erschossen wurde, durften über 4 Wochen keine Lebensmittel verkauft werden. Daraufhin bettelten Scharen von Teterower Kindern an drei russischen Feldküchen täglich um Essen. Die *Muschkoten* gaben trotz Verbots heimlich aus ihren Kochgeschirren Essen ab[12].

Fredi kam mehrfach mit Essen im Eimer nach Hause. Mutter erkrankte wohl deshalb für mehrere Monate schwer an einer infektiösen Hepatitis. Die Muttermilch war längst versiegt; mein Hunger unstillbar. Nahm mein Bruder mich auf seiner Betteltour in der Sportkarre mit, soll ich meine Arme wie zum Greifen ausgestreckt

12 *Quelle: Mein Bruder Manfred Wegener*

haben. Gelegentlich steckten mir Soldaten der Roten Armee Brotreste oder Speckschwarten zu. Ich soll lange Stunden an diesen Delikatessen genuckelt und gekaut haben. Vor meinem geistigen Auge sehe ich noch heute eine Männerhand in die ölverschmierte Uniformtasche greifen. Dieser Erinnerungssplitter des 2-jährigen kleinen Rudi wurde später von der Familie als völlig unglaubwürdig zurückgewiesen.

Wiederholt begann ich nachts zu lärmen. Ich wollte Brot essen und schrie „boot, boot". Die Vermieterin, schon mehrfach in ihrer Nachtruhe gestört, begann mit einer Holzpantine gegen die Tür unserer Unterkunft zu schlagen. Meine geschwächte Mutter rief aus ihrem Bett. „Schlagen sie doch bitte auch noch mein Kind!" Danach trat Ruhe ein.

Vaters Flucht in die britische Gefangenschaft

Als 1945 die Offensive der sowjetrussischen Armee auf Polen zurollte, musste sich die knapp 20 Mann umfassende Einheit meines Vaters aus dem polnischen Petrikau zurückziehen. Für Vater begann erst nun die gefährliche Phase seines Kriegsdienstes. Es gab keinen schriftlichen Marschbefehl, Kommandostrukturen waren nicht mehr erreichbar. Alle einte das gemeinsame Ziel, westwärts in das Besatzungsgebiet der Alliierten zu kommen. Gruppierungen der Feldgendarmerie und SS-Einheiten hatten die Aufgabe, Fluchtbewegungen der Wehrmacht vor den Russen zu stoppen. Jede Verlagerung von Truppen in Richtung Heimat stand unter dem Generalverdacht einer Fahnenflucht mit Gefahr sofortiger Erschießung. Die mobile Horchanlage wurde auf eine Zugmaschine mit großem Anhänger montiert und durch Feldplanen getarnt. Auf den Begleitfahrzeugen simulierten die Soldaten „volle Kampfbereitschaft", obwohl eine Überwachung des Luftraumes nach Zusammenbruch jeglicher Kommunikation überhaupt nicht mehr möglich war. Hitlers Schergen haben den Trupp mit scheinbar kriegswichtiger Spezialausrüstung einfach durchgewinkt.

Mit Glück und guten Kenntnissen der regionalen Gegebenheiten konnte Vater in Mecklenburg den Fluchtkorridor ohne Kontakt mit russischen Verbänden finden. Südwestlich von Schwerin begab sich die kleine Einheit Ende April in englische Kriegsgefangenschaft.

Im Gefangenenlager begann Vater sofort wieder zu skizzieren. Als Zeichenpapier diente die Rückseite von zugeschnittenen Blättern Papier einer Druckerei Kühn aus Neuruppin. Woher stammten Papier und die Wasserfarben in Braun und Grün? Eine aquarellierte Kohlestiftzeichnung zeigt einen vor der provisorischen Zeltunterkunft entspannt sitzenden Landser mit freiem Oberköper. Den offenen Himmel hat er beschriftet: „Sans souci"! Lager Radelübbe 17.5.1945". Vater fühlte sich als Kriegsgefangener sorglos und frei.

Letztendlich wurden die Gefangenen aus Mecklenburg in der „Sperrzone F" (Ostholstein) interniert. Man freundete sich an und redete auch über die Zeit danach. Ein krebskranker Mitgefangener bot meinem Vater die Nachfolge in seiner Rechtsanwaltskanzlei in Eutin an. Von englischer Seite war man an einem Direktorat des Amtsgerichtes Neustadt durch einen politisch unbelasteten Juristen sehr interessiert. Vater lehnte ab. Er wollte einen Neuanfang in Teterow, das zu seiner Heimat geworden war.

Familie wieder beisammen 1946 – 1949

Im Februar 1946 kam Vater abgemagert nach Hause. Er sah mich erstmals knapp 3-jährig an der Hand von Mutter mit übergroßem Kopf und ausgeprägten O-Beinen, die er gut gelaunt mit dem Kommentar *„dor kann' nen Farken dörchlopen"* (da passt ein Ferkel durch) bedachte. Allein mit seiner Heimkehr gab er der Familie Identität und Lebensbejahung zurück. Plötzlich ging es uns besser als den vielen Menschen, die in der Welt des Zusammenbruchs nach Neuorientierung suchten. Wir konnten eine 2-Zimmer-Wohnung mit Küche und Balkonbenutzung beziehen. Es gab wieder regelmäßig zu essen. Mehr noch: Hin und wieder brachten uns ehemalige Mandanten aus benachbarten Dörfern Brot, Milch, Eier, Schmalz und geräucherten Schinken vorbei.

Schlussstrich unter dem demokratischen Neuanfang

In die Euphorie des Neubeginns fielen die ersten und letzten demokratischen Landtagswahlen am 20. Oktober 1946. Vater hatte die Illusion, am Aufbau demokratischer Verhältnisse nach dem Modell der Weimarer Republik mitwirken zu können. Er wurde in den CDU-Ortsvorstand Teterow gewählt[13]. Wenige Tage nach der Wahl

13 Trotz massiver Beeinflussung durch den SMAD (Sowjetische Militäradministration in Deutschland) verfehlte die SED die absolute Mehrheit. In Mecklenburg erreichte die CDU mit 34,1 Prozent den höchsten Stimmenanteil in der SBZ. Die Propagandaabteilung des SMAD wies nach dem so nicht erwarteten Ergebnis an, die bürgerlichen Parteigruppen möglichst klein zu halten. Das Entstehen einer freien parlamentarischen Demokratie wurde auch dadurch blockiert, dass alle Parteien unter Führung der SED in einer „Nationalen Front" zusammengefasst wurden. Die Blockparteien waren ein kümmerliches demokratisches Alibi.

kam spätabends der Wohnungsnachbar Dr. Schreinecke, Direktor des Gymnasiums, aufgeregt zu uns. Man habe eine Pistole in seinen Schreibtisch gelegt. Vater öffnete die Schublade seines Arbeitstisches und fand – zu seinem großen Entsetzen – ebenfalls eine Handfeuerwaffe. Familie Schreinecke verließ noch in der Nacht ungehört die Wohnung und wohl auch die Sowjetische Besatzungszone (SBZ).

In der Nachbarschaft befand sich der Hauptsitz der Sowjetischen Militärkommandantur mit „Verhörräumen" im Kellergeschoss. Paradox: An der Hausfassade konnte man die aus besseren Zeiten stammende Inschrift *Pax huic domui* (deutsch: Friede diesem Hause) lesen. Vater hatte sich auf seine Vernehmung gut vorbereitet und konnte den absurden Vorwurf des illegalen Waffenbesitzes zurückweisen. In diesem Verhör wurde auch seine Freundschaft mit dem Vermieter unserer Wohnung thematisiert. Dem warf man Verbindungen mit Revanchisten in der Amerikanischen Besatzungszone vor. Auch diese Familie ist nicht in der SBZ geblieben.

Es ist zu vermuten, dass unser Vater bei diesem Verhör unter Druck gesetzt worden ist. Das Wechselspiel von Anbiederung, Verunsicherung und Strafandrohung des NKWD (Volkskommissariat für Innere Angelegenheiten; sowjetischer Geheimdienst) sollte später nahtlos von der Stasi übernommen werden. Jedenfalls erklärte Vater mit sofortiger Wirkung den Austritt aus der CDU und beendete damit seine politische Karriere, bevor sie begonnen hatte. Unsere Familie blieb danach unbehelligt.

Rückzug ins Private, Familienglück, Abschied

Die 1946 wiedereröffnete Anwaltskanzlei mit dem assoziierten Notariat war überaus erfolgreich. Mutter übernahm im Büro das Regime und hielt Vater den Rücken frei.

Schon im Sommer 1946 verbrachten wir – alle wieder zusammen – einen einwöchigen Urlaub auf der Burgwallinsel des Teterower Sees. Wir waren die einzigen Gäste. Vater wurde mit einer handbetriebenen Kettenfähre am *Sauerwerder* übergesetzt, um vormittags im Büro zu sein. Im Wirtshaus „Wendenkrug", direkt unter einem Reetdach, nisteten die Schwalben in Scharen und zum Greifen nah. Nachmittags angelten wir Plötze, Brachsen und Barsche, die sofort in der Pfanne gebraten wurden. Ich staunte über hochwachsende Königskerzen und Erdaufschüttungen, die aus slawischer Zeit stammen sollten[14].

Im Winter 1946/1947 verwandelte Vater einen nicht mehr wasserdichten, aber kompakten Bootskörper mit Maststumpf in ein Segelboot. Die Besegelung wurde aus blaugestreiftem Stoff einer Markise gefertigt. Es war nach 1945 das zweite Segelboot auf dem Teterower See, welches nach einer Comicfigur des schwedischen Cartoonisten *Oscar Jacobson* „Adamson" benannt wurde. Der Typ mit drei Haaren auf der Glatze, dem Schnauzenmund mit Zigarrenstummel und stets in einem Oberhemd nebst nobler Fliege war den Tücken des Alltags nicht gewachsen. Alles, was er anfasste, lief schief. Vater nannte alle Missgeschicke zu Lande und zu Wasser *Adamsons* – Ausdruck einer zugleich positiven und fatalistischen Lebenseinstellung der Wegeners. Defekte Schuhe, Reifenpanne am Fahrrad, zerschla-

14 Ausgrabungen der Deutschen Akademie der Wissenschaften Berlin, Museum für Ur- und Frühgeschichte Schwerin (1949-1953): Anlage diente zwischen dem 8. Jahrhundert bis Ende des 12. Jahrhundert bei Gefahren als Zufluchtsstätte der Wenden.

gene Fensterscheibe, zerrissenes Großsegel: Alles nicht so schlimm. Wir sollten viele Sommertage auf dem idyllischen, buchtenreichen See verbringen.

Nachdem die Sowjets die Kommandantur freigezogen hatten, wohnten wir seit 1947 wieder in der Von-Moltke-Straße. Obwohl im Obergeschoss zunächst noch Kriegsflüchtlinge untergebracht waren, kam 1947 die Haushaltshilfe Anni Storrer ins Haus. Sie benötigte ein eigenes Zimmer. Es wurde eng. Die alte Schwerkraft-Zentralheizung, bis 1950 mit Torf beheizt, zu Beginn der Heizperiode qualmend und stinkend, konnte das Obergeschoss kaum erwärmen. In den Nachkriegswintern war es so kalt, dass die Fensterscheiben beschlagen oder mit filigranen Eisblumen bedeckt waren. Ein Badezimmer war nicht vorhanden. Immerhin: Wir hatten ein Esszimmer und ein Herrenzimmer, in dem musiziert und geraucht wurde. Der Haushalt sollte „gut bürgerlich" sein. Vater entwickelte einen überbordenden Aktionismus, als wolle er in kürzester Zeit alles das nachholen, was ihm seit 1933 verwehrt worden war.

Schon im Sommer 1947 setzte Vater im Schutze einer Thuja-Hecke Tabakpflanzen. Die Blätter wurden an Schnüren auf dem Dachboden getrocknet. Die bröseligen Pflanzenreste verwendete er für seine Pfeife und bezeichnete sie hochtrabend als Krüllschnitt. Er versuchte sich mit wechselnden Erfolgen an der Weinherstellung, wobei er mich häufiger darum bat, den Gärprozess im Keller zu beobachten. Er hat an meiner Beschreibung der Blubberblasen im Gäraufsatz des Weinballons sicherlich seine Freude gehabt.

Nicht genug: Auch für Frischeier war gesorgt. Er ließ eine Voliere bauen; für 6 bis 8 Hühner nebst Hahn. Karl der Große – so hieß der kompakte, grau gefiederte Chef des Hühnerauslaufs – attackierte alle, die sein Revier betraten. „Diana“ war die schneeweiße, fleißige Henne, die nach mehrfachem Legen von Doppeleiern tot aufgefunden wurde. „Nebelkrähe“ wurde das einzige Huhn genannt, welches von Karl dem Großen gemieden wurde.

Für mich waren alle Hühner Individuen, die durch Enthauptung auf dem Holzklotz einen schrecklichen Tod fanden. Eine Frau aus der Nachbarschaft beherrschte den gezielten Schlag mit der Perfektion eines Scharfrichters. Karl der Große starb standesgemäß, ähnlich dem enthaupteten Freibeuter und Vitalienbruder *„Klaus Störtebecker“*. Er rannte mehrfach kopflos gegen die Einzäunung, bevor er umfiel.

Irgendwann 1947 stand ein ramponierter Steinway Konzertflügel vor unserem Haus. Er stammte aus einem Gutshaus nahe Teterow. Der Deckel zeigte zahllose Kratzer, in das Holz geritzte Initialen in kyrillischer Schrift, runde Wasserflecken, auch Verunreinigungen durch Fette und Öle. Es waren die Spuren einer Nutzung durch russische Besatzer. Zur besseren Verwendung als Tisch hatten die Vandalen die Beine um 15 cm eingekürzt. Zum Glück hatte man die Rollen noch in der originalen Verankerung belassen. Tischler Adam aus Teterow vollbrachte eine Meisterleistung. Nach wenigen Monaten stand der prächtige, mahagonirote Flügel in ursprünglicher Höhe im Wohnzimmer; das Logo STEINWAY & SONS erstrahlte in frischen Goldfarben. Ein Klavierstimmer brachte das Instrument wieder zum Klingen. Wie eine Pianistin startete Mutter nach Heben und bedeutungsschwerem Innehalten der Hände über der Tastatur mit dem Klavierspiel. Ich kroch das erste Mal unter den Flügel. Plötzlich befand ich mich in einem eigenen Raum mit einer metallischen Decke, aus der die Töne kräftig schwingend oder gedämpft auf mich herunterfielen. Von Mutter waren nur Fußbewegungen auf den Pedalen des Flügels zu sehen.

Nun konnte mit der Hausmusik begonnen werden. Manfred spielte schon passabel Geige. Vater war dabei, mit Hilfe eines Hauslehrers von der Violine auf das Cello umzusteigen, was ihm recht und schlecht gelingen sollte. Das Repertoire umfasste zunächst die technisch einfachen Klaviertrios von Joseph Haydn; später kamen Stücke von Mozart, Schubert und van Beethoven hinzu. Ohne Mutters Fähigkeiten wäre das gemeinsame Musizieren nicht zustande gekommen.

Unter dem Dach des „Kulturbundes zur demokratischen Erneuerung Deutschland"[15] wurde unter Mitwirkung meines Vaters auch in Teterow die Veranstaltungsreihe „Stunde der Musik" etabliert. Meine Eltern luden die Interpreten nach Hause ein. Ich lauschte, im Obergeschoss schon im Bett liegend, dem Gewirr fremder Stimmen, lautem Gelächter, plötzlich einsetzenden Gesangseinlagen oder virtuosen Klavierpassagen. Bekanntester Gast war wohl der Baritonsänger Karl Schmitt-Walter, der Ende der 40er Jahre mit der „Winterreise" von Franz Schubert unterwegs war. Er trug eine Opernarie vor und brachte damit das leicht gebaute Haus zum Beben. In meinem Elternhaus war es unüblich, Vorschulkinder am abendlichen Zusammensein Erwachsener teilhaben zu lassen. Trotzdem fühlte ich mich irgendwie dazugehörend.

Wochentags war der Tagesablauf der Eltern geregelt. Tagsüber Kanzlei; die zweistündige Mittagspause geradezu ritualisiert. Dem Essen folgte eine 45-minütige, von Mutter streng überwachte Mit-

15 Der Kulturbund (KB) wurde August 1945 in Ostberlin als überparteiliche Vereinigung von Künstlern und Intellektuellen für Antifaschismus und Humanismus in Gesamtdeutschland gegründet. Erster Ehrenpräsident war Gerhard Hauptmann. Schon nach wenigen Monaten wurde deutlich, dass die gesamtdeutsche Utopie zum Scheitern verurteilt war. Die Personalie des Ulbricht-loyalen 1. Vorsitzenden Johannes R. Becher mag dazu beigetragen haben. In den Alliierten Besatzungszonen galten die Mitglieder des KB als schlecht getarnte Parteisoldaten der SED. 1947 wurde der KB in den Westsektoren Berlins verboten.

tagsruhe. Das Jackett aus dem Büro war gegen ein Haussakko aus braunem Cordsamt mit Kordeln um Knopfleiste und Knopflöchern getauscht worden. Schnell war ein Ohrensessel angeschafft, in dem Vater, die Hausschuhe auf der Fußbank gelagert, fest schlief: Das Haus war wie ausgestorben; die tickende Standuhr das Metronom einer nicht enden wollenden Langeweile. Ohne das Hausmädchen Anni hätte ich an meinem Alleinsein gelitten. Die deutlichen älteren Brüder waren tagsüber noch in der Schule oder sonst wo unterwegs. Sie nahm mich gerne mit in die Küche, bereitete mir ohne Wissen meiner Mutter Eierpfannkuchen oder rührte mir ein Zuckerei an. Wir haben häufig das Abendbrot in trauter Zweisamkeit gegessen. Sie hatte immer etwas zu erzählen: Familiengeschichten, in denen ihr jüngerer Bruder eine große Rolle spielte, dem beim Holzfällen ein herunter fallender Ast die Schulter zertrümmert hatte. Die nachfolgende Lähmung des rechten Armes und die Schuld des Vaters an dem Unfall beschäftigten sie sehr. Auch ihren Liebeskummer hat sie mir offenbart; dabei flossen manchmal Tränen. Ich saß am Küchentisch, schaute sie an und schloss sie in mein Herz.

Als Anni mir überraschend mitteilte, dass sie mich wegen ihres Verlobten verlassen müsse, haben wir beide geweint. Meine Eltern und ich waren zur Hochzeit eingeladen. Mutter hatte einen Holzlöffel mit Schleife als Geschenk und zur Überreichung durch mich einen Vierzeiler vorbereitet, der humorig sein sollte. Zum unpassenden Moment übermannte mich wieder der Kummer. Statt den Vers laut vorzutragen, flüsterte ich – für sie ganz allein - ihr ins Ohr: „Hier bin ich zur Stelle mit einer Kelle. Nur nicht zum Schlagen, das soll ich Dir sagen“. Anni bekam feuchte Augen und drückte mich. Neben ihr an der Festtafel saß der Bräutigam. Ich konnte es nicht begreifen. Der Kerl hatte ein schrumpeliges Gesicht, war viel zu alt für sie und wohnte in weiter Ferne: Westberlin. Es war für mich ein schmerzvoller Abschied. Ich sollte sie nie wieder sehen.

Frühe Begegnung mit dem Tod

Der Sandkiste in unserem Garten noch nicht entwachsen, freundete ich mich 1948 mit einem gleichaltrigen Jungen an. Jürgen wohnte gegenüber. Wenn es das Wetter zuließ, erkundeten wir die nähere Umgebung. Bei Regen oder Kälte spielten wir in einem Zimmer unseres Kellers. Da wir noch nicht lesen konnten, redeten wir über das, was wir so gerade erlebt oder gehört hatten. Irgendwann begannen wir – meine Idee – Märchen oder Geschichten zu inszenieren. Farbige Halma-Figuren wurden zu handelnden Personen, weil sie eine Unterscheidung von Gendarm und Räuber, Indianer und Cowboy oder befeindeten Gruppen von Kämpfern zuließen. Als Kulisse stand uns eine alte Stadt mit Kirche, Rathaus, Schule, Stadttoren und zahlreichen Häusern zur Verfügung. Vater und Wolfgang hatten Rohlinge aus Holz nach historischen Vorbildern der Städte Dinkelsbühl und Nördlingen zurecht geschnitzt. Alle Gebäude waren kunstvoll bemalt. Wir haben unsere mittelalterliche Stadt mit Leben erfüllt.

Hin und wieder gab es Ärger. So wurden wir mit der elektrischen PIKO-Eisenbahn in der Sandkiste erwischt; ein sagenumwobenes Weihnachtsgeschenk von Onkel Walter für Bruder Fredi. In der Adventszeit 1948 tauschte ich eine Blechschachtel mit Vaters Künstler-Aquarellfarben gegen eine prächtige, bunt lackierte Weihnachtskrippe mit allen Akteuren des Stalles von Bethlehem. Noch nie hatte ich meinen Vater so aufgebracht erlebt. Heulend rannte ich nach Gegenüber, um diesen „schlechten Tausch" wieder rückgängig zu machen. All das tat unserer Freundschaft keinen Abbruch.

Eines Nachmittags im Januar 1949 teilte Mutter mir ungewohnt ernst mit, dass mein Freund nicht mehr zum Spielen kommen wird[16]. Sie drückte mich an sich: *„Jürgi ist tot. Er ist im Krankenhaus gestorben. Sein Herz schlägt nicht mehr"*. Sie ergänzte: *„Wir müssen sofort zum Arzt fahren und du musst sehr tapfer sein"*. Nun begann ich zu ahnen, dass Schlimmes geschehen war. Unser Hausarzt Dr. Niewerth spritzte mir etwas in die linke Pobacke (wohl ein Blutserum von Pferden, entwickelt vor Jahrzehnten durch den Nobelpreisträger Emil von Behring). Der Injektionsschmerz durchfuhr mich wie ein Blitz und war von bis dahin nicht erlebter Intensität. Mutter trug mich danach in einen Krankenwagen, der uns wieder nach Hause fuhr. Überwacht von ihr bin ich im eigenen Bett eingeschlafen. Am kommenden Morgen stand die ganze Familie am Bett. Alle lächelten mich an, als wäre ich einer großen Gefahr entronnen. Die Stelle des Einstiches war angeschwollen und tat immer noch weh. Ständig wurde meine Temperatur rektal gemessen.

Die Angst, dass mir ähnliches wie meinem Freund passieren könnte, verringerte sich erst, als ich am Nachmittag aufstehen durfte. Drei Tage zuvor hatten wir noch zusammen gespielt. In den kommenden Tagen der Inkubationszeit erlebte ich eine strenge Beobachtung durch die Familie. Irgendwann wurden mir die freundlich-angstvollen Blicke von Eltern und Brüdern lästig.

Mir blieb die Erfahrung von der Unmittelbarkeit und Unwiderruflichkeit des Todes. Die hölzerne Stadt hatte ich in der Holzkiste verstaut. Deckel drüber. So oft ich auch zum Haus gegenüber schaute: Das Fenster von Jürgens Zimmer blieb bis zum baldigen Fortzug der Familie unbeleuchtet. Nach dem Verlust meines besten Freundes fühlte ich mich einsam. In freudiger Erwartung sah ich dem Schulanfang entgegen.

---

16 Der Junge aus der Nachbarschaft erlag einer akuten Komplikation der Diphtherie. 1949 starben in Deutschland über 1000 Kinder an dieser hochinfektiösen Krankheit. Die große Sorge meiner Mutter, dass ich mich angesteckt haben könnte, war nicht unbegründet.

Schulzeit 1949 – 1961

Ein legendärer Pastor Fiedler hatte 1699 die an die Teterower Stadtmauer angrenzenden Ackerflächen „Zum Besten armer Leute" gestiftet, um den Schulbesuch ihrer Kinder zu ermöglichen. Nach Planungen des Bürgermeisters Franz von Pentz wurden Ende des 19. Jahrhunderts auf diesem Areal drei Gebäude für den schulischen Unterricht sowie eine Turnhalle errichtet. Der Schulcamp mit seinem Baumbestand hat die Kriegszeiten unbeschadet überstanden. Ich verbrachte meine 12 Schuljahre in einem Park, der nach Südosten von dem etwa 2,5 m breiten Quellfluss Kleine Peene begrenzt wird. Hatte ich nach dem langen Wiesenweg vom Elternhaus zur Schule die überquerende Holzbrücke passiert, war das Schulgelände endlich erreicht.

Meine Schulzeit begann im Gründungsjahr der DDR und endete wenige Wochen vor Errichtung der Mauer 1961. Am 17.Juni 1953 habe ich beim Heimweg von dieser Holzbrücke aus beobachtet, wie mehrere freudig erregte Männern den Verwalter der historischen Stadtmühle am Mühlenteich auf ihren Schultern trugen. Er war unter dem Jubel einer versammelten Menge aus der Arrestzelle des Kreisgerichtes Teterow befreit worden. Der „Kapitalist" soll an die Ährensammler in Verrechnung der gestoppelten Ähren zu viel Mehl ausgegeben haben. Der Volksaufstand in der DDR hatte meine Heimatstadt erreicht. Sowjetische Besatzer waren in der Umgebung von Teterow nicht stationiert.

An kalten Wintertagen haben wir am Ufer des kleinen Flusses den prächtigen Eisvogel gesehen. Im Frühling fingen wir aus dem Wasser verschiedenfarbig irisierende Stichlinge. Es galt als Mutprobe, den

Bach zu überspringen, was nicht allen gelungen ist. Und ich sehe noch heute den Schüler der 11. Klasse, der sich nach theatralischer Vorankündigung vor feixenden Mitschülern in voller Bekleidung rücklings ins Wasser fallen ließ, um an einer bevorstehenden Mathematikarbeit nicht teilnehmen zu müssen.

Wir hier und die da drüben – Grundschule (sogenannte Uhrenschule)

Die Einschulung des Jahrganges 1949 fand in der Turnhalle statt. Als Mutter und ich eintraten, war der Raum schon brechend voll. Es herrschte ein ohrenbetäubender Lärm. Plötzlich schraubte sich ein kleinwüchsiger Mann in dunklem Anzug aus dem Getümmel. Offenbar war er auf ein Podest gestiegen. Er schaute Ehrfurcht gebietend in die Runde und schwieg. Als der Lärm langsam abebbte, hob er beide Arme. Erst nachdem absolute Stille eingetreten war, begann er mit volltönender Bassstimme zu reden. Ein Rhetoriker alter Schule. Der Schuldirektor *Kösting* Suhr – wie Mutter mir zuflüsterte – strahlte schon nach wenigen Sätzen Autorität aus. Einige herumstehende Kinder drückten sich an ihre Mütter. Mich hat dieser starke, kleine Mann sehr beeindruckt. Er hatte sich um die Wiederaufnahme des Schulbetriebes nach 1945 sehr verdient gemacht. Wenige Monate später quittierte er den Schuldienst, wobei über seine Gründe heute nur spekuliert werden kann.

Sein Nachfolger hingegen blieb ohne Ausstrahlung. Naturgemäß bestand nach dem Kriegsende ein eklatanter Lehrermangel. Die DDR versuchte diese Lücke durch Neulehrer zu schließen, die als Angehörige der Arbeiter- und Bauernklasse nach 4- bis 8-monatigen Ausbildungskursen zu Pädagogen gemacht wurden. Um Missverständnissen vorzubeugen: Ich habe meine Klassenlehrer der Grundschulzeit in dankbarer Erinnerung.

Zurück zum Tag der Einschulung: In der Turnhalle hatten sich etwa 200 Erstklässler eingefunden. Im Vergleich dazu werden heutzutage, geradezu kläglich, nicht mehr als 80 Kinder eingeschult. Nach Kriegsende war Teterow überfüllt von Flüchtlingen. In der Sowjetischen Besatzungszone war der Anteil von Geflüchteten und Vertriebenen mit etwa 25 Prozent deutlich höher als in den Besatzungszonen der westlichen Alliierten. Etliche Mitschüler kamen aus Ostpreußen, Schlesien, Sudentenland und vereinzelt auch aus bombenzerstörten Großstädten Deutschlands. Auf der Straße hörte man von Erwachsenen hin und wieder das Schimpfwort „Pollacken“. Im Schulalltag habe ich von einer Ablehnung der Vertriebenen aus den Ostgebieten nichts gespürt. Unsere Klassenlehrerin des ersten Schuljahrs kam mit der zusammengewürfelten Schülerschaft gut zurecht.

Eines Morgens begann ein Mitschüler im Schulunterricht unvermittelt zu weinen. Seine Mutter war über Nacht plötzlich verstorben. Unter beklommenem Schweigen der Klasse bot die Lehrerin an, dass ein Mitschüler ihn nach Hause bringen könne. Er verneinte schluchzend: *„Nein, ich will hier bleiben“*. Wir fühlten uns zusammengehörig.

Die Mitgliedschaft bei den „Jungen Pionieren“[17] beförderte die Klassengemeinschaft. Als ich die Beitrittsunterlagen zu Hause vorlegte, zögerten meine Eltern. Sie dachten wohl an die „Pimpfe“ des Dritten Reiches – nicht schon wieder. Über ihre Bedenken haben sie mit mir nicht gesprochen. Wenn die Mitschüler von Pioniernachmittagen mit Gruppenspielen und Ausflügen in den Wald berichteten, fühlte ich mich ausgeschlossen. Hinzu kam, dass ich bei den ersten Fahnenappellen ohne das Pionierhalstuch

17 Die Sowjetisierung des Schulsystems begann am 13. Dezember 1948 mit der Gründung der Pionierorganisation „Ernst Thälmann“ bereits vor dem Bestehen der DDR. Sie war eine Kopie des Komsomol und als frühes Instrument der Indoktrination der Schulkinder durchaus wirksam.

wie ein Außenseiter zwischen meinen Klassenkameraden herumstand. Nachdem ich wiederholt und zunehmend verzweifelt bei den Eltern nachgefragt hatte, gaben sie nach. Mein entscheidendes Argument war wohl, dass ich als Einziger der Klasse nicht zu den Pionieren gehörte.

Über die Pioniergruppe erfuhr ich von den sowjetischen Filmen im Teterower „Filmpalast". Für einen Preis von 10 Pfennigen wurden sonnabendnachmittags um 14:00 Uhr Kinderfilme gezeigt. Sie waren schon deshalb ein großes Erlebnis, weil ich erstmals bewegte Bilder sah. Wenn ich aus dem Kino wieder ins Freie kam, war ich wie benommen. Das Tageslicht und die Geräusche der Straße führten mich erst langsam in die Realität zurück. Der Zauberer *Karamor* oder die *Hexe Baba Jaga* rumorten noch lange Zeit in meiner Phantasiewelt herum – den Mitschülern ging es ebenso. Der 1937 in der Karakum-Wüste – heutiges Turkmenistan – gedrehte Film „Die Dreizehn" verfolgte mich bis an die Träume. Ein versprengter Trupp von Rotarmisten wehrte aus einer verschanzten Ruine wiederholte Sturmangriffe mittelasiatischer Rebellen ab. Die heranstürmenden Berittenen mit ihren Pelzmützen wurden durch Salven aus einem Maschinengewehr wieder und wieder niedergemäht. Von den Rotarmisten überlebte nur einer. Mit Hilfe eines nachrückenden Truppenverbandes der Roten Armee wurden die „Feinde der jungen Sowjetunion" vernichtet: Sieg durch Sowjetischen Heldenmut, gepaart mit Opferbereitschaft. All das wurde in einem Kinderfilm gezeigt.

In der 1. Klasse benutzten wir noch die Schreibtafeln und Kreidestifte; der kinderfaustgroße Schwamm zum Wegwischen der Kreide war mit einer Schnur an der Tafel befestigt und schaukelte beim Gehen und Laufen neben dem Schulranzen hin und her. Schon in der 2. Klasse erhielten wir bebilderte Schreibhefte. Dort fanden sich Fotos von den Großbauten des Kommunismus, die heute zu Monumenten der Umweltschädigung geworden sind: Das Stahlwerk von Magnitogorsk und der Staudamm der Flüsse Amu-Darja und Syr-Darja als Verursacher der fortschreitenden Austrocknung des Aralsees.

Anfangs traten wir jeden Montag zum Fahnenappell mit weißem Hemd und ordentlich gebundenem blauen Halstuch an. Während der Pionierwimpel hochgezogen wurde, erfolgte die Ehrenbezeugung in strammer Haltung mit angewinkeltem Arm und ausgestreckter Hand über dem Kopf, wobei der Daumen in Richtung Schläfe und die Finger in Richtung Himmel auszustrecken waren; für mich eine schwierige feinmotorische Übung. Der Pioniergruß „Für Frieden und Völkerfreundschaft: Seid bereit!" war irgendwann nicht mehr zeitgemäß: Aus „Völkerfreundschaft" wurde „Sozialismus".

Später wurde die Grußformel verkürzt: „Seid Bereit! – Immer Bereit!" Erst bei dieser Niederschrift wird mir deutlich, dass die Lehrer eigentlich leicht zu gruppieren waren. Die Einen begrüßten uns vor dem Unterricht mit „Seid bereit", die Anderen mit „Guten Morgen".

Wie in der Öffentlichkeit, wurde Stalin in der Schule neben Marx, Engels und Lenin zu einem der Theoretiker des Kommunismus erhoben. Das Vierer-Portrait war bei den Mai-Feiern auf dem Roten Platz in Moskau zu sehen und wurde ebenso zur Staffage von Veranstaltungen der SED-Führung meiner kleinen Heimatstadt. Auch in Teterow gab es einen „Roten Platz". Stalin in der weißen Generalissimus-Uniform war der Sieger im Großen Vaterländischen Krieg sowie Vater der DDR. Stalin als (gott)väterlicher Führer[18]. Der Stalinkult erreichte hochnotpeinliche Ausmaße; hier eine Eloge aus dem Liederbuch der Pioniere 1950, welches Weinert nach Emigration in die Sowjetunion 1939 verfasste.

Im Kreml ist noch Licht
Erich Weinert

(1) Wenn du die Augen schließt, und jedes Glied
und jede Faser deines Leibes ruht –
dein Herz bleibt wach, dein Herz wird niemals müd;
und auch im tiefsten Schlafe rauscht dein Blut.

(2) Und wieder schau ich weit nach Mitternacht
zum Kreml hin. Es schläft die ganze Welt
Und Licht um Licht wird drüben ausgemacht.
Ein einziges Fenster nur ist noch erhellt.

(3) Ich schau' aus meinem Fenster in der Nacht
zum nahen Kreml wend ich mein Gesicht.
Die Stadt hat alle Augen zugemacht
und nur im Kreml drüben ist noch Licht.

(4) Spät leg' ich meine Feder aus der Hand.
als schon die Dämmerung aus den Wolken bricht.
Ich schau zum Kreml. Ruhig schläft das Land.
Sein Herz bleibt wach. Im Kreml ist noch Licht.

Wir haben die Verkürzung des Kreml-Gedichtes, die wir von älteren Schülern übernommen haben, mit einem Grinsen weitergegeben: „Im Kreml brennt noch Licht, weil eine Reinigungskraft vergaß, es auszumachen"

---

18 Aufstieg und politischen Erfolg verdankt der Georgier Josef Wissarionowitsch Dschugaschwili (Stalin der „Stählerne") seiner Skrupellosigkeit. Politische Widersacher hat er ermorden oder in die Zwangsarbeitslager (GULag) einsperren lassen. Nach Festigung seiner Macht hat er die Eliten der Sowjetunion – auch loyale Wegbegleiter und politische Helfer – hinrichten lassen. Seine Motivation für die Gewalttaten des „Großen Terrors" zwischen 1936-1938 ist umstritten. Ich folge dem Psychoanalytiker Erich Fromm, der Stalin als Sadisten klassifiziert hat. Die uneingeschränkte, unberechenbare Machtausübung, verknüpft mit dem Spiel um Menschenleben, hat ihm Befriedigung gebracht. Berichte von Politikern und Schriftstellern der deutschen und europäischen Linken, die mit großen Hoffnungen in die Sowjetunion gereist sind, deuten ebenfalls in diese Richtung. Eine offene und umfassende Auseinandersetzung mit dem Stalinismus hat in der DDR selbst nach der Stalin-Kritik auf dem XX. Parteitag der KPdSU 1956 nie stattgefunden.

Das paramilitärische Ritual des Fahnenappells wurde im Laufe der Zeit nicht durchgehalten. Die Anzahl der Appelle reduzierte sich auf staatliche Feiertage, den Beginn des Schuljahres oder die Zeugnisausgabe. Es wurde hingenommen, dass das Halstuch auch über einem buntkarierten Hemd oder Pullover getragen wurde. Die großen Appelle in Anwesenheit der gesamten Lehrerschaft fanden immer seltener statt. Deren Begeisterung hielt sich in Grenzen. Schaute ich näher hin, sah ich auch in leere Gesichter. Haben manche an schneidige Fahnenappelle ihrer eigenen Jugend mit ausgestrecktem Arm und an die große Begeisterung für den Führer gedacht? Zumindest von zwei Lehrern war bekannt, dass sie im Jungvolk der NSDAP eine wichtige Rolle gespielt hatten.

Nach dem Appell haben die meisten von uns das Halstuch abgenommen und im Schulranzen verschwinden lassen. Spielten wir nach Schulschluss auf der Straße, nutzten wir den Abzählreim: „Ulbricht, Pieck und Grotewohl aßen einmal Sauerkohl. Fiel in Dreck und Du bist weg.“ Und zu Hause wurde allabendlich das „Echo des Tages“ gehört, die politische Sendung aus der Sphäre des „Klassenfeindes“ in Westdeutschland. Einmal waren im Deutschunterricht Beispielssätze für die „direkte Rede“ vorzutragen. Eine Klassenkameradin begann ihren Text mit den Worten *„Der Sprecher des Echo des Tages teilte mit [. . .]“* Das nachfolgend Gesagte ging im Gelächter der Mitschüler unter.

Ein Schulfreund prahlte bei Beginn des Schuljahres 1950 damit, die gesamten Sommerferien in Bonn verbracht zu haben. Tatsächlich? Er war der für einen Tag der Mittelpunkt und genoss die Situation. Wir überschütteten ihn mit Fragen. Er sprach von großen Autos, Cowboyfilmen, Jeans und Coca-Cola. Unglücklicherweise wurde er von einem Schüler einer Parallelklasse in der Mecklenburgischen

Kleinstadt Parchim gesehen. Danach hänselten wir ihn mit dem Spitznamen *„Bonnpachiem"* – mit Betonung der letzten Silbe.

Bereits nach den Sommerferien 1950 kamen einige Klassenkameraden nicht mehr zurück. Die Eltern waren in die Bundesrepublik übergesiedelt. Holger, Barbara und vor allem Maike habe ich vermisst. Maike mit ihren blonden zu einem Zopfkranz geflochtenen Haaren hatte mir nach einem Sturz auf dem Schulhof ein blütenweißes, gefaltetes Taschentuch gereicht. Ich stand wohl etwas verdutzt da. Sie nahm mir das Tuch wieder aus Hand und drückte es auf das geschürfte Knie. Es war parfümiert. Mutter hatte nach einer langen Waschprozedur die Blut- und Schmutzflecken entfernt und das Tuch sorgfältig gebügelt sowie mit drei Tropfen Rosenwasser parfümiert. Bei einer günstigen Gelegenheit – die Mitschüler sollten es nicht sehen – gab ich es ihr verlegen zurück. Mädchen waren für mich geheimnisvolle Wesen. Ich mochte Maike. Leider war nicht die Zeit, es ihr zu sagen.

Gefahren des Wassers

Weil Mutter im Büro unabdingbar war, reisten Vater und Wolfgang zu zweit nach Ahrenshoop. Das Künstlerdorf auf der Halbinsel Darß/Fischland, die sich dort zwischen Meer und Bodden zu einem schmalen Landstreifen verengt, war zeitlebens ein Sehnsuchtsort meines Vaters. Beide akzeptierten, dass ich dabei war. Ich kam gerne mit. Es wurde von morgens bis abends skizziert und gemalt; *plein air* von Vater und Sohn. Wenn „Künstler" am Hohen Ufer mit einer Staffelei an der Arbeit waren, forderten sie mich auf, dem mal über die Schulter zu schauen. Also ging ich hin und schaute. Mein Urteil rief bei ihnen immer größte Heiterkeit hervor: Es schwankte zwischen einem lakonischen „geht so" oder „taugt nichts".

Manchmal allerdings verletzten sie über die passionierte Malerei ihre Aufsichtspflichten. So habe ich im kleinen Althäger Hafen am Saaler Bodden ein angekettetes Holzboot betreten, das mit seinen verrotteten Bodenplanken unter bedrohlichem Blubbern plötzlich in die Tiefe absackte. Als 6-jähriger Nichtschwimmer konnte ich mich mit Mühe noch an der Uferbefestigung hochziehen. Ich hätte ertrinken können. Durchnässt und voller Schuldgefühle rannte ich nach kurzem Blick auf Vater und Bruder, die etwa 100 m entfernt in aller Ruhe ein Zeesboot aquarellierten, zu unserer nahe am Deich gelegenen Urlaubspension Konow. Als ich mich mit trockener Kleidung wieder dem Ereignisort näherte, hörte ich schon über den Schilfgürtel hinweg laute und angstvolle Rufe meines Namens „Steen"[19]. Mein Vater, der das Segeln bei den „Wellenbrekers" in Schwerin gelernt hatte, war Nichtschwimmer.

Noch im gleichen Sommer 1950 lernte ich in der Badeanstalt Teterow bei Bademeister Schröder schwimmen. Der beleibte Mann trug ein weißes Polohemd und eine weiße lange Stoffhose, die von einem breiten Ledergürtel gehalten wurde. Im Krieg hatte ihm eine Granate den Arm zerfetzt, aus dem linken Hemdsärmel ragte ein vernarbter Stummel. Er versicherte meiner Mutter, dass ich binnen einer Woche schwimmen könne. Kaum war Mutter gegangen, befestigte

---

19 Jan Steen (1626 – 1679) war Sohn eines Bierbrauers. Er gehört in Holland noch heute zu den beliebtesten Malern. In seinen komödiantischen Wirtshausszenen und Darstellungen von Familienfesten spielt der Genuss von Alkohol und Tabak eine große Rolle. Zwischen den feiernden Erwachsenen sind auch Kinder zu sehen. Manchmal soll ich nach dem Spielen richtig „verdreckt" nach Hause gekommen sein. Deshalb hätte Vater mich als „Einen von Jan Steen" bezeichnet. Nach einem verschmutzten oder verwahrlosten Kind, das aus dem Œuvre von Jan Steen Pate für meinen Spitznamen gewesen sein könnte, habe ich im Rijksmuseum Amsterdam, in der Alten Nationalgalerie Berlin und im Internet vergeblich gesucht. Jedenfalls hieß ich fortan Steen. Der Name wurde so gebräuchlich, dass viele meinen Taufnamen nicht kannten. Als der Neckname – Jahre später – meinem Schuldirektor zu Ohren kam, meinte er: „Was ist denn das für ein barbarischer Name?" Mir gefiel der Name.

er eine Schwimmweste aus Kork um meinen Körper. Er verband es mit einem Tau, das über einen verrosteten Karabinerhaken mit einer – wie er sagte – stabilen Angel verbunden war. Schwupps. Er hatte mich vom Steg ins tiefe Wasser gestoßen. Nachdem ich untergetaucht war und dabei einen kräftigen Schluck Wasser genommen hatte, zog er mich keuchendes, hustendes und zappelndes Elend nach oben. *„Dat möt sien"* rief er. *„Möst dat Water kenn'n liern"*. Am Montag erlernte ich die Atemtechnik des Brustschwimmens und die horizontale Lage im Korkring. Am Freitag, nach fünf Stunden Unterricht, konnte ich schwimmen.

Später sollte sich allerdings herausstellen, dass ich als Schwimmer noch nicht ostseetauglich war. Mutter mietete für uns einen Strandkorb vor der Steilküste am Streckelsberg *bei* Koserow (Usedom). Da Vater uns wegen eines Gerichtstermins für zwei Tage verlassen musste, waren wir mit Manfred zu dritt. Schönwetter bei mäßigem Ostwind: ideale Badebedingungen. Wir waren bereits ausgiebig im Wasser, wobei ich in leichter Brandung mit viel Spaß unter den auflaufenden Wellen hindurch tauchte. Nach dem Mittagsimbiss machte meine Mutter ein Schläfchen im Strandkorb. Ich nutzte die Gelegenheit, mein mitgeführtes etwa 50 cm langes Segelboot gegen den Wind kreuzen zu lassen. Das lackierte Holzboot mit einem stabilisierenden Porzellankiel hatte bisher nur auf dem Teterower See triste vor sich hin geschaukelt. Bruder Manfred begleitete mich, eher desinteressiert, ins Wasser. Das Boot nahm bei aufgefrischtem Wind in Schräglage sofort Fahrt auf und segelte in Richtung Buhnen. Im Auf und Ab des Wassers hatte ich nur noch die Mastspitze mit dem oberen Segeldreieck im Auge. Ich hinterher. Plötzlich zog mir die Strömung in einer Auskolkung im Flachwasser die Füße weg und drehte mich auf den Rücken. Längere Zeit untergetaucht, mit den Füßen in Todesangst ins Leere strampelnd, sah ich von unten durch unruhig bewegte Lichtreflexe und schaumige Luftblasen. Über der Wasseroberfläche bewegte sich plötzlich ein Schatten. Manfred zog mich aufwärts und wurde mein Lebensretter: Husten und Ausspucken des salzigen Meerwassers. Mit weichen Knien und dem Segelboot mit beschädigter Takelage unter dem Arm ging ich zum Strandkorb, um mich aufzuwärmen. Mutter war noch nicht aufgewacht. Das ist nochmal gut gegangen – wir vereinbarten Stillschweigen.

Außerschulisches

An den langen Frühsommerabenden 1950 fingen wir in großem Jagdeifer die in dunklen Schwärmen umherfliegenden Maikäfer. Mit frisch begrünten Zweigen schlugen wir die laut summenden Käfer zu Boden, um sie in Pappkartons zu sammeln. Manfred zeigte mir anhand von Farbnuancen der Nackenpanzer, wie man Kaiser, Müller und Schornsteinfegern unterscheiden kann. Der *„Pabst"* mit seiner leicht ins rötliche changierenden Farbe galt als besonders wertvoll und konnte leicht gegen zehn der pelzig-grau behaarten Müller eingetauscht werden.

Weitere frühe Erinnerungen mit Masseninvasionen von Insekten dieser Jahre sind mit der Kartoffelkäferplage verknüpft. Wir sammelten an heißen Nachmittagen von den schon überwiegend kahl gefressenen Kartoffelpflanzen die angeblich von amerikanischen Flugzeugen abgeworfenen blassgelben Blattkäfer mit den auffällig schwarz gestreiften Flügeldeckeln. Niemand von uns hatte Fluggeräusche gehört, geschweige denn, einen Flieger gesehen. Das Füllen von Marmeladengläsern war mühsam und schien in Anbetracht der Weite der Ackerflächen sinnlos: echte Sisyphusarbeit. Vater wusste zu berichten, dass Hitler-Deutschland bereits im 2. Weltkrieg seinen Kriegsgegnern vorgeworfen hatte, durch den Abwurf von Kartoffelkäfern die Lebensmittelversorgung zu stören. Die DDR-Führung nutzte die Lügenpropaganda als politisches Mittel. Da kam der im 19. Jh. aus den amerikanischen Südstaaten nach Europa eingeschleppte Coloradokäfer gerade recht, um die „imperialistische US-Luftwaffe" für das Ausstreuen der Schädlinge verantwortlich zu machen.[20]

Es gab offensichtlich die Welt, in der ich lebte, und eine andere, in der alles besser und vielfältiger zu sein schien: den Westen. Dort führte Onkel Walter, der 1945 nach Schleswig-Holstein übergesiedelt war, als verwitweter, gut dotierter Pensionär ein beschauliches Leben. Ab 1949 erreichten uns Pakete mit Kaffee, Tabak und Zigarrenschachteln aus Furnier von Nussbaumholz, die Vater sorgsam sammelte. Vater und Wolfgang erhielten regelmäßig Malerutensilien von Faber-Castell. Für mich waren die Paketsendungen zum Weihnachtsfest ein freudiges Ereignis, zumal Onkel Walter den von Mutter zugesandten Wunschzettel meistens noch übertraf. Hinzu kamen Köstlichkeiten wie Apfelsinen, Datteln, Feigen, Schokolade, Marzipan und gebrannte Mandeln, die auf die Weihnachtsteller mit frisch gebackenen Plätzchen und einem in der Mitte thronenden rotbäckigen Teterower Apfel gerecht verteilt wurden. Diese Westpakete hatten einen geradezu zersetzenden Einfluss auf das in der Schule vermittelte sozialistische Wertesystem.

Mit Wirksamkeit des Entnazifizierungsgesetzes 1951 hatte Walter Büsch als nicht Belasteter den sogenannten „Persilschein" und wagte per Eisenbahn einen Weihnachtsbesuch in Teterow. Nachdem sich der Grenzübertritt und die Anmeldung bei der Dienstelle der Volks-

---

20 Gezielt gestreute Unwahrheiten zur Verleumdung eines tatsächlichen – oder vermeintlichen Gegners – haben eine lange Geschichte. Besonders betroffen waren die Juden, die als Hostienstecher und Brunnenvergifter im 14. Jahrhundert für die Pestpandemie in Europa verantwortlich gemacht wurden. Heute ist es das „Weltjudentum", das die globale Finanz- und Wirtschaftswelt unterwandert.

polizei der DDR komplikationslos gestaltet hatten, besuchte er uns über viele Jahre hinweg zum Jahreswechsel. Er gehörte zur Familie und wurde neben seiner am Kriegsende verstorbenen Frau 1978 auf dem Teterower Friedhof bestattet.

Meine Eltern trafen sich wechselseitig zu Hause mit fünf bis sechs Ehepaaren in geselliger Runde. Der Bekanntenkreis nannte sich irgendwann „Bundestag". Gemeinsame Höhepunkte waren die Kostümfeste im Schützenhaus Teterow. Der Saal wurde nach mehrwöchiger Vorbereitung von Vater – unter Mitwirkung Wolfgangs – mit großformatig bemalten Wandverkleidungen aufwändig ausgestaltet. Bei einem besonders gelungenen Fest unter dem Motto „Bilder steigen aus dem Rahmen" stand ich im Eingangsbereich gemeinsam mit zahlreichen Neugierigen, die für die kostümierten Gäste ein Spalier bildeten. Kinder wie ich hatten keinen Zutritt. Mit viel Mut zur Improvisation wurden bekannte Gemälde nachgestellt. Ich erinnere mich an Carl Spitzwegs „Der arme Poet" oder an „Das Wiener Schokoladenmädchen" von Jean-Étienne Liotard. Meine Eltern verkörperten – sehr kühn – Rembrandts „Selbstbildnis mit Saskia". Neben mir stand ein Mann; er war wohl ein alter Kommunist. Er schüttelte wiederholt den Kopf und grummelte griesgrämig auf Plattdeutsch *„bradenfretter"*(Bratenfresser).

Im Frühjahr 1953 war der Inhaber des Kaufhauses Willy F. Koch enteignet worden. In der größten Schaufensterablage unserer Kleinstadt waren unter einem Plakat „Kapitalistischer Wucher" zahlreiche, sehr persönliche Gegenstände aus dem Privatbesitz der Familie säuberlich nebeneinander aufgereiht. Anzüge, Pelzmäntel, Kleider für verschiedene Anlässe, Krawatten, Tages- und Hausschuhe, Nachtwäsche für Mann und Frau, Hüte, Handschuhe, Regenschirme etc.

Es wurde ein Exempel statuiert[21]. In kurzer Zeit kehrten – auch uns bekannte Familien – der DDR den Rücken. Die Abschiede verliefen tränenreich. Der Bundestag in Teterow war aufgelöst.

Kurz nach diesen Vorfällen beobachte ich Vater, wie er an der hinteren Grundstücksgrenze in einem frisch gegrabenen Erdloch Blechdosen und Verpackungen westlicher Herkunft verschwinden ließ, nachdem er sie mit einem Spaten zerstoßen hatte. Neugierig trat ich näher und sah die deformierten Dosen von *Bahlsen* oder *Jacobs*, die ich gerne noch benutzt hätte. Vater schickte mich – ganz gegen seine Art – unwirsch weg.

Es verschwanden auch verschiedene Bücher aus seiner Jugend, darunter einige Exemplare der „Kamerad-Bibliothek". Die Titel waren verheißungsvoll und sind mir immer noch vor Augen: „In Tropenglut und Urwaldnacht"; „ Der Zwingherr aus Celebes", „ Im Labyrinth des Ganges" usw. Vermutlich wurde in ihnen der Kolonialismus verherrlicht. Ich hätte sie gerne gelesen.

Wenige Wochen später stand nachmittags ein großer dunkler PKW vor unserem Haus. Nach Besichtigung des schwarzen, frisch polierten Fahrzeuges erkannte ich an dem blauweißen Firmenzeichen, dass es der echte BMW aus Bayern war. Ein derartiges Prunkstück von Auto hatte ich noch nie gesehen. In der Wohnung plauderte Mutter mit einem distinguierten Herrn in dunklem Anzug. Wer-

---

21 *Im April 1952 empfing Stalin die DDR-Spitze (Wilhelm Pieck, Walter Ulbricht Otto Grotewohl) in Moskau. Er forderte sie auf, die DDR zu einem Vorposten des Sozialismus entwickeln. Eine der Folgemaßnahmen war das „Gesetz zum Schutze des Volkseigentums" im September 1952. Schwerpunkt der Enteignungen waren 1953 im Rahmen der „Aktion Rose" die Badeorte der Ostseeküste. Wie es zu dem Decknamen kam, ist mir unbekannt. Verstaatlich wurden insbesondere Hotels und Dienstleistungsunternehmen. Zahlreiche Unternehmer kamen aus fadenscheinigen Gründen in Haft: DDR-feindliche Gesinnung, Horten von Lebensmittel, Kontakte in die BRD.*

ner Distel gehörte zu den Studienfreunden von Vater aus Marburger Zeiten, der sich spontan entschieden hatte, auf dem Weg von Hamburg nach Berlin einen Umweg über Teterow zu machen. Es sollte ein Überraschungsbesuch mit großem Hallo werden. Vater erschien jedoch nicht. Er hätte längst eintreffen müssen. Mutters zunehmend besorgte Telefonate ins Büro und ins Kreisgericht blieben erfolglos. Der Kaffee war ausgetrunken, das Gespräch verebbte. Nach etwa zwei Stunden machte sich der Besucher enttäuscht von dannen. Schon kurz darauf tauchte Vater auf. Er hatte das vor dem Grundstück geparkte schwarze Auto aus der Ferne gesehen und einen unerfreulichen Besuch vermutet. So wartete er ab, bis das Fahrzeug verschwunden war. Zum Verständnis: Der formgleiche Nachbau des BMW in Eisenach mit dem rotweißen Firmenlogo EMW wurde auch als Dienstfahrzeug des DDR-Staatsapparates genutzt.

Beide Episoden zeigen, wie sehr die Verschärfung der politischen Situation Vater beunruhigt hat. In der Staatsdoktrin der DDR hatte die Arbeiter- und Bauernklasse im Bündnis mit der Intelligenz die Macht. Mein Vater als promovierter Jurist gehörte mit privaten Handwerkern oder Angestellten nichtstaatlicher Einrichtungen zu der amorphen sozialen Schicht „Sonstige".

Nichtsdestotrotz erhielt sich mein Vater seine Lebenszufriedenheit in dem Dreiklang Familie – Malen, Zeichnen und Musik. Das zeichnerische Talent meines Bruders Wolfgang wurde von Vater früh entdeckt und gefördert. Er fand in Teterow einen hervorragenden Zeichenlehrer, der auch grafische Techniken beherrschte. Irgendwo hatte Vater ein Zitat des Malers Adolph von Menzel ausgegraben: „Das Talent ist die Eins und der Fleiß sind die Nullen." Mir fehlte beides. Ungeachtet dessen interessierte mich schon, was Vater und Wolfgang bei Spaziergängen in der Teterower Feldmark über Perspektiven, Motivsuche und Bildstrukturen so zu bereden hatten. Dabei hielten sie manchmal einen Bleistift horizontal in das Blickfeld oder bildeten mit gekreuzten Fingern ein Guckfenster. Was man dadurch besser oder anders sehen konnte, habe ich damals nicht begriffen. Offenbar haben Sohn und Vater sehr voneinander profitiert. Die Bleistiftzeichnungen und Lithografien von Wolfgang schienen mir vollendet zu sein. Vater perfektionierte seine Aquarelltechnik.

In den ersten Schuljahren waren meine Leistungen mittelmäßig. Für die Eltern lag das an meiner eingeschränkten Hörfähigkeit. Vater hatte festgestellt, dass ich bestimmte Geräusche, wie das Meeresrauschen oder das Summen von Mücken, nicht hören könne. Er sprach fortan von „Steens Beethovenzeit." Was die Eltern nicht berücksichtigten: Ich hatte lesen gelernt. Im Bücherschrank warteten viele Bücher auf mich. Schule war oft langweilig; Hausaufgaben blieben liegen. „Die Schatzinsel" wurde für mich das Erweckungserlebnis. Ich habe das zerfledderte Buch – 1948 im Aufbau Verlag Berlin erschienen, gebunden in Pappkarton und auf schlechtem Papier gedruckt – verschlungen. Am Ende wurde ich selber Jim Hawkins und der Arzt Dr. Livesey war mein bester Freund. Sofort habe ich es zum zweiten Mal gelesen und recherchiert. Wo stand das Gasthaus Admiral Benbow, wo war die Insel Hispaniola und vor allem, wo lag das Treasure Island mit der originalen hydrographischen Karte? Der Enttäuschung, dass alles nur der Phantasie eines Schriftstellers entsprungen war, folgte bald eine umso größere Bewunderung für den schottischen Autor Robert Louis Stevenson.

Im 3. Schuljahr war in meinem Lieblingsfach Heimatkunde die Hausaufgabe vorgegeben, unsere Burgwallinsel zu beschreiben. Ich schrieb – oder besser fabulierte – einen Bericht über das Ende der wendischen Burganlage der Insel, die über eine befestigte Holzbrücke mit dem Festland verbunden war. Dabei ließ ich eine Gruppe bewaffneter Reiter und Fußsoldaten nach einem überraschenden Angriff die Insel einnehmen. Das palisadenbewehrte Blockhaus auf der Schatzinsel inspirierte mich zu einer längeren Schilderung der Zerstörung massiver Palisaden der Burgbefestigung. Nachdem die westelbischen Ritter alles zerstört und die verteidigenden Obotriten sich ergeben hatten, so meine Schlussfolgerung, wurden die eindringenden Germanen sesshaft. Die Hausarbeit endete mit dem tiefgründigen Satz. „Sie heirateten untereinander und so wissen wir nicht, ob wir von den Wenden oder Germanen abstammen“. Meine Lehrerin übergab mir das Heft mit freundlichem Gesicht und der Anmerkung „Thema verfehlt“. Als Mutter das Resümee meiner Hausarbeit las, hat sie sich vor Lachen ausgeschüttet. Wie das Leben so spielt: In meinem Berufsleben habe ich auch Abstammungsgutachten erstattet.

Jetzt schien es Mutter an der Zeit, mich über ihre jüdische Herkunft aufzuklären.Sie griff zu einer blau-weißen Porzellanfigur, die auf einem Bücherbord stand. Mein Onkel Franz sei als tüchtiger Kinderarzt von den Nazis nach China vertrieben worden. Er habe den Glücksbuddha „Milofo“ als Lebenszeichen nach Teterow gesandt. Sie berichtete, dass Onkel Franz bald darauf verstorben sei. Die Nazis hätten viele Juden getötet, auch ihre Eltern. Nun sei aber alles vorüber, sie wäre eine Verfolgte des Naziregimes (VdN)[22]. Wenn es irgendwelche Probleme in der Schule gäbe, würde sie sich *vor mich*

22 Als Verfolgte des Naziregimes erhielten Personen, die als Antifaschisten das Naziregime bekämpft hatten oder aus rassischen, religiösen oder anderen Gründen unterdrückt und drangsaliert wurden, zahlreiche Vergünstigungen bei der Gesundheitsversorgung, Wohnraumbeschaffung oder auch bei der Ausbildung der Kinder. Des Weiteren wurde eine zusätzliche Ehrenrente ausgezahlt, wobei zwischen den "Kämpfern und Verfolgten gegen den Faschismus unterschieden wurde. Mir ist nicht bekannt, dass Mutter von diesen Privilegien Gebrauch gemacht hätte.

stellen. Sie betonte, dass ich um meine Herkunft kein Aufhebens machen solle. Ich habe das alles nicht verstanden. Meine Lehrer und Mitschüler waren freundlich zu mir. Weshalb sollte ich anders sein als die anderen? Wovor wollte sie mich schützen? Über die leidvolle Geschichte des Judentums in Deutschland hat sie sich ausgeschwiegen. Wahrscheinlich wollte sie mich nicht verängstigen.

Ab dem 4. Schuljahr wurden nach tapfer überstandener Rachenmandel-OP und abklingenden Mittelohrentzündungen die Schulnoten besser, was Vater zu der Anmerkung veranlasste: „Ende der Beethovenzeit". Schwachpunkt blieb meine Handschrift. Das Erscheinungsbild meiner Schrift war so miserabel, dass meine Deutschlehrerin mich verpflichtete, eine gedruckte Buchseite aus Maxim Gorkis „Die Mutter" in fünffacher Wiederholung niederzuschreiben. Sie gab mir eine Woche Zeit. Eine Besserung des Schriftbildes trat nicht ein; vielmehr flößte mir diese erzieherische Maßnahme einen tiefen Widerwillen gegen die Geschichte des Revolutionärs Pawel Wlassow ein.

Mir standen in den Herbst-Winter-Monaten die Nachmittage zur freien Verfügung. So schmökerte ich in dem Bücherbestand meiner Brüder in vielen Klassikern der Jugendliteratur von *James Fenimore Cooper, Mark Twain, Jack London, Karl May* u. v. a., wobei mich „Die Abenteuer des Huckleberry Finn", „Die Abenteurer des Schienenstranges", „Der schwarze Pfeil" und das Schicksal der legendären, tragisch gescheiterten Franklin-Expedition in der Antarktis[23] besonders gefesselt haben. Beim gelegentlichen Griff in den elterlichen Bücherschrank kam ich damals noch zu dem Urteil, dass fast alle Bücher langweilig und zum Weglegen sind.

23 Martin Selber: ... und das Eis bleibt stumm. Das Neue Berlin, 1955

In der warmen Jahreszeit war ich mit Freunden aus der Nachbarschaft häufig in der Feldmark unterwegs. Unsere Gruppe tat einiges, was mir heute kalte Schauer über den Rücken jagt: mit dem Katapult auf Vögel schießen und ihre Nester ausnehmen, Rebhühner gegen Drahtumzäunungen jagen, Zauneidechsen, Salamander und Molche fangen, in Sandgruben Gänge graben (lebensgefährlich), auf Strohmieten klettern und herunterspringen (lebensgefährlich), Misteln aus Baumkronen für die Kräutersammelstelle herausbrechen (lebensgefährlich) für oder aus einer Gärtnerei Äpfel und Erdbeeren klauen (Mundraub, hieß es, sei nicht strafbar). Die Eltern wussten wenig über unsere Streifzüge in die Natur. Vor Einem warnten Mutter mich dringlich: Keinen Wasserschierling essen! Vor einiger Zeit hatten Kinder beim Stromern am Ufer des Teterower Sees die Wurzeln des hochtoxischen „Gefleckten Schierlings“ gekostet. Fünf Jungen waren verstorben.

Das alljährliche Bergringrennen[24] zum Pfingstfest war für meine verschlafene Heimatstadt ein großes Ereignis. Alle Rennfahrer waren unsere Matadore, wenn sie in der Südkurve mit wildem sliding tackling des Hinterrades Fontänen von Gras und Erde hinter sich schleuderten und im Kopf-an-Kopf-Rennen in die Zielgerade fuhren. Das verschnittene Benzin mit seinem besonderen Geruch und das Gebrüll

24 Der Bergring in den Teterower Heidbergen wurde 1930 gegründet. Er gilt als die größte und wohl auch schönste Natur-Grasbahn in Europa. Dem Gründungsvater, Studienrat Carl Schröder, gelang das Kunststück, nach dem Verfall der Rennstrecke im 2. Weltkrieg die Teterower für den Wiederaufbau zu begeistern. Bereits 1949 fand das erste Rennen statt. Da Unterkünfte fehlten, wurden die Motorsportler anfangs privat untergebracht; auch wir beherbergten mehrmals Fahrer. Ende der 50er-Jahre kamen mehr als 50.000 Besucher; nicht zuletzt wegen der Internationalität der Veranstaltung. Meine Favoriten waren Artur Flemming aus Berlin-Pankow, Hermann Gunzenhauser aus Neidlingen und Manfred Zierk aus Triebsees. Ab 1972 wurde die Teilnahme von Startern aus dem westlichen Ausland untersagt. Damit war mein Interesse erloschen. In der Geschichte dieser Rennstrecke kamen 5 Sportler ums Leben.

der Motoren: aufregend. Die Sieger wurden unsere Idole. In der benachbarten Einfahrt meines Elternhauses hatte ich mit Sägespänen die Rennstrecke markiert. An der Lenkstange meines Fahrrades hatte ich ein Pappschild mit der Startnummer 8 befestigt. Sie war seit Jahren für den erfolgreichen Bergring-Fahrer Artur Flemming aus Berlin-Pankow reserviert, der bei den Rennen über den Fahrerdress einen roten Pullover gezogen hatte. Ich wollte auch der „Rote Teufel" sein. So verpasste ich bei hoher Geschwindigkeit die Zufahrt „meiner" Rennstrecke, kollidierte mit dem stacheldrahtbewehrten Gartenzaun unseres Grundstücks und landete in hohem Bogen auf dem Rasen. Außer ein paar Schürfungen und einer Rippenprellung war nichts passiert; nur das Lenkrad war verbogen. Ich war richtig stolz: gestürzt wie ein richtiger Rennfahrer des Bergrings! Als ich später mit „vollem Karacho, weit über die Lenkstange gebeugt", die Kreuzung B 104/ B108 in schräger Richtung ohne Beachtung des fließenden Straßenverkehrs überquerte, wurde ich von Bruder Manfred gesichtet. Am Abend gab es eine ernste Aussprache im Familienkreis.

Im 11. Lebensjahr begann ich mit der Tennisspielerei. Meine Mutter hatte mich nachdrücklich ermutigt. Vater merkte dazu an, dass König Haakon VII. von Norwegen im Alter von über 80 Jahren immer noch Tennis gespielt habe – was wohl Zustimmung bedeutete. Teterow verdankt den Fortbestand der schon seit 1913 existierenden kleinen Tennisanlage nach Kriegsende wohl dem Sohn des Inhabers einer Dachdeckerfirma. Er wusste, woher man Ziegelmehl für die Sandplätze beschaffen konnte. Die Plätze wurden in Eigenleistung hergerichtet und gepflegt. Der „weiße Sport" verkörperte – nach Auffassung der maßgeblichen Sportfunktionäre in der DDR – das Lebensgefühl einer altüberkommenen, kapitalistischen Oberschicht: nicht förderungswürdig. Bewegungsabläufe und Schlagtechniken erlernte ich durch Abschauen bei den Spielern der männlichen Jugend, seinerzeit eine schlagkräftige Mannschaft. Meine verkorkste Vorhand verdanke ich einem verschrobenen älteren Herrn, der immer nur Matches spielen wollte und auch eindeutig im Spielfeld auftreffende Bälle im Aus gesehen hat. Bereits bei meinem ersten Jugendturnier des Bezirkes Neubrandenburg erreichte ich nach langer Aufholjagd „mit großem Kämpferherz" – so die Lokalpresse – das Viertelfinale. Mein übersteigerter sportlicher Ehrgeiz fiel also nicht nur beim Fahrradfahren auf.

Die Pionier- und Schulnachmittage wurden für kulturelle Projekte genutzt. Ich sang im Schulchor mit. Auf Bitte meines Klassenlehrers wurde ich in der 6. Klasse Mitglied einer Laienspiel-Gruppe. Über ein Jahr hinweg probten wir zweimal wöchentlich das Stück „Betragen ungenügend". Dabei hatte ich die Rolle eines disziplinierten Schülers zu spielen – Widerpart des Lümmels und Schummlers. Eine vergleichsweise undankbare Aufgabe. Immerhin gewannen wir zwei Vorausscheide; im Hauptwettbewerb der DDR in Leipzig belegten wir einen mittleren Platz. Der Leiter unserer Gruppe übernahm als Klassenlehrer selbst die Rolle des Paukers. In den Proben wies er uns immer wieder auf die Bedeutung der kleinen Szene hin. Wie öffnet man eine Tür, die auf der Bühne nicht vorhanden ist, wie führt man einen Federhalter in der Hand, wenn ein Brief in großer Hast geschrieben wird. Er nannte das Etüden.

Wir respektierten und mochten ihn; insgeheim machten wir uns über seine Kinderschar lustig: Fünf Mädchen und als Letztgeborener, endlich ein Junge. Bald nach Ende unserer Theaterzeit erfuhren wir, dass der Kleine in einem unbeachteten Moment eine größere Menge aus einer Flasche der giftigen Eisengallustinte getrunken hatte und an den Folgen gestorben war. Eine makabre Geschichte, wie sie nur das Leben schreibt.

Probleme mit der Religion

Nach mehrjähriger Christenlehre wurden *alle* Schüler unserer Klasse Palmsonntag 1958 konfirmiert. Bereits in den folgenden Jahren sollte die Teilnahme an der Jugendweihe eine wesentliche Vorbedingung für die Zulassung zur Erweiterten Oberschule werden. Sie verkam damit zu einer ideologischen Zwangsveranstaltung. Meine Konfirmation wurde noch in guter Familientradition gefeiert. Wolfgang überreichte mir eine künstlerische Mappe mit liebevollen Federzeichnungen zu den wesentlichen Ereignissen meines Vorlebens. Mit dem ersten Anzug, ausgestattet mit Hemd und Krawatte, war ich erstmals das Zentrum eines Familienfotos. Um etwas größer zu erscheinen, stand ich auf den Fußballen.

Pastor Abshagen war in jenen Jahren in meiner Heimatstadt eine Institution. Er stellte in den Unterrichtsstunden für Konfirmanden sein christliches Weltbild kraftvoll gegen die monotone sozialistische Einheitspädagogik. Sein Charisma setzte er in der Predigt zu den immer stark besuchten Christmessen virtuos ein. So nutzte er die Weihnachtsgeschichte nach dem Lukas-Evangelium „Es begab sich aber zu der Zeit, dass ein Gebot vom Kaiser Augustus aus ging, dass alle Welt geschätzt würde [...]“, als Gelegenheit, um mit vielen Details auf die römische Diktatur einzugehen. Er sprach von den bis an die Zähne bewaffneten Besatzern, von Bonzen, von der Übermacht des Staatsapparates und von Unterdrückung der Meinungs- und Religionsfreiheit. Jeder in der vollbesetzten Kirche wusste, dass er damit die Situation in der DDR meinte.
Der evangelisch-lutherische Pfarrer hatte mir den Konfirmationsspruch des Apostel Johannes 17,3 zugedacht: *„Das ist aber das ewige Leben, dass sie dich, den allein wahren Gott, und den du gesandt hast, Jesus Christus, erkennen“*. Da stand ich nun als 14-Jähriger

mit diesem großen Satz und hatte nichts begriffen. Was ist ewiges Leben? Wozu existiert der allein wahre Gott in Dreifaltigkeit? Wie konnte es sein, dass Jesus, angeblich Sohn der Jungfrau Maria und des Zimmermanns Josef, zum Sohn Gottes erhöht wird und in den Himmel auffährt? Schon damals glaubte ich nur, was ich begreifen konnte[25].

Abshagen, unvergessen, gab mir zwei christliche Lebensweisheiten mit auf den Weg:

„Du musst Dich in den Anderen hineinversetzen, um helfen zu können." sowie *„Du musst Dich öffnen, um selber Trost und Hilfe zu erlangen."* Als sein jüngster Sohn an einem Hirntumor erkrankte, betete er gemeinsam im Konfirmationsunterricht mit uns. Er erbat Gottes Hilfe und wünschte sich, dass auch wir seinen Sohn in unser Gebet einschließen mögen. Das hat mich so stark beeindruckt, dass ich erstmals vor dem Einschlafen gebetet habe. Gottes Hilfe blieb aus. Das Kind ist an seinem Hirntumor verstorben. Ich erlebte ihn erst Jahre später bei seiner Trauerrede anlässlich des Todes meines Vaters wieder. Als er geendet hatte, kämpfte er mit seinen Tränen. Trotz des Wissens, dass mein Vater kein praktizierender Christ gewesen war, schätzte er offenbar seine Persönlichkeit und Lebensleistung.

Mein früher Atheismus hat viel mit meinem Elternhaus zu tun. Tisch- und Abendgebete fanden nicht statt. Ich hatte zwar gelernt, dass die abendländische Kultur ohne das Christentum undenkbar ist; Bibelinhalte oder Glaubensfragen wurden jedoch nicht thematisiert.

---

25 Hierzu wortgewaltige, überzeugende Argumente des Evolutionsbiologen Richard Dawkins: Der Gotteswahn, Ullstein 2007 und des Historikers Yuval Noah Harari: Homo Deus, C.H.Beck 2017

Die DDR-Sozialisation hat das Übrige getan. Die Religion vernebelt die Wirklichkeit (Karl Marx: „Opium für das Volk“). Im Namen der christlichen Religion werden Kriege geführt. Die alleinige Wahrheit basiere auf der Gesetzmäßigkeit des historischen und dialektischen Materialismus. Daran konnte ich allerdings auch nicht glauben. Mit einem gefestigten christlichen Glauben wäre mein Leben wohl anders verlaufen. Als bekennender Christ hätte ich es in der DDR schwer gehabt. So bin ich in den „sozialistischen Gewässern“ brav mit geschwommen.

Erweiterte Oberschule „Heinrich Heine“

Da ich zum Abschluss der Grundschule zu den Klassenbesten gehörte, wurde ich 1957 in die Erweiterte Oberschule aufgenommen. Das Siezen gab mir sofort das Gefühl, in einer höheren Schule zu sein. Unser junger Klassenlehrer erschien mir großartig und irgendwie abgefahren. Bereits in der ersten Geschichtsstunde hatte sich Benni Huhn die Sympathie aller Schüler erworben. Wie ein Schnellzeichner zauberte er mit Schulkreide das Profil eines Neandertalers in einem Strich an die Wandtafel. Hinter seinem etwas schläfrigen Blick verbargen sich scharfer Verstand und Chuzpe. Er provozierte eine Verleumdungsklage durch seine Vermieterin, die – wie er feststellte – seine Unterlagen wiederholt durchsucht hatte. Dazu platzierte er einen Zettel mit drastischen Beschimpfungen der Schnüfflerin in seiner Schreibtischschublade (nicht ohne eine Kopie anzufertigen). Die Vermieterin brachte tatsächlich eine Strafanzeige wegen Verleumdung auf den Weg. Mit der anwaltlichen Vertretung beauftragte er meinen Vater, der geradezu belustigt zu dem Gerichtstermin gegangen ist. Die Anklage wurde nach kurzer Verhandlung fallen gelassen. Ob die Frau im Auftrag der Staatssicherheit gehandelt hatte, blieb offen. Jedenfalls passte Herr Huhn nicht in das Klischee einer „sozialistischen Lehrerpersönlichkeit“: Fester Glaube an den Sieg des Sozialismus und den Niedergang des dekadenten Westens. Bei unseren Schülerbällen verließ er baldmöglichst den Lehrertisch und führte lieber Gespräche mit uns über die Fußball-Bundesliga, amerikanische Literatur oder Stilrichtungen des Jazz.

Als Deutschlehrer war er unnachsichtig. Im Zeugnis der 9. Klasse erteilte er mir in der Kategorie Aufsatz die Teilzensur „genügend“, was ich als Abstrafung empfand. Sie erklärt sich zumindest teilweise bei Betrachtung meiner verbalen Beurteilung: „Rudolf ist ein sehr begabter und interessierter Schüler. Er muss jedoch in Zukunft mit mehr Konzentration und Ernst arbeiten. Er war während des Unterrichts nicht immer diszipliniert genug.“ Vielleicht wollte er meinen Eltern einen pädagogischen Hinweis geben? Vater hat das Zeugnis kommentarlos unterschrieben und mir mit einem freundlichen Klaps auf die Schulter zurückgegeben. Die Erziehungsphilosophie der Eltern war simpel und gleichermaßen gnadenlos: *„Um im Leben erfolgreich zu sein, braucht man einen akademischen Abschluss. Wenn du das nicht erreichst, musst du selber sehen, was aus dir wird“*. Solange ihre Söhne auf dem richtigen Weg waren, haben sich unsere Eltern um Details nicht gekümmert.

Mein Klassenlehrer – inzwischen verheiratet – erkrankte akut an einem Hirntumor. Bei einem nächtlichen Krampfanfall schrie seine Frau ihre Angst hinaus auf die Straße. Viele Haushalte in Teterow verfügten damals noch nicht über einen Festnetzanschluss. Nach mehrfachen Operationen überlebte er seinen gutartigen Hirntumor. Er hielt in Teilzeitarbeit zwar den Kontakt mit der Klasse; wir hätten ihn in Vorbereitung auf das Abitur aber im Vollbesitz seiner Kräfte gebraucht.

Einige Mitglieder des Lehrerkollegiums waren – zurückhaltend formuliert – durchschnittlich. Andere schienen frustriert darüber, in dieser kleinstädtischen Schule zu arbeiten. Dazu gehörte auch der Schuldirektor Toboldt, „Verdienter Lehrer des Volkes“, der uns im Russischunterricht Originaltexte von Puschkin und Lermontow lesen lies. Die russische Umgangssprache schien unwichtig zu sein. Wie überall, gab es auch sympathische, im Laufe der Unterrichtsjahre etwas schrullig gewordene Charaktere, wie der Vater des Bergringes und Ehrenbürger der Stadt Teterow, Carl Schröder, oder der humorige Lehrer in Kunstgeschichte Ernst Levermann. Unser promovierter Biologielehrer Heini Wollert war für mich von großer Bedeutung. Er publizierte über in Mecklenburg heimische exotische Pflanzen, wie Orchideen oder Karnivoren. Sein Unterricht zur Biologie des Menschen, gut strukturiert und verständlich, weckte mein Interesse für die Humanmedizin.

Als ich 1957 Schüler einer Erweiterten Oberschule wurde, hatte man sich auf die Teilung der Welt in zwei einander verfeindete Blöcke eingerichtet: Die Volksaufstände in der DDR 1953 und in Ungarn 1956 waren gescheitert, eine Änderung der politischen Lage nicht in Sicht. Was wir auch immer denken und tun – es wird sich nichts ändern[26]. Die FDJ-Mitgliedschaft (Freie Deutsche

---

26 Der Krieg zwischen Süd -und Nordkorea 1950-1953 blieb als Stellvertreter-Krieg zwischen den Westmächten unter Führung der USA und dem Ostblock unter Beteiligung von der Sowjetunion und China nach schweren Verlusten ergebnislos: Ein drohendes Szenario für das geteilte Deutschland. Vor dem Hintergrund der zahlreichen Kernwaffenversuche der 50er-Jahre war die Furcht vor einem nuklearen Krieg auf dem Territorium von Mitteleuropa nicht unbegründet. Die Sicherung des Weltfriedens erschien nur durch das Gleichgewicht der militärischen Kräfte zwischen Ost und West möglich. An der deutschen Nahtstelle dieses „kalten Friedens“ herrschte trotz militanter Feindpropaganda von beiden Seiten das Prinzip der Nichteinmischung in innere Angelegenheiten. Mit den Militärbündnissen der NATO und der Staaten des Warschauer Vertrages erschien dieser Status quo für alle Zeiten einzementiert.

Jugend) war eine Voraussetzung für die Zulassung zum Studium und wurde schon deshalb widerspruchslos hingenommen. Insofern lebte ich mit der Mehrheit der Schüler unserer Klasse nach dem Prinzip: nicht aufmucken, besser abducken. Ich wurde auf Vorschlag meines Klassenlehrers Beauftragter für Kultur im FDJ-Gruppenrat. Damit war ich für Kartenbestellungen von Schülerkonzerten und anderen kulturellen Veranstaltungen verantwortlich[27]. Bei einem Symphonischen Konzert der Neubrandenburger Philharmonie habe ich übrigens den jugendlichen Dirigenten Kurt Masur erlebt. Überstark agierend und grimassierend sprach mich der spätere Weltstar nicht an. Er war als Gewandhauskapellmeister in Leipzig während der Friedlichen Revolution 1989 Mitverfasser des Aufrufes „Keine Gewalt".

Meine Antenne war gen Westen ausgerichtet. Wir hörten AFN Berlin (American forces network) und Popmusik von Tonbandgeräten, in denen sich die braunen Magnetstreifen ständig verhedderten. Dazu trafen wir uns in der Wohnung von Freunden und schwadronierten über das Leben in den USA. Ich ließ mir einen „Mecki-Igel" schneiden und wurde daraufhin zum Schuldirektor einbestellt. Den Kurzhaarschnitt eines amerikanischen Soldaten wollte er in unserer Schule nicht sehen.

---

27 Wie derartige „politischer Aktivitäten"- voller Vorurteile und ohne Kenntnis des Lebensalltags in der DDR – im vereinigten Deutschland journalistisch gewertet wurden, zeigt die „Causa Angelika Merkel". Merkel sei eine herausgehobene FDJ-Funktionärin für Agitation und Propaganda gewesen. Was immer ihr politische Gegner vorwerfen wollten; es trifft nicht zu: In dieser Funktion hatte sie als Schülerin keinerlei Befugnisse. Sie hätte in einer übergeordneten Leitungsebene der FDJ hauptamtlich tätig sein müssen. Jede Klasse von 20-25 Schülern hatte eine 3- bis 5-köpfige FDJ-Gruppenleitung zu „wählen". Derartige Funktionen waren nicht erstrebenswert. Deshalb wurden in aller Regel die Klassenleiter zur Findung von „Freiwilligen" einbezogen. Schlagendes Argument: Eine Gruppenleitung muss sein – bringen wir es hinter uns.

Mir ist aus meiner Oberschulzeit nur eine Aktion politischen Widerstands in Erinnerung geblieben. Die Vorführung des DEFA-Filmes „Ernst-Thälmann – Sohn seiner Klasse“ (1954, Regie von Kurt Maetzig, Hauptdarsteller Günther Simon, flankiert von zahlreichen prominenten DDR-Schauspielern) im vollbesetzten Filmpalast Teterow musste bei plötzlich einsetzendem, beißendem Geruch von Buttersäure unterbrochen werden. Für den Filmbesuch war Anwesenheitspflicht angeordnet worden. Die Aktion erschien mir mutig, zugleich doch ziemlich naiv. Wie zu erwarten, konnten die Verursacher des Anschlages – keine Mitschüler unserer Klasse – nach Ermittlungen der Stasi bald gefunden werden. Was damals verwunderte: Während ein Beteiligter der Schule verwiesen und wohl auch für längere Zeit inhaftiert wurde, tauchte der andere nach kurzer Zeit wieder auf.

In der 11. Schulklasse wurde ich mit einem Mitschüler, der nicht zu meinem engeren Freundeskreis gehörte, aus dem laufenden Unterricht in das Direktorenzimmer gebeten. Was hatten wir nur angestellt? Dort trafen wird auf zwei uns unbekannte, gewollt freundlich blickende Herren, die hinter dem Direktorentisch Platz genommen hatten. Da für uns zwei Stühle bereitgestellt waren, bereitete ich mich auf eine längere Befragung vor. Einer gab sich als unser zuständiger Schulrat zu erkennen. Er hatte verunreinigte Fingernägel, als hätte er in seinem Schrebergarten gerade Mohrrüben aus der Erde geklaubt. Nachdem er uns als hoffnungsvolle und weltoffene Mitschüler gelobt hatte, erteilte er das Wort an seinen Nachbarn. Der begann, ohne sich vorgestellt zu haben, von der zunehmenden imperialistischen Bedrohung unseres sozialistischen Vaterlandes zu reden. Offenbar sollte unsere Bereitschaft für eine etwaige Mitarbeit im Ministerium für Staatssicherheit erkundet werden. Bevor es zu näheren Erörterungen kam, erklärte ich, dass ich ohne Rücksprache mit meinen Eltern keine Entscheidungen zu meiner persönlichen und beruflichen Entwicklung treffen werde. Darauf wurde ich wieder in den Schulunterricht entlassen. Mein Schulkamerad erschien an diesem Tag nicht mehr in der Klasse. Nach meiner Einsicht in die Stasi-Unterlagen habe ich zu dieser versuchten Anwerbung keinen Eintrag gefunden. Jahre später erfuhr ich, dass mein Schulkamerad als Handelsattaché der DDR-Botschaft in Paris gearbeitet hat.

Skurriles und Episodisches aus Schule und Elternhaus

Meine einzige Klassenfahrt der Oberschulzeit fand 1960 nach Abschluss der 11. Klasse statt. Die eingeschränkten Möglichkeiten unserer Schule offenbarten sich schon dadurch, dass die Reise gemeinsam mit Schülern einer 10. Klasse durchgeführt wurde. Ziel war die eher schmucklose thüringische Gemeinde Unterweißbach. Untergebracht waren wir in einem Ferienobjekt eines Volkseigenen Betriebes (VEB) mit eigener Küche und Kulturraum. Bei Dauerregen mussten geplante Wanderungen ausfallen. Tagsüber war es ziemlich langweilig. Abends sorgten Bier und „Rosenthaler Kadarka" – einer der wenigen überall in der DRR erhältlichen Rotweine – aus der nahe gelegenen Konsum-Verkaufsstätte für gute Stimmung. Wir sangen, so gut wir konnten, gemeinsam zur Gitarre oder tanzten ungestört bei lauter Musik vom Tonband. Im Kulturraum stand irgendwo in der Ecke ein verstaubtes, verstimmtes Klavier. In Alkohollaune wurde beschlossen, das nur mit der Kraft von 4-6 Personen tragbare Instrument als Requisit für das Schultheater mit nach Teterow zu bringen.

Dieser Beschluss beflügelte uns. Wir kauften uns alle eine alberne grüne Filzmütze, geschmückt mit rotem Band und einer Hutfeder. Mit Hilfe der uns begleitenden Lehrer, denen diese verrückte Idee gefiel, wurde das sperrige Objekt zum Bahnhof gebracht. Ein kritischer Moment der Heimreise war der Umstieg in den D-Zug Erfurt-Schwerin. Der Transport war nicht angemeldet. Ein Lehrer überzeugte letztendlich den achselzuckenden Schaffner der Deutschen Reichsbahn der DDR mit dem Argument, dass das Instrument von einer FDJ-Gruppe für eine kulturelle Veranstaltung dringend benötigt würde. Wir hievten es in einen Durchgangsraum zwischen zwei Waggons. Mit einem Gurtband wurde das Objekt an zwei Haltestangen gesichert. Mindestens zwei Schüler unserer Gruppe überwachten das Klavier verbunden mit dem Auftrag, das Instrument bei Schaukeln der Waggons abzusichern. Die Mitreisenden mussten sich zum Ein- und Ausstieg daran vorbei zwängen und nahmen das teils erstaunt, teils neugierig interessiert hin. Geradezu euphorisiert erreichten wir den Heimatbahnhof Teterow. Das verstimmte Klavier wurde in einem Nebenraum der Aula abgestellt und im Laufe des Schuljahres verschrottet. Eine echte FDJ-Initiative! Vermutlich hätte Erich Honecker seine Freude daran gehabt.

Ein Ausflug der Klassenfahrt hatte uns in eine Fabrik geführt, in der die Herstellung von eisgehärteten, rostfreien ERFA DE LUXE-Rasierklingen gezeigt wurde. Wir durften uns aus einem feuchten, dunklen Lagerraum bis zu 50 Packungen á 20 Klingen kostenfrei mitnehmen. Ich brachte das Mitbringsel stolz mit nach Hause. Beim Öffnen der Originalverpackungen stellten Vater und ich fest, dass etliche Klingen fleckige Roststellen aufwiesen. Ich stieg – in der Technik des Nassrasierens noch ziemlich unerfahren – nach wiederholter Beibringung von Kratzern und Schrammen auf einen Trockenrasierer mit dem werbeträchtigen Produktnamen „Bebo Sher Junior“ um. Mein Vater hingegen nutzte diese „ERFA-Schaber“ über mehrere Jahre hinweg bis zum vollständigen Verbrauch. Er meinte, sie wären besser als sein mit Bimsstein geschärftes Messer, das er in Kriegszeiten für die Rasur genutzt hatte. Diese Produkte sind heute noch als „Ostalgie“-Objekte in speziellen Läden oder Webshops zu haben, Erinnerungen an die „gute, alte DDR“.

Bald nachdem die Brüder das Elternhaus verlassen hatten, begann Vater 1954 einen lange gehegten Wunsch umsetzen, der ihm im Dritten Reich verwehrt worden war: Das eigene Haus auf dem Grundstück der „von-Pentz-Allee“ in Teterow. Mit dem schäbigen DDR-grauen Rauputz und den Dachsteinen aus Beton hielt es einem Vergleich mit den schmucken Nachbarhäusern, die in den 30er-Jahren mit roten Klinkersteinen errichtet und Dachziegeln aus rotem Ton gedeckt waren, nicht stand. Die Bauphase zog sich wegen ständiger Materialengpässen oder -mängeln über 3 Jahre hin. Vater plante für sein Domizil jedes Detail. Er fertigte sich ein Modell des Hauses im Maßstab 1:50. Auf einer Tischplatte hatte er einen Zeichenkarton mit Reißzwecken befestigt, auf den er – ebenfalls maßstabsgerecht – die Umrisse des Grundstückes und eine Windrose aufgezeichnet hatte. Bei seinen Überlegungen spielte der Lichteinfall in Haus und Garten eine so große Rolle, dass er das Hausmodell zu den verschiedenen Tages- und Jahreszeiten ins Freie trug. Es hatte ein abnehmbares Dach, so dass man in die Zimmer einsehen konnte. Darin schob er eine Pappschablone des Steinway-Flügels hin und her, um den richtigen Platz für das Instrument zu finden. Die Wandfläche über dem Flügel musste die Hängung einer Kopie des populären Gemäldes „Der Lautenspieler“ des niederländischen Malers Frans Hals (um 1625) ermöglichen, die Vater schon 1935 gemalt hatte.

Der schon etwas kurzatmige, hochbetagte private Bauunternehmer *Heinrich Timm* setzte die Wünsche meines Vaters kritiklos um. So wurde ein heimeliger Kachelofen im Oberschoss aufgestellt. Bald nach dem Einzug begann das Gebälk im Obergeschoss nächtens beunruhigend zu knacken und zu knarzen. Buchstäblich in letzter Minute konnte der Durchbruch des Ofens in das Erdgeschoss durch Aufstellen einer Konstruktion von Stützbalken verhindert werden. Nach nachträglichem Einbau eines kompakten Stahlträgers wurde die Stabilität gewährleistet. Damit war für Vater die Angelegenheit erledigt. Keine Regressforderungen, kein Rechtsstreit. Für ihn war entscheidend, dass niemand zu Schaden gekommen war und der Steinway-Flügel an dem geplanten Patz bleiben konnte.

Ein Problem war der Erwerb von Keramikfliesen, die unser Bauunternehmer durch private Beziehungen besorgen konnte. Die Beschaffung eines Fliesenlegers für die Innenausstattung eines privaten Hausbauprojektes jedoch war ihm nicht möglich. Mein Vater wurde aktiv und wandte sich an einen ehemaligen Mandanten, er nannte ihn „Mörderchen“, den er in einem Strafverfahren erfolgreich verteidigt hatte. Der sagte allzu gerne und sofort zu. Gegen ihn war Anfang der 50er-Jahre eine Anklage wegen vorsätzlicher Tötung erhoben worden. In einem pommerschen Dorf wurde eine junge Frau in der Tiefe eines Brunnens aufgefunden, nachdem sie durch mehrfache Hammerschläge getötet und dorthin gebracht worden war. Er lebte allein in einem etwas abseits gelegenen, verwahrlosten Gehöft, in dem er eine Kleintierhaltung betrieb. Der Dorfgemeinschaft war er als Quartalssäufer bekannt, dem man unter Alkoholeinfluss lieber aus dem Weg ging. Bei der polizeilichen Hausdurchsuchung wurden in einem Vorraum voller Gerümpel verschiedene Hämmer und andere geeignete Werkzeuge gefunden. Als die Kriminaltechniker an mehreren inkriminierten Werkzeugen, auf dem Fußboden und seiner schmutzstarrenden

Kleidung durch die „Luminolreaktion“[28] Blutreste nachgewiesen hatten, schien der Fall gelöst. Der Angeklagte hat während der Untersuchungshaft und der Hauptverhaltung vor dem Bezirksgericht Neubrandenburg den Tatvorwurf stets vehement bestritten.

Mein Vater überredete den Staatsanwalt, eine Blutspurenanalyse im Institut für Gerichtliche Medizin der Universität Greifswald in Auftrag zu geben[29]. Dabei wurde Blut verschiedener Tiere gefunden. Der Sachverständige konnte bei der komplizierten Spurenlage jedoch menschliche Blutspuren nicht mit hinlänglicher Sicherheit nachweisen. So erfolgte ein Freispruch aus Mangel an Beweisen. Ein Restzweifel bleibt, der heutzutage durch eine DNA-Analyse hätte ausgeräumt werden können. Lassen wir es offen, ob „Mörderchen“ vielleicht doch ein Mörder gewesen ist. Eines musste man ihm auf jeden Fall vorwerfen. Die Fliesen waren dilettantisch verlegt.

Die etwas vernachlässigte Hausmusik wurde wieder reaktiviert. Um den verwaisten Part der Violine von Bruder Manfred übernehmen

---

28 *Die Luminolreaktion ist lediglich ein Vortest auf Blut, der mit pflanzlichen Materialien, Metallen oder Reinigungsmitteln falsch-positiv reagieren kann. Die blaue Chemolumiszenz kann auch nach Jahren an zunächst nicht sichtbaren, eingetrockneten Blutspuren sehr intensiv sein. In einem von mir begleiteten Fall trat in einem völlig abgedunkelten Raum nach Entfernung des Teppichs eine streifige Luminiszenz aus den Dielenritzen hervor. Magisch und suggestiv. Die verdächtige Frau gestand sofort, ihren seit 5 Jahren vermissten Ehemann erstochen zu haben und zeigte den Ermittlern einen Hühnerstall, unter dem sie den Leichnam vergraben hatte.*

29 *In den Strafverfahren der DDR wurden die von der Staatsanwaltschaft vorgelegten Beweismittel vom Gericht in aller Regel als gegeben hingenommen. Insofern war der Staatsanwalt zu überzeugen. Der Greifswalder Bakteriologe Uhlenhuth entdeckte 1901 die Eiweißdifferenzierung zur Unterscheidung von Menschen- und Tierblut, die für die forensische Spurenanalyse von großer Bedeutung wurde. Der Uhlenhuth-Test gehörte in Deutschland zum diagnostischen Repertoire der Universitätsinstitute für Gerichtliche Medizin. Heute ist er obsolet.*

zu können, erhielt ich einmal wöchentlich Geigenunterricht bei Josef Stöhr. Die Wirren des Krieges hatten den ehemaligen Orchestermusiker aus Böhmen nach Teterow verschlagen. Sein Unterricht war außergewöhnlich, begann er doch mit einem von ihm vorgetragenen Solo. Dazu brachte er sich vor einem Spiegel in Positur. Die Violine unter das Kinn geklemmt, betrachtete er sich mit sichtlichem Wohlgefallen. Den Geigenbogen schon in der Hand prüfte er wie vor einem Auftritt den Sitz seiner rötlich-grau melierten Haarlocken oder zupfte an den Augenbrauen. Dann begann er – den Spiegel nicht aus den Augen lassend – zu geigen. Wohltönend und mit viel Vibrato brachte er meistens Teile eines langsamen Satz aus einem Violinkonzert zu Gehör. Ich stand daneben und hörte zu, teils verlegen, teils beschämt, wenn ich wieder einmal nicht gründlich geübt hatte. Immerhin waren so schon einige Minuten des Unterrichtes vergangen. Dann musste ich meine Violin-Etüden, die ich vorzubereiten hatte, vorspielen. Er wies geduldig auf meine Fehler hin. Spielte ich schlecht, musste ich das Stück mehrfach wiederholen. Lief es besser, spielten wir zusammen unisono. War er sehr zufrieden, begleitete er mich improvisierend, gewissermaßen als 2. Geige. Er nutzte den Unterricht, um mit mir zu musizieren. Das hat mir sehr geholfen. Etwa über 4 Jahre spielten die Eltern und ich mit wachsender Freude und Qualität unser altvertrautes Repertoire der Kammermusikstücke.

Mein erstes eigenes (winziges) Zimmer im Obergeschoss wurde nach meinem Vorschlag mit knallgelber Wandfarbe versehen. Das Bücherregal bepinselte ich mit schwarzer Farbe. Dort standen meine ersten Bücher der Dieterich'schen Verlagsbuchhandlung zu Leipzig, die bis in die 70er-Jahre zu einer Buchreihe von 160 Bänden anwuchs. Zum Einstieg erwarb ich eine Sammlung von Meistererzählungen mit dem Titel „Der weite Horizont“ von R.L. Stevenson. Ich habe mir die Bücher zum Preis von 6 DDR-Mark von den Verdiensten des schweißtreibenden und Rückenschmerzen verursachenden Kartoffelsammelns gekauft.

Für mich bleiben die wenigen Jahre des vertrauten Zusammenseins allein mit meinen Eltern in der von-Pentz-Allee unvergessen. Das Fernsehen war verpönt. Ich saß viele Abende in meinem Lesesessel und bewunderte die Fingerfertigkeit meines Vaters. Mit Geduld und Akribie bastelte er ein Schiffsmodell, für das er mehrere Jahre benötigte. Mit dem sorgsam aufbewahrten Holz der Zigarrenschachteln von Onkel Walter formte er die Außenhaut des Bootskörpers der Kurbrandenburgischen fürstlichen Großen Yacht (gebaut 1678 in Kolberg nach dem Vorbild einer holländischen Jacht). Den Bugspriet zierte als Galionsfigur ein vergoldeter Reiter auf einem Schimmel. Die Besegelung und die roten brandenburgischen Adler auf den seidenen Flaggen nähte und stickte meine Mutter.

Hinter dem Haus versteckte sich ein in alle Richtungen sichtgeschützter romantischer Ziergarten mit Clematis, Rittersporn, Phlox, Sonnen- und Mohnblumen. Wohl schon damals entstand bei mir der Wunsch nach einem Hausgarten, den ich mir später zeitlebens erfüllen konnte.

Mit dem verkleinerten Haus war eine – von den Eltern gewollte – Verkleinerung der Anwaltspraxis verbunden. Die Übernahme von Strafsachen lehnte Vater inzwischen grundsätzlich ab. Wiederholt musste er seine Ohnmacht als Rechtsanwalt erleben. Das war für ihn besonders schmerzhaft, wenn er die Angeklagten persönlich kannte. Hierzu eine – besonders groteske – Kasuistik: Elektromeister Lierck, der die Installationen in unserem Neubau übernommen hatte, verunglimpfte bei einem Gespräch auf der Straße seinen langjährigen Gesellen: *„Di upp'n Piepenkopp, kann ik vör lachen nich smöken"* (Wärst Du auf meinem Pfeifenkopf, könnte ich vor Lachen nicht rauchen). Dieser war kurz zuvor zum Vorsitzenden der Elektro-PGH in Teterow ernannt oder gewählt worden: Der nunmehrige PGH-Vorsitzende erstattete Anzeige, die den Straftatbestand der Boykotthetze erfüllte[30]. Die Genossen Richter sahen keinen Anlass für Strafminderung. Sie folgten dem Antrag der Staatsanwaltschaft und verurteilten den Angeklagten mit einer Haftstrafe von drei Jahren Zuchthaus.

Mutter nahm zunehmend die Präsenz im Büro wahr und führte vorbereitende Absprachen in Notariatsangelegenheiten, Vaterschaftsstreitigkeiten oder Ehescheidungen. Sie ermahnte Vater, die angelegten Akten auch durchzusehen, statt sich diebisch über die Namen von Verfahrensgegnern zu freuen: Rumps ./.Plautz oder Holz ./.Stahl. Vater begann, sich langsam aus dem Berufsleben zu verabschieden. Er hatte keine Skrupel, die Anwaltskanzlei für einige Zeit zu schließen.

Onkel Walter lud die Eltern zwischen 1953 und 1961 mindestens einmal jährlich zu 14-tägigen Reisen in die Bundesrepublik ein. Die ständigen Busfahrten zwischen Nordkap und Istanbul waren ihm zunehmend zur Last gefallen. Endlich hatte er seinen Neffen Rudi bei sich, der überdies spielend vom Reisebegleiter zum Reiseführer wurde. Ruth komplettierte das Reise-Trio mit ihrer praktischen Lebenserfahrung und Entschlussfreudigkeit.

---

30 Der Tatbestand „ Boykotthetze“ bezieht sich auf den Artikel 6 der Verfassung der DDR aus dem Jahr 1949 mangels eines konkreten Tatbestandes im StGB. Er galt auch für Verunglimpfungen „demokratischer Einrichtungen und Organisationen der DDR“; dazu zählte man auch die Produktionsgenossenschaften des Handwerks (PGH). Die Boykotthetze wurde als Staatsverbrechen mit der Haftstrafe „Zuchthaus“ geahndet. Diese unscharf ausformulierten Bestimmungen machte es den Staatsanwaltschaften leicht, Äußerungen gegen das SED-Regime zu einer politischen Straftat zu machen. Seit 1986 ist dieser Tatbestand als „Staatsfeindliche Hetze“ im Strafgesetzbuch der DDR verankert. Nein: Die DDR war wirklich kein Rechtsstaat.

Auf kritische Berichte der Eltern über die Westreisen wartete ich allerdings vergeblich. Sie bewunderten die Leistungen bei Wiederherstellung historisch bedeutsamer Innenstädte oder die Schönheiten alter Kulturlandschaften. Für Mutter war es bedeutsam, die Nachkommen ihres 1943 verstorbenen Bruders, ihre Cousine oder alte Bekannte zu treffen, die die DDR verlassen hatten.

Die Eltern waren 1954 wieder einmal unterwegs. Bruder Manfred hätte für seine fünf (!) mündlichen Abiturprüfungen innerhalb von 2 Wochen durchaus elterlichen Beistand benötigt. Er war der auch bei den Mädchen allseits beliebte Sonnyboy. Er hatte ganz im Gegensatz zu unserem ernsthaften und kunstsinnigen großen Bruder Wolfgang stets „Flausen im Kopf". Jener aber studierte fernab an der Kunstakademie in Dresden. So erlebte ich den von mir bewunderten Fredi - sportlicher, musikalischer und überhaupt clevererer als ich – in dieser Examenszeit in einer schweren Belastungskrise. Er wisse nichts, könne nichts und würde es „niemals im Leben" schaffen. Es waren schon Ferien. Ich begleitete ihn auf dem langen Schulweg von Prüfung zu Prüfung bis vor das vereinsamte Schulgebäude. Wie ein Delinquent schlich er sich gesenkten Hauptes die vielstufige Treppe hinauf und öffnete die dunkle Tür des Einganges nur zögerlich. Dann wartete ich ungefähre ewige 30 Minuten. Danach wurde die Tür unvermittelt aufgestoßen: Heraus sprang mein Bruder mit ausschwingenden Armen und trommelnden Fäusten auf die Brust. Er machte den Gorilla. Alles war sehr gut verlaufen. Das Prozedere wiederholte sich viermal. Nach der letzten Prüfung tappte er die Treppe langsam hinunter und schaute mich traurig an. Ich war bestürzt. Täuschungsmanöver geglückt! Plötzlich umarmte er mich und schleuderte mich herum. Abiturgesamtnote „Sehr gut". So war mein Bruder[31].

31 Manfred, inzwischen 85 Jahre alt, gab mir den Rat, diese Episode aufzuschreiben. Meine Zuwendung habe ihm damals sehr geholfen.

Hinter dieser vordergründig lustigen Geschichte verbergen sich überaus grundsätzliche Fragen. Wieso konnten die Eltern ihren Sohn bei den Abiturprüfungen wegen einer Westreise alleine lassen? Weshalb haben sie uns nicht ein Mal in die Bundesrepublik mitgenommen? Mir ist wiederholt von den Eltern und Onkel Walter versprochen worden, nach dem Abitur mitfahren zu dürfen (dazu ist es nicht mehr gekommen). Sorgten sie sich vor dem Hintergrund der Verlockungen des Westens um mein inneres Gleichgewicht?

Warum sind die Eltern so häufig in die BRD gereist, obwohl sie die DDR nicht verlassen wollten? Dabei waren im Verlauf der 50er-Jahre die Hoffnungen auf eine demokratische Entwicklung in der DDR längst verflogen. Der Ost-West-Zwiespalt belastete viele Familien. Gehen oder bleiben? Leider zeigten Mutter und Vater wenig Neigung, mit mir über dieses Thema zu reden. Ich kann nur vermuten, dass meine Eltern das Leben in der DDR als das geringere Übel angesehen haben. In der Nachkriegszeit konnten in der BRD die meisten Juristen mit NS-Vergangenheit ihren Beruf uneingeschränkt fortsetzen. Viele Richter waren im Nazi-Deutschland bei der Umsetzung der Rassengesetze und der Kriegsgerichtsbarkeit des Zweiten Weltkrieges auf das Schwerste schuldig geworden. Das Fortwirken der alten Eliten als erfolgreiche Beamtete der Justiz war für meine Eltern inakzeptabel[32].

Vielleicht aus schlechtem Gewissen gestatteten mir die Eltern bereits ab dem 14. Lebensjahr mit meinen Schulkameraden Fahrradtouren an die Ostsee. Meistens waren wir zu viert unterwegs. Wir fuhren nicht auf Bikes, sondern im archaischen Wortsinn auf Drahteseln. Hoffnungslos überladen mit dem bei Starkregen durchlässigen Zelt,

---

32 Hierzu: Ursula Krekel „Landgericht", Jung und Jung, 2012. In diesem Buch wird die NS-Vergangenheit von amtierenden Richtern in den frühen Jahren der Bundesrepublik kritisch beleuchtet.

sperrigem Spirituskocher, Feldspaten, Luftmatratzen, schwer lastigen Wolldecken, Konservendosen mit Schmalzfleisch sowie Bohnen und Speck, Kofferradio, Badesachen und Handtüchern nebst Volleyball musste in der Regel schon bei dem ersten langen Anstieg auf der Landstraße nach Rostock Halt gemacht werden: Ladung verrutscht, Kette abgesprungen oder Reifenpanne. Ohne Fahrradweg oder Ausweichmöglichkeit waren wir dem LKW-Verkehr ausgeliefert, wobei die Fahrzeugkolonnen der sowjetischen Streitkräfte – Vorsicht Russen! – mit ihren flatternden Planen immer eine besondere Gefahr darstellten. Wir haben unsere Fahrten nach Graal-Müritz, Kühlungsborn, Dierhagen und Binz ebenso wie pubertäre Erlebnisse an der Ostsee schadlos überstanden.

Mein erster, lange Zeit einziger Westbesuch blieb geheim. Am Rande eines Turniers 1960 in Berlin-Ost wagte ich als 17-Jähriger mit einer Tennisspielerin den nachdrücklich verbotenen Ausflug über die Grenze. Wir landeten mit der S-Bahn am Wittenbergplatz und erreichten schnell die Kaiser-Wilhelm-Gedächtniskirche. Der lange Spaziergang am Kudamm war desillusionierend. Es war heiß. Ohne Westgeld legten wir an einem heißen Sommertag eine lange Wegstrecke zurück und studierten die Namen der Querstraßen bis zum Lehniner Platz, um auf der Gegenseite zurückzulaufen. Glamourös erschien uns dieses Zentrum-West nicht. Wir bewunderten aber die amerikanischen PKWs mit den breiten Heckflossen, einige sogar mit weißen Zierblenden auf den Reifen. Die Teenies trugen die Klamotten, die wir gerne selbst gehabt hätten. Der Ausflug endete im Souterrain eines Kinos; es könnte der Zoopalast gewesen sein. Dort wurde mit Blitzlicht fotografiert. Waren dort Leute von der Stasi unterwegs? Für den Filmbesuch wurde unser Ostgeld akzeptiert; Cola und Popcorn konnten wir uns ohne Devisen nicht leisten. Der dialogreiche Film über eine gescheiterte Liebesaffäre hat uns nicht gefallen. Von Durst und Hunger getrieben, verließen wir das Kino vorzeitig und waren froh, bei beginnender Dämmerung wieder am Bahnhof Friedrichstraße zu sein. Wir fühlten uns als Fremde.

Den letzten Schultag 1961 beging unsere Klasse mit einem Umzug auf unserem Schulkamp. Ich schlug vor, ein „Trageelement" – so hießen in der DDR-Sprachregelung die zum 1. Mai mitzuführenden Transparente oder Schilder mit Lobpreisungen des Sozialismus – anzufertigen: „Nicht Sieg entscheidet, sondern Teilnahme" nach *Baron Pierre de Coubertin*, dem Mitgründer der Olympischen Spiele der Neuzeit. Unser ehemaliger Klassenlehrer ließ es sich nicht nehmen, trotz eines Kopfverbandes nach seiner Hirnoperation, mit seiner geliebten Klasse auf dem Abiturfoto hinter unserem Transparent zu posieren. Die Reaktion der Lehrschaft war verhalten; schließlich hatten wir uns den sozialistischen Siegeswillen nicht auf die Fahnen geschrieben. Das Transparent gab meine Stimmungslage wieder. Ich ließ mich treiben: Sogar die so lebenswichtige Berufsentscheidung hatte ich lange vor mir hergeschoben: Archäologe, Biologe, Kunsthistoriker, vielleicht doch Rechtsanwalt? Über mögliche Studiengänge oder berufliche Erfolgschancen habe ich mir keine Gedanken gemacht. Letztendlich entschied mein Vater für mich: *„Studiere am besten Medizin"*. Als besondere Ermutigung habe ich das damals nicht empfunden.

Das *Laisser-faire* meiner Eltern in Erziehungsfragen hat mir nicht geschadet. Ich reihte mich nahtlos in die gute Leistungsbilanz meiner Brüder zum Abitur ein. Als einer der besten Schüler wurde ich zum Studium an der Universität Rostock zugelassen. In dem Unterrichtsfach „Sozialistische Produktion in der Landwirtschaft" erwarb ich zwar den Berechtigungsschein für das Fahren eines Traktors, doch im Grundlehrgang Metallbearbeitung erreichte ich nur die Note „befriedigend". Ein sehr gutes Abitur-Prädikat war nun nicht mehr erreichbar. Als Abschlussarbeit mussten wir in der Werkstatt einer MTS (Maschinen-Traktoren-Station) mit Hammer und Fasszange auf einem Amboss aus 3 mm starken Metallstreifen mit randständigen Hammerschlägen eine Ziffer hämmern. Der Ausbilder hatte mich wohl nicht so sehr ins Herz geschlossen. Er wies mir die Nummer 8 zu. Neidvoll blickte ich auf meine Mitschüler mit den Ziffern 1 oder 4. Ich werde bis heute das Gefühl nicht los, dass er sich über meine zerkratzten und blutunterlaufenen Hände klammheimlich gefreut hat.

Die Nachricht vom Mauerbau am 13. August 1961 erreichte mich völlig überraschend auf dem Zeltplatz in Karlshagen-Trassenheide (Usedom). Noch am 15. Juni hatte der Staatsratsvorsitzende Walter Ulbricht die Errichtung einer deutsch-deutschen Grenze bei einer Pressekonferenz unter Teilnahme von Journalisten aus der Bundesrepublik verneint. Es lohnt sich, diese dreiste und hinterhältige Lüge noch einmal im Wortlaut nachzulesen[33].

Ich hatte ein Mädchen aus Berlin (Ost) kennen gelernt, mit der ich wenige Nächte zuvor auf abenteuerliche Weise die Sperrzone Usedom wegen einer Maul- und Klauenseuche verlassen hatte, um die „Störtebecker Festspiele“ auf Rügen zu besuchen. Als sie von der Grenzschließung in Berlin erfuhr, reiste sie völlig verstört noch am gleichen Tag ab. Zugegeben: Die politische Tragweite dieses Ereignisses hat mich damals weniger beschäftigt als die plötzliche Abreise meiner Urlaubsfreundin.

---

33 *Walter Ulbricht 15. Juni 1961, veröffentlicht im Neuen Deutschland, Presseorgan der SED: „Ich verstehe Ihre Frage so, dass es in Westdeutschland Menschen gibt, die wünschen, dass wir die Bauarbeiter der Hauptstadt der DDR dazu mobilisieren, um eine Mauer zu errichten. Ja? Mir ist nicht bekannt, dass eine solche Absicht besteht. Die Bauarbeiter unserer Hauptstadt beschäftigen sich hauptsächlich mit Wohnungsbau, und ihre Arbeitskraft dafür voll ausgenutzt wird, voll eingesetzt wird. Niemand hat die Absicht, eine Mauer zu errichten“.*

„Ganz unten" als Hilfspfleger 1961 – 1962

Vor Studienantritt hatte ich als Vorimmatrikulierter ein einjähriges Praktikum in einer medizinischen Einrichtung zu absolvieren. Zusammen mit meinem befreundeten Mitschüler Manfred Sommerfeld, ebenfalls zum Medizinstudium in Rostock zugelassen, wählten wir das Kreiskrankenhaus Teterow. Wir hatten jeweils ein halbes Jahr im Wechsel als Pfleger im Operationstrakt und in der Männerstation zu arbeiten. Er wollte Chirurg werden und unbedingt zuerst den Operationssaal kennen lernen. Mir schien jeder operative Eingriff mit dem Durchtrennen der Haut und dem Eindringen in das Körperinnere sehr gefährlich, risikohaft und potenziell lebensbedrohlich zu sein. Ich war meinem Freund dankbar, erst einmal fernab vom OP in der Männerstation beginnen zu können. Bis zu diesem Zeitpunkt hatte ich weder eine ärztliche Berufung gespürt, geschweige denn über die Wahl einer medizinischen Fachdisziplin nachgedacht. Lasse es auf Dich zukommen! Ich hatte zuvor nie ein Krankenhaus betreten.

So trat ich meinen Dienst voller Beklommenheit an. Er begann mit einem Frühstück im Stationszimmer. Die übergewichtige Stationsschwester Hilde stand in diesem streng hierarchisch gegliederten Arbeitsbereich ganz oben, dann folgten die Vollschwestern nach Dienstalter und schlussendlich die Hilfsschwestern. Die Stationsschwester notierte bei den Visiten die ärztlichen Anordnungen in ihr zerfleddertes Notizbuch.

Nach Beendigung der Morgenvisite hatte man sich zur Frühstückspause im Stationszimmer einzufinden. Zunächst wurde gegessen. Anschließend verteilte sie mit gebührlichem Nachdruck die Aufgaben des Tages. Hilde hatte die (unschöne) Angewohnheit, in der Oberseite des Brötchens mit ihrem gebogenen Zeigefinger der rechten Hand einen ausreichenden Hohlraum für Butter, Leberwurst und anderen Brötchenbelag zu schaffen. Bereits nach der ersten Woche reichte sie mir wortlos – zu meiner Verwunderung und der aller Anwesenden – ein derart präpariertes Brötchen. Vermutlich wollte sie mir damit zeigen, dass ich dazugehöre. Von nun an war ich in das pflegerische Dienstsystem der Männerstation einbezogen: Füttern, Waschen, Umbetten, Transporte innerhalb des Krankenhauses. Das waren die üblichen Aufgaben im engen Kontakt mit den Patienten. Ich hatte das Gefühl, etwas Gutes zu tun.

Am Ende des Tages, nach Abräumen des Abendbrotes, kehrte auf der Station Ruhe ein. Im Gegensatz zum heutigen Medizinbetrieb, in dem Patienten aus kommerziellen Gründen eher zu früh entlassen werden – Arztrechtler und Patientenanwälte sprechen von der „blutigen Entlassung" – , wurden damals die Patienten über längere Zeit bis zur Genesung oder bis zum Tod begleitet. Einige chronisch erkrankte Patienten warteten, in sich zurückgezogen, auf den Schlaf. Andere hatten das Bedürfnis, sich mitzuteilen. Ich hatte Zeit und Zuwendung. So lernte ich verschiedenste Lebens- und Leidensgeschichten kennen. Mich überraschte, wie sich die Stimmungslage chronisch Kranker, insbesondere von Krebspatienten, von Tag zu Tag ins Gegenteil umschlagen kann: heute kämpferischer Überlebenswille, morgen Verbitterung und Niedergeschlagenheit. Manche Patienten sprachen mit mir sogar über ihre Todesahnungen.

Unvergessen sind die beiden Sterbefälle, in denen die Ankündigung des Todes in der folgenden Nacht auch eingetreten ist. Der Erste nervte mit seiner lauten Fröhlichkeit alle Patienten des mit sechs Personen voll belegten Krankenzimmers. Bei seiner fortgeschrittenen Leberzirrhose musste mit zunehmender Häufigkeit die Körperflüssigkeit aus dem Bauchraum punktiert werden. Vor dem

Eingriff umfasste er den prall gefülltem Bauch mit dem Bemerken: „Schwanger". Nach Beendigung der Punktion klatschte er mit der flachen Hand auf die faltige Haut und kommentierte lächelnd „Geburt gut verlaufen". Unter Kenntnis seiner hoffnungslosen Prognose irritierte mich sein schwarzer Humor. Als ich ihm am Vorabend des Todes nach einem kurzen Gespräch eine Gute Nacht wünschte, hob er die Hand und kündigte mir lächelnd an: *„Hüt nacht geit dat nah Walhalla"*.

Der zweite Patient befand sich in der Endphase eines Bronchialkarzinoms. Trotz Gaben von Morphin zur Schmerzbekämpfung war er zeitweise noch in der Lage zu lesen. Auf der unteren Ablage seines Nachttisches lag immer ein Buch. Er verwickelte mich gern in ein Gespräch über das aktuell Gelesene. Ungeachtet seines schlechten Zustandes achtete er sehr auf sein Äußeres. Irgendwann fragte er mich, ob ich seine kratzenden Bartstoppel entfernen könne. Ich hätte nie geglaubt, wie schwierig es ist, einen Bettlägerigen zu rasieren. Meine Ungeschicklichkeit schien ihn nicht gestört zu haben. An seinem letzten Abend bat er mich: *„Rudi, kannst Du mich noch einmal gründlich rasieren?"*. Auf dem Nachttisch lag der Roman von Ernest Hemingway „Wem die Stunde schlägt". Einige Tage nach seinem Versterben überreichte mir seine Tochter dieses Buch.

Als Hilfspfleger hatte ich mit dem diensthabenden Krankenpfleger die Verstorbenen auf einem Krankenwagen mit Verdeck – möglichst diskret, einen Schleichweg nutzend – vom Sterbezimmer in den Leichenraum zu bringen. Dazu gehörten auch die beiden Patienten, mit denen ich wenige Stunden zuvor noch kommuniziert hatte. Ich hatte das Bedürfnis, von diesen gerade Verstorbenen Abschied zu nehmen. Nach Zustimmung des Krankenpflegers zog ich das Bettlaken, das zum Leichentuch geworden war, vom Kopf. Die totenblassen Gesichter mit den von der Nachtschwester geschlossenen

Augen und dem mit einer Mullbinde hochgebundenen Kinn waren mir fremd geworden. Die Mimik – Widerspiegelung der Persönlichkeit – war erloschen. Die knöchernen Konturen des Schädels traten verstärkt hervor; erste Totenflecken an den seitlichen Gesichtspartien und am Hals wurden sichtbar. Das Areal der Rasur, die ich als letzten Wunsch des Patienten vorgenommen hatte, war bräunlich eingetrocknet. Letzte Empfindungen des Sterbenden über den Tod hinaus – oft Gegenstand der Belletristik – sind bei Verstorbenen nicht mehr anzutreffen.

In dem kleinen Sektionsraum des Krankenhauses habe ich bei einer Leichenöffnung zugeschaut. Es bestand der Verdacht, dass die in ihrer Wohnung aufgefundene Diabetikerin mit einer Überdosis Insulin einen Suizid begangen haben könnte. Obduzent war ein wortkarger Oberarzt des Institutes für Pathologie der Universität Rostock. Zur Frage der Todesursache konnte er sich nach Beendigung der Sektion nicht äußern. Eine Insulin-Überdosierung war wegen der anlaufenden Leichenveränderungen ohnehin nicht nachweisbar. Diese Sektion ohne greifbares Ergebnis, in der ich erstmals mit einem intensiven, schwer erträglichen Leichengeruch konfrontiert wurde, weckte in mir kein Interesse an derartigen Untersuchungen.

Es versteht sich, dass ich keine therapeutischen Maßnahmen vornehmen durfte. Dennoch hatte ich Therapieerlebnisse: Krankenpfleger Leo hatte mich in die Technik der Einführung eines Katheters in die Harnblase eingewiesen. In Zeiten sperriger Gummikatheter war die Passage der durch die Prostata eingeengten Harnröhre ein schwieriger Eingriff. So durfte ich unter seiner Anleitung und Auswahl geeigneter Fälle die befreiende Druckentlastung des sehr schmerzhaften Harnstaus herbeiführen und die Dankbarkeit der Patienten erleben. Dieses erste Halbjahr ist wie im Fluge vergangen. Ich wollte Arzt werden.

An der Zeit im Operationssaal hatte ich weniger Gefallen. Ich wurde der OP-Schwester Erna zugeteilt. Sie beschäftigte mich mit Drehen von runden Mulltupfern, was mühsam erlernt werden musste. Wenn ich bei einem OP-Programm als Beobachter teilnehmen durfte, hatte ich mich entsprechend einzukleiden. Die Prozedur des Händewaschens und -bürstens dauerte 7-10 Minuten. Sie gab den Chirurgen Gelegenheit, sich bei größeren Eingriffen über die Operationsstrategien und etwaige Überraschungen bei der Durchführung von Eingriffen auszutauschen. Ich verfolgte neugierig diese Gespräche. In der Ära der klassischen Diagnostik mit den häufig nur unscharfen Röntgen-Bildern waren die Vorkenntnisse zum Operationsfeld wesentlich geringer als in der modernen Chirurgie. Inzwischen stehen den Operateuren selbst noch während des Eingriffes optische Hilfsmittel in hoher Auflösung zur Verfügung.

Bei unerwarteten Komplikationen besteht keine Zeit für ein Abwägen und Überdenken; es muss schnell entschieden und zielgerichtet gehandelt werden. Ich zog für mich die Schlussfolgerung: Als Operateur bist du ungeeignet. Hochachtung den Chirurgen! Erstaunlich, dass es Jahrhunderte dauerte, bis die heilende Tätigkeit von chirurgischen Handwerkern wie Scherern, Steinschneidern und Wundärzten der akademischen Medizin zugerechnet wurde.

Meine Mithilfe im OP beschränkte sich auf wenige Handgriffe bei der Lagerung des Patienten auf den OP-Tisch. Erst nachdem mich die sehr erfahrene Narkoseschwester für die Durchführung der Äthertropfnarkose unter Verwendung einer Gesichtsmaske nach Schimmelbusch angelernt hatte, wurde ich auch im OP aktiv. Obwohl Erna – gewissermaßen in Rufweite – parallel eine

Narkose durchführte, hatte ich ständig Angst vor einer Überdosierung. Vieles war zu beachten, um die Narkosetiefe zu steuern: Pupillenweite, Atemtätigkeit, Gesichtsfarbe, Puls der Halsschlagader, Muskelerschlaffung (Relaxation) – alles in Ordnung? Tropfte ich zu langsam, begann sich bei geringerer werdender Narkosetiefe die Muskulatur der Patienten wieder anzuspannen, was mir lautstarke Beschimpfungen des Chirurgen einbrachte. Unser Krankenhaus beendete die 120-jährige Ära der Äthernarkose als eines der letzten im deutschsprachigen Raum, bevor auch hier die Intubationsnarkose (Vollnarkose) zum Einsatz kam. Was wäre geschehen, wenn ich eine Läsion der Harnröhre durch den Katheter herbeigeführt oder einen Narkosezwischenfall ausgelöst hätte? Die Rechtsfolgen eines medizinischen Behandlungsfehlers, herbeigeführt durch einen Hilfspfleger, hätten wohl viele unangenehme Fragen nach sich gezogen.

Nachfolgende Dienstaufgabe ist aus heutiger Sicht unvorstellbar: Ich wurde von Schwester Hilde hin und wieder bei fehlender telefonischer Erreichbarkeit beauftragt, Angehörige über eine akute Verschlechterung des Krankheitszustandes persönlich zu benachrichtigen. Offenbar habe ich das zur Zufriedenheit erledigt. Am Ostersonntag 1962 hatte ich sogar eine Todesnachricht zu überbringen. Der über 70-jährige Patient war nach chronischer Herzschwäche verstorben. Unterwegs zermarterte ich mir den Kopf, wie ich diese traurige Information in Worte fassen sollte: Ohne Schmerzen aus dem Leben gegangen, friedlich eingeschlafen oder ganz sachlich in den frühen Morgenstunden verstorben? Als ich nach längerem Fußmarsch das am Stadtrand gelegene Gehöft erreichte, schlugen die Hunde an. Ein großer Schäferhund rannte mir entgegen. Er kläffte mich bedrohlich an und sprang wiederholt mit Wucht gegen den schützenden Zaun. Die Tür des etwas zurückliegenden Wohngebäudes wurde von einer jüngeren Frau, vielleicht eine Tochter des

Verstorbenen, zögernd geöffnet. Bevor ich überhaupt ein Wort sagen konnte, rief sie mir fragend zu: *„Ist er verstorben?"* Ich nickte bejahend. Sie zog die Tür wieder zu; vermutlich hatte die Familie den Tod erwartet. Damit war meine Mission beendet. Voller Selbstzweifel trabte ich nach diesem abrupt beendeten Kontakt zurück ins Krankenhaus. Hatte ich den Auftrag korrekt erledigt? War die junge Frau überhaupt befugt, diese Todesnachricht entgegenzunehmen? War die nunmehr verwitwete Ehefrau überhaupt anwesend?

Als ich mit Schwester Hilde über meine Bedenken reden wollte, winkte sie ab. Sie murmelte – wie es ihre Art war – während des Schreibens in das Notizbuch den Text vor sich hin: *„Nachricht des Todes durch Pfleger Rudi in der Frühschicht weitergeleitet. Punkt"*. Für mich blieben viele Fragen offen. Insbesondere: Wer kümmert sich um die Angehörigen oder Hinterbliebenen bei unheilbaren Krebsleiden? Neben der in der DDR nur selten in Anspruch genommenen Krankenhausseelsorge war eine psychotherapeutische Betreuung der Betroffenen seinerzeit nicht vorgesehen.

Eine Tretmühle: Medizinstudium 1962 – 1968

Bis zur feierlichen Immatrikulation im Audimax musste mit einer schriftlichen Aufnahmeprüfung im April 1962 noch eine Hürde genommen werden. Die Universität Rostock verlangte als Voraussetzung für das Medizinstudium ein naturwissenschaftliches Basiswissen in den Fächern Chemie, Physik, Zoologie und Botanik. Im Mai 1962 wurde ich über den Ärztlichen Direktor des Teterower Krankenhauses darüber informiert, dass ich auch dieses letzte Hindernis gemeistert hatte. Ich wurde mit Dank aus dem Pflegedienst entlassen.

Nun konnte ich die große Freiheit in vollen Zügen genießen. Bruder Manfred hatte an der Hochschule für Verkehrswesen in Dresden „Verkehrswasserbau“ studiert und war nun als Bauleiter eines Küstenschutzprojektes auf Hiddensee tätig. Er suchte einen Decksmann für ein kleines Schleppschiff, das Baumaterial und Werkzeuge auf den Boddengewässern zu transportieren hatte. Für mich genau das Richtige. Ich war häufig bei Wind und Wetter auf dem Wasser; irgendwo zwischen Kloster (Hiddensee), Schaprode (Rügen) und Stralsund. Bei Ankunft in den kleinen Häfen hatte ich die Fender über die Bordwand zu legen oder die Taue an den Pollern zu befestigen. Mehr war nicht zu tun. Immerhin haben wir einen 12-jährigen Jungen, der bei straffem Ostwind in Richtung offenes Meer abgetrieben war, an Bord gezogen. Die Insel Hiddensee mit dem hügeligen Dornbusch im Norden, dem urigen Bessin und dem weiten Strand bis Vitte bot mir alles, was ich als 19-Jähriger brauchte. Bei guter Sicht konnte man sogar die Kreideklippen der dänischen Insel Møn sehen; seinerzeit ein symbolhaftes Motiv der schier unerreichbaren skandinavischen Küste[34]. Meine Rückkehr verzögerte sich, weil ich eine Sportstudentin aus Leipzig kennengelernt hatte.

Zu Hause wenige Tage vor Studienbeginn eingetroffen, fand ich einen verschlossenen Brief vom Prorektor für Studienangelegenheiten der Universität Rostock. Der Nachricht war zu entnehmen, dass ich den Ernteeinsatz vor dem Studium nicht angetreten hatte. Ich hätte mich zu Semesterbeginn sofort in seinem Büro zu einer persönlichen Rücksprache einzufinden. So reiste ich ziemlich beklommen nach Rostock. Im Vorraum des Prorektorates wartete bereits mein späterer Kommilitone Knut Löffler, mit dem ich bis zum Ende des Studiums eng befreundet blieb. Wir wurden gemeinsam aufgerufen und mussten uns von dem Prorektor eine weit ausholende, grobe Standpauke anhören. Wir hätten das in uns gesetzte Vertrauen der delegierenden Oberschulen zutiefst verletzt und wären den Beweis, eine sozialistische Persönlichkeit zu sein, schuldig geblieben. Das Vergehen könne zu einer Exmatrikulation führen.

Ich wurde als erster nach den Gründen des Fernbleibens gefragt. Dazu führte ich aus, dass ich als Hilfsarbeiter in einer Baustelle des Küstenschutzes gearbeitet habe. Es sei jede Hand gebraucht worden, damit der Zeitverzug der Arbeiten bis zum Beginn der Äquinoktialstürme – das schien mir sehr akademisch zu klingen – aufgeholt werden könne. Die Bauleitung könne hierzu eine Stellungnahme nachreichen. Mein Freund Knut machte es einfacher: „Kein Posteingang". Danach wurden wir hinausgeschickt. Als uns etwa 15 Minuten später mitgeteilt wurde, dass man ein besonderes Auge auf uns werfen würde und wir bei nochmaligem Fehlverhalten der Universität verwiesen würden, war klar: Es blieb bei einer Ermahnung.

---

34 Hierzu Lutz Seiler: „Kruso", Suhrkamp Verlag, 2014. Der Autor hat Hiddensee als „Sehnsuchtsort der Freiheit" beschrieben. Die Handlung spielt in der Wendezeit. Ich habe bereits 1962 das besondere „Inselgefühl" erlebt.

Vorklinische Ausbildung bis zum Physikum, schwer zu nehmende Hürden

Ich wurde dem neu errichteten Studentenwohnheim, Max-Planck-Str. Haus 3, zugeordnet. Alles Notwendige war vorhanden, wenngleich Sanitäranlagen, Küche und Aufenthaltsraum am Ende der Wohnkorridore untergebracht waren. Zu Neubeginn an der Universität war es mir angenehm, viele Studierende meines Erstsemesters in der Nähe zu wissen. Die Gemeinschaftsunterbringung hatte jedoch einen Nachteil: Wir waren zu Dritt, weil uns ein ausländischer Kommilitone zugeordnet wurde. Mein Zimmergenosse Norbert Martens und ich hatten den freundlichen und zurückhaltenden Studenten Piwi zu betreuen. Den klangvollen vollständigen Namen habe ich vergessen. Er stammte aus Kamerun. Da er im Herder-Institut an der Karl-Marx-Universität Leipzig einen einjährigen Sprachkurs absolviert hatte, waren seine Sprachkenntnisse akzeptabel. Naturwissenschaftliche Vorkenntnisse fehlten allerdings vollständig. Die von ihm erwartete Hilfe konnten wir ihm nicht geben, obwohl ich anfangs viel Zeit investiert habe. Vor einem physikalischen Praktikum wollte ich ihm zeigen, dass polarisiertes Licht nur in einer Ebene schwingt. Er hielt mich für total verrückt, als ich elektromagnetische Wellen auf ein Blatt Papier gezeichnet hatte und den Zettel durch einen Türspalt schob. Zunehmend enttäuscht wandte er sich von uns ab. In meiner Naivität hatte ich von dem Studenten aus Kamerun interessante Berichte über seine Familie, die Landesgeschichte mit der deutschen Kolonialzeit oder wenigstens etwas über die Vielgestaltigkeit und Naturschönheiten seines Heimatlandes erwartet. Er schwieg sich aus. Vielleicht wollte oder durfte er nicht über seine Heimat sprechen.

Sehr bald wusste man auch, dass in den Wohnheimen auch Zuträger für den „Volkseigenen Betrieb (VEB) Horch und Guck“ – so nannte man die Stasi – unterwegs waren. Bei den Fernsehübertragungen der Eishockey-Weltmeisterschaft im März 1963 war der Aufenthaltsraum überfüllt. Die vielen Tore der haushoch überlegenen Sowjetunion wurden schweigend hingenommen. Jedes Tor gegen die UdSSR setzte Emotionen frei. Der Schlusspfiff nach den nicht erwarteten Siegen der Schweden gegen die Sowjetunion ebenso wie nach der Begegnung der BRD gegen die DDR ging in frenetischem Gebrüll und wildem Getrampel unter. Da gab es für die Beobachter des Ministeriums für Staatssicherheit (MfS) einiges zu notieren. Ich verbarg meine Freude und kniff mir in die Oberschenkel. Konnte ich wissen, ob man nicht auch hier ein Auge auf mich geworfen hatte?[35]

Von Vorlesungsbeginn an beeindruckten mich die Professoren und Dozenten. Bei regelmäßigem Besuch ihrer Vorlesung würde ich die Prüfung bestehen. Vorlesungsskripts existierten nicht. So fertigten wir Mitschriften, nicht selten mit Kopien unter Blaupapier für ab-

---

35 *Im Internet findet man zum Hochschulwesen in der DDR ausgeprägte Vorurteile: Studenten „handverlesen"; Kinder aus Akademikerfamilien „benachteiligt"; „nachgewiesene" sozialistische Grundeinstellung als wesentliche Voraussetzung der Immatrikulation. Die Studentenschaft wäre durchgängig linientreu gewesen. Vorstehende Episode soll unterstreichen, dass derart vereinfachte Darstellungen nicht der Realität entsprechen.*
Die „Gewährung" einer Immatrikulation an den Universitäten der DDR wurde als propagandistisches Druckmittel genutzt. Das Studium sei ein durch die Arbeiter- und Bauernklasse gewährtes Privileg, welches hohe Leistungsbereitschaft und sozialistische Moral abverlange. Ich habe jedoch nur sehr wenige Kommilitonen kennengelernt, die dieser Wunschvorstellung der DDR-Obrigkeit entsprochen haben. Der „Nachweis" der sozialistischen Grundeinstellung war – wenn überhaupt – durch eine SED-Mitgliedschaft erbracht. Der Anteil von Genossen unter den Studenten der Medizin dürfte unter 10 Prozent gelegen haben.
Nachdem N.S. Chruschtschow am 27. Oktober 1961 sowjetrussische Panzer an den Checkpoint Charlie rollen ließ, standen rasch US- amerikanische Kampffahrzeuge gegenüber. Nach hochdramatischer Konfrontation kam es schon nach Stunden zur „Deeskalation". Für Professoren und Studenten an den DDR-Universitäten bedeutete das „Säbelrasseln" an der Grenze die Fortschreibung des Status quo: Politischer Widerstand zwecklos. Bloß nicht auffallen. Im universitären Leben herrschte das „Prinzip des Misstrauens". 1964 begann die bleierne Ära des Leonid Breschnew.

wesende Kommilitonen, was höchste Konzentration erforderte. Die Tage waren voll mit anatomischen Präparierkursen, Laborpraktika der Fächer Chemie und Physik sowie der Veranstaltungen zu den „Grundlagen des Marxismus-Leninismus (ML)". Die ML-Vorlesung am Montag begann häufig mit einer vordergründig anbiedernden Besprechung der Fußballergebnisse des Wochenendes in der DDR-Oberliga; dann wurden uns die Vorlesungsinhalte der politischen Ökonomie und marxistisch-leninistischen Philosophie doktrinär und unverständlich vorgetragen. Das Prüfungsfach war verhasst, weil sich aus dem Kolleg die Sinnhaftigkeit der Gesellschaftswissenschaften für die Ausbildung zum Arztberuf nicht erschloss. Die für die Seminare zuständige wissenschaftliche Mitarbeiterin war dialogunfähig. Sie konnte ihre Verachtung gegen die arroganten Mediziner nicht verbergen; die Abneigung bestand gegenseitig.

Die Anforderungen an die Studierenden des 1. Studienjahres waren sehr hoch. Bereits bei den Vorbereitungen zum Vorphysikum, dem ersten universitären Prüfungskomplex, geriet ich in große Zeitnot. In der letzten Nacht vor dem Zoologie-Examen hatte ich noch vier Kapitel durchzuarbeiten. Immer wieder von Kurzschlafepisoden übermannt, von heimkehrenden lärmenden Studenten gestört, paukte ich frierend und übermüdet bis zur Morgendämmerung. 30 Prüfungsthemen waren vorgegeben; ich übersprang das Kapitel 28. Prompt wurde ich ausgerechnet zu diesem Thema befragt. Es traf mich wie ein Keulenschlag. Ich stammelte etwas wie „nicht geschafft". Emotionslos und ohne Zögern ging der Prüfer zum Thema 30 über, welches mir aus den Morgenstunden noch in Erinnerung war. Nach vollständiger Beantwortung seiner Fragen zum Thema entließ er mich mit der Note „genügend". Dieses Examen war wie ein Weckruf. Auf die folgenden Prüfungen fokussiert, erreichte ich in den Fächern Chemie und Botanik sehr gute Noten.

So ging ich schon etwas gelassener in die Physikprüfung, die vom Ordinarius des Institutes für Physik persönlich durchgeführt wurde. Ich hatte ihn vorher noch nie gesehen, weil er die Vorlesung für Mediziner einem Assistenten überlassen hatte. Mit der Aura eines bedeutenden Mannes saß er hinter einem riesigen, mit Büchern und Schriftstücken beladenen Schreibtisch. Er bedeutete mir mit einer Handbewegung, mich zu setzen. Schweigend streckte er seine Arme seitlich aus und ballte die Fäuste. Dann bewegte er langsam, geradezu gravitätisch, die Arme drei Mal gegenläufig nach oben und nach unten. Dann kam die Frage: *„Was bedeutet das?"* Ich schwieg. Er schien von mir sehr enttäuscht zu sein. Nach einer gefühlten Ewigkeit wiederholte er die Armbewegung noch einmal. Ich hatte keine Idee. Nun kam sein Tipp: *„actio – reactio"*. Sofort reagierte ich und begann meine Ausführungen zu den Gravitationsgesetzen von Isaac Newton. Zu spät: Nach wenigen Sätzen unterbrach er mich. Nun hatte ich die Innereien eines Messinstrumentes zu identifizieren, das ich richtigerweise als Voltmeter erkannte. Ich war gerettet und verließ mit einem „genügend" die Prüfung. Das etwa zweiminütige Examen sollte das kürzeste in meinem Studium bleiben.

Bemerkenswert: Die Prüfungen der naturwissenschaftlichen Fächer des Vorphysikums sind mir bis ins letzte Detail im Gedächtnis haften geblieben. Hingegen ist das Zustandekommen der Examensnote „befriedigend" im Prüfungsfach Marxismus-Leninismus im Nirgendwo meiner Erinnerungen verschwunden. Unwichtiges fällt wohl dem Vergessen anheim. Dabei hätte man bei einem guten Lehrkonzept durchaus über gesellschaftspolitische und ökonomische Aspekte des Arztberufes philosophieren können.

Zahlreiche Kommilitonen scheiterten bereits in der Anfangsphase. Schon bei dem Aufnahmetest fielen etwa 80 der 400 vorimmatrikulierten Medizinstudenten durch. Nach dem Vorphysikum 1963 mussten 70 Kommilitonen die Segel streichen. Die große Hürde „Physikum" verfehlten etwa 70 Prüflinge. Mithin erreichten nur noch 180 Studenten – weniger als 50 Prozent – den Zugang zum klinischen Abschnitt des Studiums[36]. Das Prüfungssystem war gnadenlos. Wer zweimal durchgefallen war, musste in aller Regel gehen. Eine Anfechtung von Examensergebnissen durch Einschaltung eines Verwaltungsgerichtes war nicht möglich.

Die ersten Semesterferien nutzte ich zum Erwerb der Fremdsprachennachweise in den Fächern „Russisch" und „Englisch". Es blieb noch Zeit, mit zwei Kommilitonen in einem PKW Trabant an die polnische Ostseeküste unseres „sozialistischen Bruderlandes" zu reisen. Von vielen überraschenden Begebenheiten meiner ersten Auslandsreise *muss* ich drei Beobachtungen niederschreiben. In einer kleinen Pension bei Koszalin (Polen, Ostsee) wurde uns das Essen auf Geschirr der Deutschen Wehrmacht serviert, dazu passend die Hakenkreuze auf den Griffen des Besteckes.

Aus der offenen Tür einer Kneipe im Seebad Sopot war das im polnischen Akzent gesungene Horst-Wessel-Lied, die Parteihymne der NSDAP, zu hören. Eine Bootstour über die Danziger Bucht mit Rückfahrkarte endete mit einer unfreiwilligen Übernachtung in den Dünen der Halbinsel Hela. Der Bootsführer weigerte sich „deutsche Faschisten" an Bord zu nehmen. Die Schatten des 2. Weltkrieges reichten bis in das Jahr 1962.

Vor Beginn des Wintersemesters hatte das erste Studienjahr einen Ernteeinsatz im Volkseigenen Gut Semlow abzuleisten. Im Erdgeschoss eines Gutshauses schliefen voneinander getrennt etwa 60 Studentinnen und Studenten auf muffigen grauen Flanelldecken,

36 hierzu Jürgen Buhr: Das Nächste, bitte. Arzt in zwei Systemen. Verlag am Park 2017

die über eine Strohschicht ausgebreitet waren. Wohl dem, der einen Schlafsack mitgebracht hatte.

Diese einwöchige Ernteaktion fiel in die Zeit der 4. Volkskammerwahl der DDR am 20. Oktober 1963. Im Obergeschoss des Gutshauses war ein provisorisches Wahllokal eingerichtet worden. Mit den vom Kartoffelacker beschmutzten Arbeitsstiefeln gingen wir eine Treppe aufwärts, um unsere Stimme für eine Wahl abzugeben, deren Ergebnis von über 99,9 Prozent für die Kandidaten der Nationalen Front schon vorbestimmt war. Auf einer Empore warteten wir auf den Einlass zur Stimmabgabe. Zwei verspätete Kommilitonen unserer Seminargruppe stampften mit voller Wucht und im Gleichschritt auf die Holzstufen, womit sie den Wahlvorgang lächerlich machen wollten. Das gelang ihnen auch. Wir zollten Beifall. Wie nicht anders zu erwarten: Diese Provokation wurde der Universitätsleitung bekannt. Vermutlich wollte man vermeiden, dass dieser skandalöse Vorgang dem Ruf der staatstreuen Universität Rostock schaden könnte. So ermittelte man auf der unteren Ebene. Der Sekretär unserer Seminargruppe, Mitglied der SED, bekam den Auftrag, nach Zeugen zu suchen. Er wurde nicht fündig und wollte wohl auch nicht fündig werden. Beide Provokateure hatten unsere Sympathie. Die Angelegenheit verlief im Sande.

Seit Wintersemester 1963 wohnte ich im Studentenwohnheim Thierfelder Straße, Haus 9. Das Areal von etwa 12 Gebäuden lag verkehrsgünstig in der Nähe einer Straßenbahnhaltestelle und unweit des Stadtwaldes mit dem Rostocker Zoo. Nach dem Ende des Betreuungsprojektes afrikanischer Studenten in der Südstadt bin ich gerne umgezogen. Hier fand sich die Prüfungsgruppe Hopp, Löffler, Sommerfeld, Wegener zusammen. Wir sind über die Jahre hinweg ein Team geworden. Miteinander erlebten und erlitten wir alle medizinischen mündlichen Prüfungen bis zum Staatsexamen 1968.

Die Lebensbedingungen in der Unterkunft waren allerdings grässlich. Uns Studenten wurden verkommene, hellhörige Holzbaracken zugemutet, unter denen in der Abenddämmerung Ratten zu beobachten waren. Wir schliefen in Doppelstockbetten; im Spätherbst konnte man einen kleinen Ofen mit Briketts beheizen, der nicht selten qualmte. In den Abendstunden war die Miefbude überhitzt; ab 02:00 Uhr wurde es kalt. Unser Zimmer hatte an den Wänden teils verblichene, teils noch gut lesbare Inschriften, die dem Raum ein studentisches Flair und einen Hauch von Freiheit verliehen: „Eifrig studieren vertreibt Buhlerey" oder *„Pecunia non olet"* (deutsch: Geld stinkt nicht). In einem Jubiläumsband über die 600-jährige Geschichte der Medizinischen Fakultät der Universität Rostock bin ich auf eine Fotografie exakt unseres Zimmers gestoßen. Sie wurde als Dokument der Nonkonformität von Medizinstudenten veröffentlicht. In unserer Bruchbude hatte sich augenscheinlich bis zum Abbruch der studentischen Baracken nichts verändert[37].

Das Abendessen reichte gerade aus, das notwendige Sättigungsgefühl herbeizuführen. Jeder steuerte bei, was er gerade hatte. Mischbrot und Brötchen, Schmalzfleisch, Leberwurst im Glas und Schmelzkäse. Dazu tranken wir Wasser aus Glasflaschen; Kaffee oder Tee als Wachmacher – alles war den Prüfungsvorbereitungen nachgeordnet. Hatte niemand Lust, das Geschirr in der entfernten, schmuddeligen Gemeinschaftsküche abzuwaschen, fiel die Aufgabe dem Verlierer einer Skatrunde zu. Ich wüsste nicht, dass wir uns ernsthaft gezankt hätten. Für das Zimmer zahlten wir 10 Mark im Monat, tägliche Zimmerreinigung und Nutzung des abgewirtschafteten Duschraums mit tropfenden Wasserhähnen und Schimmelbelag in

37 Christian Halbrock in: Emil C. Reisinger, Kathleen Haack (Hg.): „Die Medizinische Fakultät der Universität Rostock. 600 Jahre im Dienst der Menschen (1419-2019)", Böhlau Verlag Wien Köln Weimar, 2019, S. 375.

den Ecken eingeschlossen. Obwohl die Monatskarte für öffentliche Verkehrsmittel für mich nur einen Kostenaufwand von 8 Mark bedeutete, war ein monatlicher Etat von 150 Mark knapp bemessen. Mit meiner Mutter hielt ich samstags per R-Gespräch[38] über öffentliche Fernsprecher der Deutschen Post regelmäßigen Kontakt, wobei ich mich in eine Warteschlange einreihen musste. Es war nicht auszuschließen, dass das MfS mithörte. War ich „abgebrannt", fuhr ich per Anhalter nach Hause und genoss Mutters Küche und das freundliche Elternhaus.

Anfangs lebten wir im Rhythmus der zahlreichen Anatomietestate. Dabei waren mir das Lehrbuch von *Waldeyer*[39] eine große Hilfe: eine Spende von Onkel Walter. Diese zerschlissenen und beschmutzten Bücher mit den Kakaoflecken auf dem grauen Leineneinband zeugen noch heute von meinem hektischen studentischen Leben. Nüchtern hetzte ich morgens zur Straßenbahn, in der Kollegtasche die Spickzettel für die Prüfung und das Lehrbuch. In Blickweite des Anatomischen Institutes erwarb ich in einer Konsumverkaufsstelle eine Flasche Kakao-Milch und vier Brötchen. Das musste für den Tag reichen, Kostenpunkt: etwa 80 Pfennige. Auf dem Weg in den Hörsaal nahm ich ein paar Schlucke von dem süßen Getränk und verschlang zwei Brötchen. Die Milchflasche, mit der nicht immer dichten Abdeckung von Stanniolpapier, landete in meiner Aktentasche neben dem mitgeführten Lehrbuch. In der Anatomie – 1878 in Nachfolge des alten „Zergliederungshauses" errichtet – ging es in Eile zum Umkleideschrank: Kittel anziehen, Besteckkasten greifen

---

38 In R-Gesprächen übernimmt der Angerufene die Kosten (R=Reverse Charge). Der Angerufene muss dieser Telefonverbindung mit Kostenübernahme zustimmen. Die Gespräche waren handvermittelt. Der Operator konnte die Staatssicherheit zwischenschalten. .

39 Anton Waldeyer: „Anatomie des Menschen I. Teil.", Walter der Gruyter & Co,. 4. Auflage Berlin 1962.

und ab in den Präpariersaal. Dort präparierten wir die mit Formalin fixierten Leichen und erwarteten am Tisch etwa zweiwöchentlich einen Prüfer zum Testat. Über allem waberte der Anatomiegeruch. Der Leistungsdruck war sehr stark. Trotz allem gab man sich locker.

Die Hochschullehrer der vorklinischen Fächer vermittelten uns die wissenschaftliche Basis für den Arztberuf. Die Professoren und Institutsdirektoren Gert-Horst Schumacher (Anatomie), Axel Beckmann (Physiologie) sowie Dietrich Mücke (Physiologische Chemie) hielten die Hauptverlesung persönlich[40]. Von ihnen ging eine Autorität aus, die ich damals brauchte. Ihre Frontalvorlesungen „ alter Schule" bleiben mir zeitlebens in dankbarer Erinnerung. Bei aller Verschiedenheit ihrer Charaktere einte sie, dass sie unnahbar waren. Was ich als junger Student noch nicht erkannt hatte: Sie waren Angehörige der Wehrmacht und hatten die Schrecken des Krieges am eigenen Leib erlebt. Die rasche Karriere in den Nachkriegsjahren dürfte zu ihrer Prägung beigetragen haben. Kurzum: Sie erwarteten von ihren Studenten Disziplin, Ordnung und Fleiß.

Diese angeblich preußischen Sekundärtugenden waren mir nicht anerzogen worden. Gemeinsam mit etwa 30 Kommilitonen meines Studienjahres hatte ich in einer schriftlichen Zwischenprüfung des Faches Physiologische Chemie die erforderliche Punktezahl nicht erreicht und wurde von Prof. Mücke in den Hörsaal seines Institutes einbestellt. Mit scharfer Stimme wurden wir von ihm gebeten, auf den ersten beiden Reihen des Auditoriums Platz zu nehmen. Ich schämte mich, dieser Gruppe von leistungsschwachen Studenten anzugehören. Er konstatierte, dass wir im ersten Halbjahr in diesem Hörsaal den Sauerstoff unnütz verbraucht hätten und wies darauf

40 *Näheres zu Schumacher, Beckmann und Mücke: Catalogus Professorum Rostochiensum; cpr. uni-rostock.de*

hin, dass er uns bei anhaltend schlechten Leistungen nicht zum Examen zulassen würde. Überdies – fügte er hinzu – gäbe es beim Bau von Molen im Überseehafen Rostock genügend Arbeit. Dort stünde uns zum Schleppen von Steinen genügend Sauerstoff zur Verfügung. Es ist zu vermuten, dass er mit derartigen Äußerungen in späteren Zeiten der *„political correctness"* der Universität verwiesen worden wäre. Bei mir hat diese harsche Rede ihren Zweck erfüllt. Ich besorgte mir das Lehrbuch von S. M. Rapoport[41] „Medizinische Biochemie. Lehrbuch für Studierende und Ärzte". Höher kann man nicht greifen. Er soll das Standardlehrbuch von Größe und Gewicht eines Ziegelsteins in nur drei Monaten diktiert haben. Sofort machte ich mich an die Arbeit und vermied, mich in Themen zu verlieren, die mich besonders interessierten. Zuerst befasste ich mich mit den Kapiteln, die mir besonders schwer verständlich waren. Nach einem halben Jahr intensiver Plackerei avancierte die Biochemie zu meinem Lieblingsfach. Tiefes Durchatmen: Mit dem erfolgreichen Physikum 1963 war die schwierigste Phase des Studiums überstanden. Sofort nach dem Examen nutzte meine Mutter im Briefverkehr die Anrede „cand. med.". Damit bekundete sie mir ihre hohe Erwartung, baldmöglichst an einen „Dr.med." schreiben zu können.

---

41 Samuel Mitja Rapoport (1912-2004) stammte aus einer jüdischen Familie in Russland, die 1920 in Zeiten des Bürgerkrieges nach Wien floh. Nach dem Studium der Chemie und Medizin emigrierte er noch von dem Anschluss von Österreich an Nazi-Deutschland in die USA. Dort begann in Cincinnati seine wissenschaftliche Karriere zu einem weltberühmten Biochemiker. Er war überzeugter Kommunist und stand unter Beobachtung des McCarthy-Untersuchungsausschusses. Um sich einer drohenden Vorladung zu entziehen, nutzte er eine Kongressreise in die Schweiz. Die Familie folgte ihm unter abenteuerlichen Umständen. Die Universität Wien lehnte seine Bewerbung aufgrund einer Intervention der USA ab. Nach erfolglosen Bewerbungsversuchen in anderen europäischen Ländern wurde ihm 1952 die Leitung eines biochemischen Institutes an der Humboldt-Universität Berlin angeboten. So wurde die DDR sein drittes Exilland.

Durch den Dschungel der klinischen Fachgebiete zur Gerichtsmedizin

Schon in den Prüfungen der klinischen Grundlagenfächer Pathologie und Mikrobiologie spürten wir Rückenwind. Die meisten Hochschullehrer bemühten sich, uns zum Staatsexamen zu bringen. Offenbar vertrauten sie darauf, dass die hoffnungslos insuffizienten Studenten das Physikum nicht bestanden und die medizinische Fakultät bereits verlassen hatten.

Nach dem Examen im Fachgebiet Mikrobiologie verlebte unsere Prüfungsgruppe einen fröhlichen Abend. Der neuberufene Institutsdirektor überließ es fairerweise seiner ausscheidenden Vorgängerin, die Examenskandidaten ihres Abschlusssemesters zu prüfen. Mit Beginn der Prüfung stellte er sich als inaktiver Prüfungsbeobachter vor. Nachdem er sich hinter die Prüferin gestellt hatte, half er uns bei zögerlicher oder unsicherer Beantwortung der Fragestellungen mit pantomimischen bis clownesken Gesten. Wir hatten unseren Spaß – alles lief gut.

Im Fachgebiet Pharmakologie hingegen erlebten wir eine Prüfung, die bisherigen Erfahrungen widersprach. Unsere Vierer-Gruppe wurde von der Institutssekretärin nach einer Wartezeit von etwa 30 Minuten in das Chefzimmer gebeten. Der Professor sei momentan verhindert.

Das Erscheinen des Professors verzögerte sich nochmals um eine Stunde. Die Sekretärin schob ihren Kopf durch den Türspalt und bat um Geduld. Wir hatten inzwischen auf der Besuchercouch des Chefs Platz genommen. Nach insgesamt etwa 2 ½-stündiger Wartezeit erschien der dringlichst Erwartete. Da wir uns nicht so flink – wie er es wohl vorgestellt hatte – von der Sitzgelegenheit erhoben, wies er auf unsere schlechte Kinderstube hin. Peinliches Schweigen.

Dann endlich folgte seine Erklärung für das verspätete Erscheinen. Er hätte ein dringendes Telefonat mit Sao Paulo/Brasilien führen müssen. Unwahrheit? Vielleicht ein beim Direktorat für Internationale Beziehungen der Universität in das Nichtsozialistische Ausland angemeldetes und durch die Staatssicherheit überwachtes Ferngespräch? Wir haben den Affront hingenommen und waren froh, auch diese Prüfung überstanden zu haben. Ich sollte Professor Wiegerhausen einige Jahre später unter sehr beklemmenden Umständen wiedersehen[42].

Bestandteil des Studiums waren Praktika in medizinischen Einrichtungen, sogenannte Famulaturen (lateinisch: *famulus*, deutsch: Gehilfe, Diener, Knecht), wobei sich mir einige Begegnungen mit den Patienten und Patientinnen eingeprägt haben. Zunächst entschied ich mich zusammen mit Freunden im Sommer 1965 als Ort der Famulatur für das Kreiskrankenhaus Templin. Während einer nächtlichen Sitzwache musste ich zusehen, wie bei einem 17-jährigen Jugendlichen die Lebensfunktionen schrittweise erloschen. Er hatte bei einem Kopfsprung in Flachwasser des Templiner Sees einen hohen Wirbelsäulenbruch mit nicht mehr zu behandelnder

---

42 Näheres zu Prof. Burkhard Wiegershausen: Catalogus Professorum Rostochiensis; cpr.uni-rostock.de. Auszug: „1973 Untersuchungshaft im Zusammenhang mit dem unnatürlichen Tod seiner Ehefrau, Einleitung eines Disziplinarverfahrens, Abberufung als Professor, Aberkennung aller Ehrengrade sowie Entbindung von allen weiteren Dienstverpflichtungen". Hier ist einiges hinzuzufügen: Der Fall ist im Institut für Gerichtliche Medizin der Universität Rostock untersucht worden. Prof. Dr. Haferland wurde vom Bezirksgericht Rostock als Sachverständiger bestellt. Bei den toxikologischen Untersuchungen konnte eine tödliche Dosis von Kohlenmonoxid bei hoher Alkoholkonzentration im Blut der Ehefrau nachgewiesen werden. Zusätzlich fanden sich Blutunterlaufungen des Kopfes und des Oberkörpers. Im Ergebnis der Beweisaufnahme vor Gericht war erwiesen, dass der Angeklagte den Kopf des Opfers bei ausströmendem Stadtgas in den Backofen des Küchenherdes geschoben hatte. Es erfolgte die Verurteilung zu einer langen Freiheitsstrafe wegen Mordes. Die Straftat wurde als „Beziehungstat" gewertet. In Deutschland ereignen sich die häufigsten Tötungsdelikte in der Häuslichkeit.

Zerstörung des Rückenmarkes erlitten. Vermutlich hat er bei seiner Schmerzfreiheit trotz seiner hohen Querschnittslähmung die Nähe des Todes nicht gespürt. Seine nach wenigen Stunden einsetzende, in ein Koma übergehende Bewusstlosigkeit empfand ich als barmherzig und befreiend. Der verständnisvolle Stationsarzt entließ mich vor Eintritt des Todes und dem Eintreffen der Eltern. Nach schlafloser Nacht bin ich – immer noch aufgewühlt – zum beschriebenen Unfallort gegangen. Dort beaufsichtigten zwei junge Frauen mehrere im Wasser planschende, vor Freude kreischende Kinder. Mir ging es danach wieder besser.

Nach dem Wintersemester 1965/66 hospitierte ich in Kleinmachnow bei einem alteingesessenen Arzt. So konnte ich bei Bruder Wolfgang wohnen, der dort als Bildender Künstler in dem ehemaligen Wohnhaus von Onkel Walter auch Platz für ein Atelier gefunden hatte. Das Grundstück lag an der Stammbahn, die 1961 zur Grenze zwischen dem Amerikanischen Sektor von Westberlin und der DDR geworden war. Beim Eintreffen in dieses Grenzgebiet wurde ich durch zwei Soldaten unter Mitnahme meines Ausweises in ein Kontrollgebäude geführt und gründlich überprüft. Aus einem Nebenraum hörte ich Telefonate. Erst nach Stunden durfte ich direkt und auf kürzestem Wege zum Grundstück meines Bruders. In dem anschließenden Waldstück war eine von Suchscheinwerfern gut einsehbare Schneise angelegt worden. Auf dem Todesstreifen waren Wachsoldaten mit Hunden unterwegs. Die Arztpraxis in Kleinmachnow war immer sehr gut besucht. Trotzdem nahm sich Dr. Charlet viel Zeit für seine Patienten. Da er mehrmals wöchentlich nach Ende der Sprechstunde Hausbesuche durchführte, überzeugte er mich im Wortsinn als Vertrauensarzt.

Offenbar vertrauten die Patienten auch dem ihm begleitenden Medizinstudenten. So erfuhr ich viel von den Ärgernissen und Beeinträchtigungen der Menschen in Nähe der Grenze. Viele machten aus ihrem Widerwillen gegen die Errichtung der Grenze kein Hehl. Bei einer vorzeitig gealterten alkohol- und nikotinsüchtigen Patientin mit hörbaren Atembeschwerden war die ärztliche Untersuchung rasch beendet. Dann kam großes Theater: Sie schob ihren Schlafrock beiseite, so dass ich ihren bleichen, mageren Oberkörper sehen konnte. Sie zog die Gardinen ihres dunklen und muffigen Zimmers auf, öffnete das Fenster, streckte einen Zeigefinger heraus und rief: *„Dort ist Zehlendorf, dort ist der Westen, dort ist die Freiheit. Sie* – den Finger auf mich weisend – *Sie sind jung und werden noch in Freiheit leben"*. Welch eine widersinnige Prognose!

Ihrem Fingerzeig folgend schaute ich auf obere Stockwerke von Wohnhäusern hinter dem grün bewachsenen Todesstreifen. Nach dem Verlassen der Wohnung seiner Patientin erklärte mir Dr. Charlet, dass sie Schauspielerin gewesen sei. Für mich wurde sie eine Seherin. Ich bin über Jahrzehnte nicht nach Kleinmachnow zurückgekehrt, zumal auch mein Bruder sein Haus an der grenznahen Stammbahn verlassen hatte. 2008 führte mich mein Schicksal nach Zehlendorf. Bald ging ich auf die Suche nach dem „Haus der Freiheit". Ich wurde fündig. Das Gebäude des sozialen Wohnungsbaus war inzwischen renovierungsbedürftig geworden. Als Mitglied des Tennisclubs „Zehlendorfer Wespen" überquere ich heute häufig die Gleisanlage der ehemaligen Stammbahn mit den Resten der Grenzanlagen.

Die letzte Famulatur absolvierte ich im Sommer 1967 mit einem Studienfreund aus meiner Seminargruppe auf dem Zeltplatz Bakenberg im Norden der Insel Rügen. Dort erholten sich in der Hochsaison etwa 3000 – nach meiner Wahrnehmung überwiegend sächsische – Urlauber. Die medizinische Betreuung hatte ein praktischer Arzt aus Altenkirchen übernommen. Wir Famulanten waren ihm als Gehilfen unterstellt. Dr. Wieland war ein Unikum. Ausgestattet mit

Jägerhut, Handstock, Lederstiefeln und Breeches tauchte er täglich gegen Mittag in Begleitung von zwei Dalmatiner-Hunden auf, um in unserem Sanitätszelt nach dem Rechten zu sehen. Er erschien mir aus einem Arztroman von A.J. Cronin entsprungen zu sein[43].

Seine dringende Therapieempfehlung für geplagte Ostseeurlauber war gekühltes Ostseewasser, welches bei Insektenstichen, Verstauchungen oder Hautaffektionen aller Art helfen sollte. Seinem Rat folgend, schleppten wir allmorgendlich zwei frisch gefüllte Wassereimer über die Dünen ins Zelt. Als Nabelschnur für Notfälle diente ein verstaubtes schwarzes Telefon mit Drehscheibe, das irgendwie mit seiner Arztpraxis verbunden war. Ausgestattet mit einem – wie sich sehr bald zeigte – sehr brauchbare, Sortiment von Medikamenten, Verbandszeug, einem Stethoskop und einem Blutdruckmessgerät waren wir den meisten Situationen dann auch gewachsen. Es gab alle Hände voll zu tun; gelegentlich war rasch zu entscheiden, ob notfallmedizinische Hilfe aus den Krankenhäusern Bergen oder Stralsund erforderlich war. Die traf dann frühestens nach 30 Minuten ein. Alles war dabei: Bewusstlosigkeit nach Sonnenstich, schwere akute Alkoholintoxikationen, Verdachtsfälle auf Herzinfarkt, Nierenkoliken, Sportverletzungen beim Strandvolleyball.

Eines Tages kamen zwei Jugendliche angerannt. *„Gleich wird ein Mädchen gebracht, dem läuft ein Auge aus. Rostiger Stacheldraht"*. Mir fiel das Herz in die Hose. Bevor die Patientin bei mir erschien, hatte ich schon einen Rettungswagen angefordert. Das von den Eltern gebrachte Mädchen hielt sich ein blutverschmiertes Stofftaschentuch vor das linke Auge. Nach vorsichtiger Reinigung mit Aqua dest. Und einem sterilen Tupfer fand ich einen querverlaufenden kompletten

---

43 Archibald Joseph Cronin (1896 – 1981) war ein schottischer Arzt und Schriftsteller, der mit seinen Romanen Weltruhm erlangte. Scharfsinnig, sozialkritisch und durchaus humorvoll ließ er die Erfahrungen des Arztberufes in sein Werk einfließen.

Riss des Oberlides, darunter die unverletzte weiße Lederhaut des Augapfels. Große Erleichterung. Mit drei schmalen Streifen Pflaster zog ich den Defekt zusammen und deckte das Auge mit einer Mullplatte ab. Bald darauf kam der Krankentransport.

Gegen Abend erschien Dr. Wieland und klopfte mir anerkennend auf die Schulter. Die Pflaster hätte man im Krankenhaus Stralsund – wie vorgefunden – belassen. Danach ließ sich unser Mentor kaum noch bei uns sehen. Patientin und Eltern waren von der Wunderheilung begeistert. Unser Sanitätszelt wurde zunehmend in Anspruch genommen. Abends entwickelte es sich zu einem gefragten Ort für Partys. Aber das ist eine andere, längst vergessene Geschichte.

Mit Fortgang des Studiums entspannte sich die Situation ein wenig. Zunehmend schriftlich durchgeführte Prüfungen waren mir angenehmer als die mündlichen Examina mit ihren Unwägbarkeiten. Die heruntergekommenen Studentenwohnheime in der „Thierfelder" wurden Vergangenheit; meine Mitbewohner fanden Partnerinnen und eine Wohnung. Ich als verbliebener Junggeselle übernahm von Bruder Manfred eine Unterkunft in Warnemünde in der sozialistischen „Hennecke-Aktivisten-Straße" (heute, wie früher, Bahnhofstraße). In dieser Eigenschaft kehrte ich allerdings hin und wieder an die alte Wirkungsstätte zurück, um „Mädels" zu treffen oder kennenzulernen. In der alten Mensa fanden die legendären, stets überfüllten „Mensa-Schaffen" statt; irgendwie entstand in der überhitzten, knarzenden Holzbaracke mit der überlauten Livemusik ein Gefühl von Freiheit und Ungebundenheit. Es blieb wenig Zeit für regelmäßige Besuche des Rostocker Volkstheaters, in dem auch die Norddeutsche Philharmonie konzertierte. Den Tennisschläger hatte ich beiseite gelegt; die Geige hing in Teterow über dem elterlichen Steinway-Flügel und wurde nur noch bei den seltener werdenden Besuchen im Elternhaus genutzt.

Nach Ende des Studiums konnten wir im praktischen Jahr das über Jahre erworbene Prüfungswissen in ausgewählten Rostocker Universitätsklinika unter den Bedingungen des klinischen Alltags testen. Schnell wurde die große Kluft zwischen Theorie und Praxis offenkundig. Zum einen hatte ich viel zu wenig über die Bedeutung der pflegerischen Betreuung gelernt. Zum anderen erkannte ich die Lebenswichtigkeit gut geregelter organisatorischer Abläufe und funktionierender Kommunikation zwischen allen an der Heilbehandlung Beteiligten. Manches ist allerdings nicht vorhersehbar. Aus dem Patientenzimmer einer Männerstation in der Chirurgischen Universitätsklinik wurden an einem späten Nachmittag Geschrei und dumpfe Geräusche, wie von fallenden Körpern, hörbar. Das Personal eilte zum Ort des Geschehens und fand zwei vor wenigen Tagen operierte miteinander raufende Zimmerinsassen vor. Chaos: Verbände hatten sich gelöst, ein Nachttisch und ein Tropfständer waren umgefallen.

Von den Schwestern erfuhr ich, dass beide Patienten – ein Chinese und ein Sowjetrusse – Angehörige von Schiffsbesatzungen waren. Die im Rostocker Überseehafen auf Reede liegenden Handelsschiffe stammten aus China und der Sowjetunion[44]. Bei einem Besuch des Chinesischen Schiffsoffiziers im Patientenzimmer wurde in chinesischer Sprache offenbar abfällig über den russischen Kapitän gesprochen. Er stammte aus dem sibirischen Wladiwostok, nahe der Grenze zu China, und hatte Sprachkenntnisse des Nachbarlandes erworben. War dieser Konflikt beim Zusammenlegen der Patienten vorhersehbar? Wohl nicht. Bei dem mehrstündigen chirurgischen Eingriff am streitbaren russischen Kapitän hatte ich die undankbare Aufgabe, die Bauchdecken mit chirurgischen Wundhaken zu sprei-

44 Die Volksrepublik China baute unter Mitwirkung sowjetischer Berater eine sozialistische zentrale Planwirtschaft nach sowjetischem Vorbild auf. Seit Ende der 50er-Jahre entwickelten sich tiefreichende chinesisch-sowjetische Spannungen, die sich in den 60er-Jahren über gegenseitige Kriegsandrohungen bis zum militärischen Konflikt am Fluss Ussuri ausweiteten.

zen. Mein Platz war ein Schemel zwischen den gespreizten Oberschenkeln des Patienten.

Erster Operateur war der Klinikdirektor Prof. Walter Schmitt[45], der ein offenes Operationsfeld brauchte. Bei Ausweitungen und Verkalkungen der großen Körperschlagader im Bauchbereich musste ein großer Eingriff vorgenommen werden. Gegen Ende des Eingriffes, der zu seiner Zufriedenheit verlaufen war, begann Prof. Schmitt eine Plauderei über zuletzt gelesene Bücher. Schmitt lobte „*The Quiet American*“ (Der stille Amerikaner) von Graham Greene. Da sein Co-Operateur das Buch nicht kannte, wandte er sich plötzlich an mich. Ich bejahte und schränkte dabei ein, dass ich allerdings nur die deutschsprachige Ausgabe kenne. Diese Antwort schien ihm zu gefallen. Nachdem wir einige Sätze über den Indochinakrieg gesprochen hatten, verließ er mit der Bitte „Zunähen“ den Operationstisch. Nun wurde es unangenehm. Der zweite Operateur reichte mir den Nadelhalter mit chirurgischer Nähnadel, um unter seiner Aufsicht die Bauchdecken zu schließen. Mit zittriger Hand zog ich die gebogene Nadel zurück. Anfrage: *„Sind Sie Raucher?“*. Meine Erwiderung: *„Ich kann das nicht“*. Daraufhin bin ich von dem zweiten Operateur mit einem verächtlichen Schnaufen entlassen worden. Wenn ich ihn später auf den weitläufigen Fluren der Chirurgischen Klinik schon aus der Ferne erblickte, habe ich das Weite gesucht. Dennoch hatte ich zuvor auch in der Chirurgie – wie in der Gesamtnote aller Examina – das Prädikat „gut“ erreicht. Mit diesem Abschluss bewarb ich mich um eine Assistenzarztstelle an der Medizinischen Fakultät. Ich versprach mir an der Universität fakultätsübergreifende Teamarbeit mit wissenschaftlichem Anspruch. Hätte ich mich nicht gekümmert, wäre ich durch die Absolventenlenkung

---

45 Walter Schmitt (1911 – 2005) war ein hochangesehener, vielfach geehrter Chirurg; Mitherausgeber des Standardwerkes „Allgemeine Chirurgie. Ein Lehrbuch für Studierende und Ärzte“. Näheres: Catalogus Professorum Rostochiensum cpr.uni-rostock.de.

einem Kreiskrankenhaus oder einer Poliklinik der DDR-Nordbezirke Rostock, Schwerin oder Neubrandenburg zugeordnet worden.

Im Wintersemester 1967/68 hörte ich die Vorlesung „Gerichtliche Medizin" bei Werner Göhler[46]. Zusammen mit meinen Kommilitonen erwarteten wir eine dramatische Vorlesung zu allen Facetten des gewaltsamen Todes und zu den tiefen Abgründen, die einen Menschen zum Mörder und Totschläger machen. Für uns überraschend, stellte er dem Thema des Kollegs eine für Medizinstudenten nicht sehr attraktive fünfminütige „Paragraphenkunde" voran. So wollte er deutlich machen, dass jeder auch scheinbar nebensächliche Befund – in einen juristischen Kontext gestellt – prozessentscheidend werden kann. Seine episodischen Falldarstellungen konnten humorig sein, kenntnisreich baute er auch belletristische Passagen ein. Er zeigte die vielfältigen Anknüpfungspunkte des Faches Anatomie, Pathologie, Pharmakologie und Toxikologie, Psychologie und Psychiatrie, Kriminalistik und Rechtsprechung, wobei diese Aufzählung bei weitem nicht vollständig ist. Göhlers Ausführungen zur Blutgruppenkunde – seine Habilitation zu einem forensisch-genetischen Thema lag gerade zwei Jahre zurück – erweiterten unser Wissen der klinischen Genetik. Es fiel ihm leicht, das Auditorium zu fesseln.

So entschied ich mich für Dozent Werner Göhler und die Gerichtliche Medizin. Er war als Oberarzt in Leipzig tätig und von 1965 – 1968 nebenamtlich kommissarischer Direktor des Institutes für Gerichtliche Medizin in Rostock.

---

46 Prof. Dr. med. Werner Göhler (1928 – 2019); Nachruf im Ärzteblatt Sachsen 1/20. Auszug: „ Es war ihm trotz seiner herausragenden Habilitation und der nebenamtlichen kommissarischen Direktionstätigkeit am Institut für Gerichtliche Medizin in Rostock von 1966-1968, den politischen Verhältnissen geschuldet, nicht vergönnt ein angestrebtes Ordinariat in dieser Einrichtung trotz dreimaliger Berufungsvorschläge antreten zu können. Im Jahr 1980 wurde Werner Göhler zum außerordentlichen Professor ernannt".

Zur Wahl des Faches hat sicherlich auch das „Lehrbuch der gerichtlichen Medizin“ von Otto Prokop beigetragen, welches ich 1967 antiquarisch erworben hatte[47].Einige der Schwarz-Weiß-Abbildungen schienen einem Panoptikum der Grausamkeiten zu entstammen. Sie waren mir keine Warnung, dass die Arbeit am menschlichen Leichnam mich an meine körperlichen und psychischen Grenzen führen könnte. Unmittelbar nach meiner feierlichen Exmatrikulation am 23. August 1968 erhielt ich die verbindliche Zusage einer Planstelle als wissenschaftlicher Assistent im Institut für Gerichtliche Medizin der Universität Rostock.

Denkbar knapp am Tod vorbei geschrammt

Zum Ende des Studiums reiste ich mit meinen Eltern nach Zakopane. Vater war im Besitz eines 1961 von Onkel Walter geschenkten Volkswagens, den ich für diese längere Reise chauffieren durfte: Beryllfarben, ohne Beulen, ohne Roststellen – fast noch wie neu. Vor der letzten Etappe unserer Rückfahrt von Dresden nach Teterow habe ich den Käfer an einer Tankstelle noch einmal gewaschen und poliert. Er sollte zu Hause wieder ein echter Hingucker sein. Die Tour verlief zunächst problemlos. Hinter Neubrandenburg kam Regen auf. Mit den zunehmenden Steigungen und Senken der B 96 wuchs die Vorfreude auf die heimatliche Mecklenburger Schweiz. Vater war Beifahrer, Mutter saß fröhlich plaudernd hinter mir. Bei der Überfahrt einer Bergkuppe sahen wir auf der Gegenseite eine Fahrzeugkolonne, die sich nach Öffnen einer Bahnschranke in Bewegung gesetzt hatte. Plötzlich scherte ein Fahrzeug aus und geriet auf der nassen Straße, die vor Jahrzehnten mit Basaltsteinen gepflas-

47 Otto Prokop, „Lehrbuch der gerichtlichen Medizin“, Verlag Volk und Gesundheit, 1960, 1. Auflage, Berlin,. In der erweiterten 3. Auflage, „Forensische Medizin“ 1975 war Werner Göhler Co-Autor dieses Buches, das seinerzeit bei Gerichtsmedizinern der DDR und darüber hinaus das Maß aller Dinge war.

tert war, direkt vor uns ins Schleudern. Sicherheitsgurte waren seinerzeit in den PKWs noch nicht installiert. Mein Vater schlug mit der rechten flachen Hand auf den Oberschenkel. Ich sah die Annäherung des Fahrzeuges wie in *slow motion* und empfand keine Angst.

Mit wieder eintretendem Bewusstsein spürte ich im Gesicht die Glassplitter der Frontscheibe und hörte von hinten Hilfeschreie meiner Mutter. Sie war mit den Beinen zwischen Fahrer- und Hintersitz eingeklemmt. Ich lag in Seitenlage rechts mit dem Oberkörper auf den Füssen meines Vaters, der mit dem Kopf auf das Armaturenbrett geprallt war. Er war bewusstlos und hatte einen flachen, schnellen Puls. Ich konnte die Tür auf der Fahrerseite mit den Füssen aufstoßen und mich aufrichten. Zunächst versuchte ich, meine Mutter per Händedruck etwas zu beruhigen. Dann stand ich mit blutendem Gesicht völlig hilflos neben unserem deformierten Fahrzeug. Die Autos schleusten sich langsam vorbei; manche Fahrer riefen mir aus der heruntergelassen Seitenscheibe zu, dass man sich um Hilfe kümmern würde. Aber hatte wirklich jemand medizinische Hilfe veranlasst? Es war die Zeit ohne Mobiltelefone. Ich kratzte mir die Glassplitter aus der Gesichtshaut und tupfte das Blut mit einem Stofftaschentuch aus dem Gesicht, als ich das Signal eines Polizeifahrzeuges hörte. Vermutlich bot ich ein jämmerliches Bild.

Zwei Verkehrspolizisten eskortierten mich mit dem Hinweis, dass der Rettungswagen schon unterwegs sei, zur Rückbank eines Polizeifahrzeuges. Nach kurzem Blick erkannte ich das gegnerische Unfallfahrzeug. Der PKW „Moskwitsch" stand etwa 60 m hinter uns neben der Straße. Unter einer Reisedecke waren die Konturen eines Körpers erkennbar. Mit der Befragung durch die Volkspolizisten ordneten sich langsam meine Gedanken. Ich erfuhr, dass die 12-jährige Tochter der noch nicht vernehmungsfähigen Fahrzeugführerin zwischen die Fahrzeuge geraten und dabei ums Leben gekommen war. Mehrere Zeugen hatten das verkehrswidrige Ausscheren auf die linke Fahrbahnseite bestätigt.

Nach Eintreffen des Rettungswagens konnten meine Eltern nach Aushebeln des Fahrersitzes in das Krankenhaus Malchin gebracht werden. Die Polizei – Dein Freund und Helfer[48]: Die Verkehrspolizisten organisierten meinen Transfer nebst Reisegepäck in das nahe gelegene Krankenhaus. Bevor der Kleintransporter Barkas eintraf, nutzte ich die Gelegenheit, die Ereignissituation in Augenschein zu nehmen. Der Kofferraum des VW-Käfers war unfallbedingt geöffnet. Die stark deformierte Abdeckhaube hatte sich aus der Verankerung herausgerissen. Das vorn angebrachte Reserverad hatte die Gepäckstücke nach hinten zusammengeschoben; so war eine perfekt schützende Knautschzone entstanden. Die Frontscheibe hatte ihre Funktion als Sicherheitsglas erfüllt; sie war nach Verformung des Fahrzeugs in sich zusammengefallen. Dem Verlauf der Reifenspuren war zu entnehmen, dass ich noch versucht hatte, nach rechts auszuweichen. Jedenfalls kam das Auto etwa 5 m vor einem Chausseebaum zum Stehen. Ungefähr 50 m vom Fahrzeug entfernt lag auf den Stoppeln eines Maisfeldes die silbrig glänzende Radkappe des linken Vorderrades, die nach dem Aufprall wie ein Diskus fortgeschleudert wurde. Auf dem regenglänzenden Basalt lag vor dem Auto der hölzerne Waldschrat; so nannten wir die rauchgeschwärzte Holzfigur, die wir in Zakopane als Souvenir erworben hatten. Als ich mit den Taschen und Koffern im Krankenhaus ankam, hatte Vater sein Bewusstsein schon wieder erlangt. Verdachtsdiagnose: Gehirn-

---

48 Der Slogan wird dem Preußischen Staatsminister Carl Severin (Weimarer Republik 1926) zugeschrieben. Der Reichsführer der SS und Polizeichef in Deutschland, Heinrich Himmler, hat diesen Leitspruch übernommen, der in Deutschland mit einem Augenzwinkern noch heute angewandt wird. Ich habe die unbürokratische Regelung des Abtransportes der Verkehrspolizei als große Hilfe wahrgenommen. Anliegen war wohl, die viel befahrene Straße schnell von den Unfallfahrzeugen wieder freizubekommen.

erschütterung. Mutter hatte einen schmerzhaften Bruch der linken Hüftknochen erlitten. Nach zwei Wochen waren die Eltern ohne wesentliche Unfallfolgen wieder zu Hause. Meine Mutter meinte sogar, dass der von mir aufgesammelte Waldschrat unser glücksbringendes Totem gewesen sei.

Wenige Wochen später wurde ich als Zeuge vor das Kreisgericht Malchin geladen. Meine erste Teilnahme an einem Strafverfahren! Die Unfallgegnerin war wegen Verursachung eines Verkehrsunfalles mit Todesfolge angeklagt. Mir schien das gerichtliche Nachspiel überflüssig. War die Angeklagte durch den Tod ihres Kindes nicht schon genug bestraft? Ihr Verteidiger stellte das Unfallereignis zwar nicht infrage, erkundigte sich aber genau nach etwaigen Beeinträchtigungen meiner Fahrtüchtigkeit: Geringe Fahrerfahrungen? Übermüdung? Alkohol- oder Tabletteneinnahme vor Fahrtantritt? Ich berichtete wahrheitsgemäß von dem Essen mit meinen Eltern bei einer gemeinsamen Flasche Rotwein in einem Dresdner Hotel am Vorabend des Unfalles. Daraufhin beantragte der Anwalt die Nachladung meiner Eltern und vorsorglich die Hinzuziehung eines gerichtsmedizinischen Sachverständigen. Damit hatte ich nun überhaupt nicht gerechnet. Restalkohol 18 Stunden nach Trinkende? Damals kannte ich noch nicht die Juristenweisheit aus dem alten Rom: „Vor Gericht und auf hoher See ist man in Gottes Hand“. In meinem Fall wurde der Antrag nach kurzer Beratung des Gerichtes abgelehnt.

Überschatteter Start in den Beruf 1968 -1975

Zum verspäteten Diensteintritt im Oktober 1968 nach meinem glücklich überstandenen Unfall – die Hautläsionen im Gesicht und an den Händen waren gerade verheilt – meldete ich mich im Sekretariat des Instituts für Gerichtliche Medizin. Beim Eintreten in das Chefzimmer traf ich auf einen mir unbekannten Mann, der mir mit großer Selbstverständlichkeit gegenübertrat. Er stellte sich als Haferland[49] vor. Da er bei mir Verwirrung und Erstaunen bemerkte, erklärte er mir, dass sein Ruf nach Rostock überraschend erfolgt sei. Kein Wort zu Werner Göhler. Um es voran zu stellen: Prof. Haferland hat mir keine Steine in den Weg gelegt.

Erste Eindrücke – Aller Anfang ist schwer

Bereits am Nachmittag meines ersten Arbeitstages nahm mich der Oberarzt Winfried Wolf zu einer Sektion auf dem Friedhof meiner Heimatstadt Teterow mit, in dem sich ein kleiner Sektionsraum befand. Während wir Sektionskittel und -schürze anlegten, hatte der Sektionsassistent den Verstorbenen schon auf den Sektionstisch mit weißer Keramikoberfläche gelegt. Vor mir lag ein etwa 45-jähriger Mann in einem Schlafanzug, um den Hals ein am Nacken verkno-

---

49 Prof. Dr. Wilhelm Haferland: cpr.uni-rostock.de: Bemerkenswert ist, dass der berufliche Aufstieg im Institut für Gerichtliche Medizin der Humboldt Univ. Berlin mit dem Ruf nach Rostock 1968 sehr rasch erfolgte: 1966 Facharzt für Rechtsmedizin und im gleichen Jahr Dozentur. Prof. Haferland war nach eigenen Angeben mit Prof Ludwig Mecklinger befreundet; dieser war 1964 zum stellv. Minister für Gesundheitswesen aufgestiegen und von 1971 bis 1989 Minister für Gesundheitswesen. Die Berufungen zum ordentlichen Professor fanden in der DDR nur nach Billigung des Ministeriums für Hoch- und Fachschulwesen in Berlin statt.

tetes Hanfseil, das in 50 cm Länge abgeschnitten war. Während ich mit dem Sektionsassistenten den totenstarren Leichnam entkleidete, erklärte mir der Oberarzt detailreich die Befundkonstellationen einer Selbsttötung durch Erhängen und gleichzeitig die kriminalistischen Aspekte des Falles: Suizid? Tötungsdelikt? Unfall? Nun hatte ich das Strangwerkzeug zu durchtrennen – *„Bitte, ohne die Verknotung zu verändern und die Halshaut zu verletzen“* — und dem Sektionsassistenten zu übergeben. Dann reichte mir Herr Wolf ein Skalpell und zeigte mir, wo ich den ersten Schnitt senkrecht auf der Rumpfvorderseite zu setzen hatte. Neugierig auf das Kommende durchtrennte ich die blutleere Oberhaut. Daraus wurde unter seiner geduldigen Anleitung meine erste Leichenöffnung. Dieser Nachmittag war für mich sehr bedeutsam, weil mit der *Fokussierung* auf die richtige Sektionstechnik im Allgemeinen und der Präparation der vorderen Halsmuskulatur im Speziellen die Begleitumstände einer Leichenöffnung völlig in den Hintergrund getreten waren. Alle Bedenken und irrationalen Ängste waren verflogen. Willkommen im Club: Nun war ich Obduzent.

Schon nach wenigen Monaten fühlte ich mich wie ein Hamster im Laufrad. Unser Institut war für die sogenannten Verwaltungssektionen der Stadtkreise Rostock und Schwerin sowie für die 15 Landkreise der damaligen Bezirke Rostock und Schwerin zuständig. Bei einem Aufkommen von etwa 250 bis 300 Außensektionen im Jahr fuhren wir mehrfach in der Woche stundenlang im Territorium des ehemaligen Großherzogtums Mecklenburg umher. Unterwegs in einem heruntergekommenen PKW, der uns von der Fahrbereitschaft der Medizinischen Fakultät zur Verfügung gestellt wurde, waren diese Außentouren auf Straßen mit wechselnden Fahrbahnbelegen, Schlaglöchern und unbefestigtem Seitenbankett wirklich kein Vergnügen. Irgendwann kollidierten wir bei der Heimfahrt in der Abenddämmerung mit einem LKW-Anhänger, der mit Langholz beladen war. Fahrer war der Sektionsgehilfe. Glück gehabt: Nur Sachschaden, sonst nichts passiert. Damit war die Sache erledigt.

Hinzu kam, dass auch die etwa 300 „Haussektionen" im heruntergekommenen Sektionssaal „Neuer Friedhof" erst nach 30-minütiger Stadtfahrt durchgeführt werden konnten. Ständig unterwegs mit den Fachärzten sollte ich möglichst rasch Obduktionserfahrung erlangen. Man brauchte mich dringend. Mit drei obduzierenden Ärzten waren wir hoffnungslos unterbesetzt.

Nach der damals gültigen „Anordnung über die ärztliche Leichenschau" wurde bei *vielen* Sterbefällen *ungeklärter* Ursache sowie bei *allen* gewaltsamen Todesfällen (Unfall, Suizid, Tötung) über den zuständigen Kreisarzt eine Verwaltungssektion veranlasst. Bald durfte ich im Sektionstrakt Rostock die Verwaltungssektionen alleine durchführen und zur Abnahme vorlegen. Lagen Verdachtsfälle einer Tötung vor oder musste die Identität eines Verstorbenen festgestellt werden, wurde durch die Staatsanwaltschaft eine Gerichtliche Sektion angeordnet. In diesen Fällen war ich von Anbeginn an als 2. Obduzent[50] beteiligt. Da ich im Bereitschaftsdienst bei jedem Verdachtsfall eines nichtnatürlichen Todes durch die Polizei angefordert und auf kurzem Wege von zu Hause direkt zum Ereignisort gebracht wurde, lernte ich schon im ersten Berufsjahr das weite Spektrum gerichtsmedizinischer Kasuistik kennen: Selbsttötungen durch Stadtgas (Kohlenmonoxid), Erhängen, Ertränken, Sich-vor-die-Eisenbahn-werfen; weiterhin tödliche Unfälle zu Hause, im Straßenverkehr, in der Freizeit, bei der Arbeit und Todesfälle durch fremde Hand.

---

50 Die DDR-Bestimmungen zur gerichtsmedizinischen Leichenschau und Leichenöffnung gem. § 45 der StPO fußten auf altem deutschem Strafprozessrecht. Sie enthalten auch die Regelung, dass zwei Ärzte an einer gerichtsmedizinischen Leichenöffnung teilnehmen müssen und die drei großen Körperhöhlen (Schädel, Brust- und Bauchraum) zu öffnen sind.

Die Untersuchungen von Tötungsdelikten waren in ihrer Gesamtschau von der Untersuchung des Tatortes bis zum „Kennenlernen" des Straftäters vor Gericht besonders aufregend. In der Naivität des Berufsanfängers glaubte ich noch an den fallentscheidenden Einzelbefund bei der gerichtsmedizinischen Untersuchung: anhaftende Haare, die verborgene Einstichstelle oder die präzise ausgeformte Hautverletzung, die direkt zum Täter führen. Schnell lernte ich, dass derartige Glücksfälle außerordentlich selten vorkommen.

Anfangs war ich auch der Annahme, dass der Täter einer ungeheuren psychischen Belastung ausgesetzt sein muss. Sind mir die Ermittler schon auf der Spur? Wie kann ich mit meiner Schuld weiterleben? Mich hat dieses Thema bis in den Schlaf verfolgt. Ich träumte sogar wiederholt, dass mir eine Tötung vorgeworfen wird. Die Mordtat war ausgespart; es ging um die Ängste danach[51].

Schon als Mittzwanziger musste ich lernen, die allen gewaltsamen Fällen innewohnende Tragik ohne Empathie zu betrachten. Manchmal fiel es mir schwer, aufkommende Ekelgefühle bei der Leichenschau oder der Leichenöffnung zu unterdrücken. Letztlich habe ich den harten Praxistest bestanden. Vor diesem Hintergrund ist es vielleicht nachvollziehbar, dass mich nach dem Servieren einer knusprigen Ente oder Gans auf dem festlich gedeckten Tisch nachstehende Bitte richtig ärgert: *„Könntest du freundlicherweise sezieren?"*

Die Universität Rostock hatte wohl aus Kostengründen weit bis in das 20. Jahrhundert hinein kein Interesse an einem eigenständigen Institut für Gerichtliche Medizin. Die Vorlesung und die Sektionen wurden von Mitarbeitern des Pathologischen Institutes übernom-

51 Wenn ich aus diesen Alpträumen erwacht war, fühlte ich mich wie befreit. 1866 erschien der große Roman der Weltliteratur „Raskolnikow" (später „Schuld und Sühne" bzw. „Verbrechen und Strafe") von Fjodor Dostojewski. Hier wird die große psychische Belastung des Täters nach vollendetem Mord beschrieben. Raskolnikow stellt sich schließlich der Polizei.

men. Nach Gründung des Institutes 1958 erfolgte 1962 der „Hinauswurf“ aus dem Institutsgebäude der Pathologie. Nunmehr war das Institut an drei Rostocker Standorten untergebracht. Insbesondere die räumliche Trennung zwischen dem Institutsgebäude und Sektionstrakt erschwerte die Arbeitsabläufe beträchtlich. Es könnte nun der Eindruck entstanden sein, dass in der Vorgeschichte der Institutsgründung 1958 an der Universität Rostock kein Expertenwissen vorhanden war. Weit gefehlt!

Bereits seit 1568 haben etliche Professoren der Medizinischen Fakultät die Funktionen eines Stadtarztes (Stadtphysikus) ausgeübt. Professoren im Nebenamt: Sie waren für das öffentliche Gesundheitswesen und auch für medizinische Gerichtsgutachten zuständig. Der wohl bedeutendste war *Christian Ehrenfried Eschenbach* (1712-1788), vielfach Rektor der Universität[52].

Dokumente aus dem Archiv der Hansestadt Rostock vermitteln einen getreuen Eindruck vom Ablauf der Äußeren und Inneren Leichenschau. Neben dem Stadtphysikus waren ein zweiter Untersucher – häufig ein vereidigter Chirurg als nichtärztliche Hilfsperson –, ein Gerichtsprotokollführer und andere „Gerichtspersonen“ zugegen. Wenn möglich, beschränkte man sich auf die äußere Leichenschau. Der bestellte Stadtphysikus konnte nach eigenem Ermessen vor Ort entscheiden, ob überhaupt eine Obduktion erforderlich war.

Die Leichenöffnungen fanden in aller Regel am Auffindungsort der Verstorbenen statt. Sie mussten unter improvisierten Bedingungen in Stallungen oder anderen Nebengebäuden, wenn nicht gar im

52 *Näheres zu Christian Ehrenfried Eschenbach: cpr.uni-Rostock.de. Eschenbach war zwischen 1762 und 1789 zehnmal (!) Rektor der Universität Rostock. Sein Lehrbuch „Medicina legalis, brevissimus comprehensa thesibus“ (Gerichtsmedizin – kurz in Thesen zusammengefasst) hat nicht die Beachtung gefunden, die es verdient hätte. Es wurde seinerzeit nicht in die deutsche Sprache übersetzt. Eschenbach hat u. a. auch zu anatomischen, pathologischen, chirurgischen und geburtshilflichen Themen publiziert.*

Freien durchgeführt werden. Dabei konnte eine Beobachtung durch Unbefugte nicht immer ausgeschlossen werden. Hierzu ein Fall mit gerichtlichem Nachspiel: Eschenbach führte am 3. März 1774 ab 19:00 Uhr in Gehlsdorf bei Rostock die Leichenöffnung des am gleichen Tage verstorbenen Steuereintreibers Russow durch[53]. Mit einsetzender Dämmerung erfolgte die Beleuchtung durch Fackeln und Windlichter. Wenige Tage darauf musste er sich der *denunciatio* eines unerwünschten Zaungastes erwehren. Diese war an den Herzog Friedrich in Schwerin gerichtet: *„[...] Der Kreuzschnitt geschah nahe über dem Kopf zur Ablösung der Hirnschale, und die wurde mit einer Säge quer durch den Kopf nahe der Augenbrauen abgesondert. Kaum war dies geschehen, so drang das Blut stromweise, ja es sprang wie aus den Fontänen, aus dem Geäder. [...] Wer kann nun beurteilen, ob der Mann eines natürlichen Todes gestorben, oder ob er vielmehr durch eine allzu frühe Sektion vom Leben zum Tode gebracht worden ist?"* Der „Denunziant" war ein gewisser Amtmann Meyer mit einem schlechten Leumund. *„Er habe wohl seinen Verstand versoffen"*. Nach Prüfung des Vorganges durch die herzogliche Regierung und schriftlicher Anhörung von Eschenbach wurden die Ermittlungen eingestellt.

Diese unglaubliche Geschichte mit den kaum vorstellbaren Arbeitsbedingungen hat sich knapp 200 Jahre vor meinem Dienstantritt ereignet. Über diese Zeit hinweg hat sich vieles verbessert. Dennoch kann ich mit Fug und Recht behaupten, dass 1968 das Rostocker Institut für Gerichtliche Medizin von allen Universitätsinstituten in Deutschland am schlechtesten ausgestattet war. Hätte ich mich vor Arbeitsaufnahme im Institut näher umgeschaut, wäre meine Entscheidung wohl für eine Internistische Fachdisziplin gefallen. Nun aber gab es für mich kein Zurück.

---

53 Aus dem Archiv der Hansestadt Rostock.

Sibylle Romberg tritt in mein Leben

Im September 1968 erreichte mich ein Anruf, der mein Leben verändern sollte. Am Apparat war meine ehemalige Kommilitonin Sibylle Romberg, die mich nach dem üblichen „Hallo, wie geht es dir?“ anfragte, ob wir uns irgendwo und irgendwann treffen könnten. Ich hatte das Gefühl, auf dieses Telefonat schon lange gewartet zu haben, und sagte gerne zu. Da ich noch in Warnemünde wohnte, vereinbarten wir einen Strandspaziergang nach Stolteraa/Wilhelmshöhe. Am Tag danach trennte ich mich per Telefon von einer Freundin. Sibylle und ich waren ein Paar geworden. Sie wurde Anker und Mittelpunkt meines Lebens.

Bereits zu Beginn des Studiums gab es mit uns eine kuriose Vorgeschichte. Jener Knut Löffler, mit dem ich den unerfreulichen Termin beim Prorektor der Universität durchlitten hatte, war auch bei dem Ernteeinsatz 1963 in Semlow dabei. Irgendjemand wusste, dass in einem Nachbardorf zwei gut aussehende Kommilitoninnen in der Küche eines anderen Volkseigenen Gutes (VEG) für die Essenversorgung von Studenten eingesetzt waren. Knut war Besitzer eines Motorrades, so steuerten wir das Ziel kurzentschlossen an. Sibylle und ich fanden Gefallen aneinander. Sie hatte einen blauen Schlafsack[54], der ihrer Freundin war grün. In der Seminargruppe erzählte man sich später, dass Knut und ich unsere Freundinnen nach der Farbe der Schlafsäcke ausgesucht und womöglich noch ausgetauscht hätten. Wer auch immer diese Mischung von Boulevard-Theater und übler Nachrede in die Welt gesetzt hatte: sie war frei erfunden. Anneli und Knut sollten bald heiraten. Sibylle und ich trennten uns

54 *Mitte der 90er-Jahre hat die Tochter von Knut Löffler die Dissertationsschrift eines von mir vergebenen Promotionsthemas erfolgreich verteidigt. Bei der anschließenden Feier hat sie mich etwas verlegen zur Seite gezogen und mit folgender Frage überrascht: „Trifft das zu, dass ihr meine Mutter und Sibylle nach der Farbe der Schlafsäcke ausgewählt habt?“*

wenige Monate später. Wir waren zu viert zum Wintersport in das Ost-Erzgebirge gefahren. Meine Freundin erwies sich als exzellente Skifahrerin; ich war auf den Brettern eher ungelenk. Mit Beschwerden im Kniegelenk reiste sie vorzeitig ab. Mein Gefühl war, dass ich wohl nicht der Mann war, den sie sich erträumte.

In den folgenden Jahren gingen wir unsere eigenen Wege. Sibylle absolvierte das Studium in der ihr eigenen Disziplin und Leichtigkeit mit überwiegend sehr guten Noten. Nachdem sie 1968 ihre Arbeit als Assistenzärztin im Bezirksinstitut für Blutspende- und Transfusionswesen Rostock aufgenommen hatte, lief sie mir aufgekratzt auf dem Klinikgelände über den Weg. Sie hatte im Dekanat gerade ihre Promotionsurkunde erhalten und lud mich zu einem Glas Sekt in das benachbarte Park-Café ein. Von dieser Situation überrascht – wobei auch meine verletzte Eitelkeit wegen der noch nicht fertiggestellten Promotionsarbeit eine Rolle gespielt haben dürfte – lehnte ich ab. Überdies trug ich ihr unsere Jahre zurückliegende Trennung immer noch nach.

Was wäre aus mir geworden, wenn sie nicht angerufen hätte? So aber begann in kleinen Schritten der Umzug aus Warnemünde nach Rostock in die Fritz-Reuter-Straße. Erstes Objekt war die aufblasbare Gummimatratze. Das Einzelbett im möblierten Einzelzimmer bot genügend Raum, um die unbequeme Schlafgelegenheit darunter zu verstauen. Was ich mit heimlicher Freude zur Kenntnis nahm: Sie legte ihr Raucheretui beiseite und hat zeitlebens nicht mehr zur Zigarette gegriffen.

Beim Besuch des Elternhauses in Lübz lernte ich ihren Vater, Dr. med. Wolfram Romberg, kennen. Nach Kriegsende landete er – 1945 mit seiner Familie aus Königsberg geflüchtet – im Gutshaus

Lalendorf, das von mehreren Flüchtlingsfamilien bewohnt war. Er ließ sich dort als Praktischer Arzt nieder. Seine Patienten in den Nachbardörfern besuchte er – begleitet von einem schwarz-weiß gefleckten Irish Setter – in einem zweirädrigen Einspänner, der von einem Pferd gezogen wurde. Eine Idylle aus dem 19. Jahrhundert. Irgendwann wurde das Pferd aus dem Gutshaus gestohlen. 1949 starb Sibylles Mutter an Brustkrebs. Nach ihrem Tod fand er eine Arztpraxis in Lübz, die ihm als passionierter Segler wegen der Nähe zum Plauer See zusagte. Dort erwarb er ein Segelboot mit Kajüte. Sibylles schönste Kindheitserinnerungen waren mit vielen gemeinsamen Segeltouren auf der Mecklenburger Seenplatte verknüpft. Die Verbindung zwischen Vater und Tochter war besonders eng. Diese Zusammengehörigkeit fand bei den gemeinsamen Segelausflügen meine stille Bewunderung: Übereinstimmung ohne Worte. Vater Romberg und Sibylle luden meine Eltern zu einer Segeltour auf dem Plauer See ein. Wolfram war der souveräne Skipper. Er imponierte mit Trockensprüngen ins kalte Wasser, die meinen Vater als Nichtschwimmer besonders beeindruckten.

Schon nach den Besuchen in dem vereinsamten Lübzer Haus mit Arztpraxis und großem Garten stellten sich mir Fragen nach unserer Zukunft. Die zweite Frau von Wolfram war ein Jahr zuvor ebenfalls an den Folgen von Brustkrebs verstorben. Sibylle hatte kein Interesse an der Übernahme der Lübzer Arztpraxis. Ihr Vater hatte schon längst vorgesorgt. Er ließ sich als 58-Jähriger von einer bekannten Lungenfachärztin wegen einer im 2. Weltkrieg erworbenen – gut überstandenen Tuberkulose – invalidisieren, um in die Bundesrepublik auszureisen. In Eutin wartete seine verwitwete Schwägerin auf ihn. Sibylles älterer Bruder war bereits im Alter von 14 Jahren von den Rombergs in Eutin aufgenommen worden.

Schneller als erwartet, hatten die DDR-Behörden Anfang 1969 die Ausreise genehmigt. Aus Lübz mit dem mint-grünen Trabant 601 de luxe auf dem Parkplatz vor dem Bahnhof Bützow eingetroffen, warteten wir auf den eintreffenden Interzonenzug nach Lübeck. Mit Näherkommen des Abfahrtstermins erstarb das Gespräch. Als Wolfram den Kofferraum öffnen wollte, verhedderte er sich mit dem Autoschlüssel. Uns erfasste eine panische Angst. Nach zunehmender Gewalteinwirkung und Verbiegung des Schlüssels ging – wie durch ein Wunder – die Kofferklappe auf. Mit dem Geräusch des nahenden Zuges erreichten wir mit Wolframs schwerem Gepäck den Bahnsteig: Einsteigen, Tür zu. Abfahrt in die Bundesrepublik, abgeschottet durch Grenzanlagen mit Todeszone. Schmerzhafter Abschied von Vater und Tochter ohne Zeit für eine letzte Umarmung.

Sibylle blieb zurück, getrennt von ihrer Familie. Sie hatte sich für mich entschieden. Bei allem großen Glück zu zweit: Die neue Lebenssituation brachte Verpflichtungen mit sich. Der Haushalt in Lübz musste aufgelöst werden. Wohin mit den „antiken" Wohnzimmermöbeln, die Wolfram Romberg aus dem Gutshaus Lalendorf mitgebracht hatte? Sie waren ihm zum Abschied geschenkt worden. Die Gemeinde beabsichtigte, das Gebäude für soziale Einrichtungen zu nutzen und brauchte den alten Ramsch nicht mehr[55]. Wir wollten ihn gerne behalten. Segelboot und Bootshaus in Plau – eine Hinterlassenschaft, um die uns viele beneideten – waren uns zur Last geworden.

---

55 Das Guts- oder Herrenhaus mit seiner jahrhundertealten Geschichte hat vielfach die Besitzer gewechselt. Von 1937 bis 1939 war als letzter Eigentümer eine den Nationalsozialisten nahestehende Stiftung „Mecklenburger Landgesellschaft" im Grundbuch eingetragen. Mein Vater hat den aus diesem Gutshaus stammenden Steinway & Sons-Konzertflügel herrichten lassen (Besitz unbekannt) und in mein Elternhaus gebracht. Sibylles Vater hat aus ebendiesem Gebäude Mobiliar übernommen. Aus diesem Bestand steht noch heute eine Anrichte (Anno 1747, Eichenholz – vmtl. Eigentum einer. Familie von Plessen) in meinem Arbeitszimmer.

Die vermasselte Doktorarbeit

Den Erwartungen der Eltern folgend hatte ich mich frühzeitig nach dem Physikum um ein Promotionsthema bemüht. Für die Herstellung eines Kontaktes mit einem Professor und Klinikdirektor war bereits das Chefsekretariat eine schwer zu überwindende Schranke. Bei mir klappte es nach einigen Fehlversuchen im Direktorat der Medizinischen Universitäts-Poliklinik auf merkwürdige Art und Weise. Nach zaghaftem Anklopfen wurde ich von der Sekretärin hineingebeten; die Tür zum Chefzimmer war leicht geöffnet. Als ich ihr mein Anliegen vorgetragen hatte, hörte ich aus dem Nebenzimmer eine kräftige Stimme: *„Woher kommt er?"* Ich nannte meinen Heimatort, den sie ihrem Chef mitteilte. Rückmeldung aus dem Hintergrund: *„Aus Teterow? Soll reinkommen!"* Prof. Dr. Alfred Kaeding[56] nahm mich in Augenschein: *„Wenn Sie aus Teterow kommen, erzählen mir etwas über den Hechtbrunnen."* Ich berichtete über das Wahrzeichen meiner Heimatstadt auf dem Marktplatz und benannte den Architekten der Brunnenskulptur. *„Und nun die Inschrift?"*[57] Ich trug sie zu seiner Befriedigung vollständig vor. Kaeding war sehr bodenständig; als gebürtiger Rostocker kannte er sich in Mecklenburg aus.

Schon zwei Tage später überreichte er mir Konzept und Fahrplan der Fertigstellung der Dissertation. Es ging um die Frühdiagnostik der Zuckerkrankheit bei älteren Menschen. Es erwies sich als Problem, Patienten in ausreichender Anzahl als Versuchspersonen zu gewinnen.

---

56 Näheres zu Alfred Kaeding: Catalogus Professorum Rostochiensis; cpr.uni-rostock.de

57 Es geht bei der Inschrift um die „Hechtsage", eine regional sehr populäre Geschichte der Teterower Schildbürger:
Weck Lüd sünd klauk, un weck sünd dösig, un weck sünd wat aewernäsig;
lat't sei spijöken, Kinnings lat'! De Klock hett lüdd't, de Hekt is fat't."
(Manche Leute sind klug, manche sind dumm, und manche sind hochnäsig;
lasst sie spotten, Kinder lasst! Die Glocke hat geläutet, der Hecht ist gefasst)

Zunächst waren sie einzubestellen und über das Projekt aufzuklären. Nach Einholen der schriftlichen Einwilligung waren durch mich zwei Blutentnahmen vor und nach Verabreichung des Prüfmedikamentes vorzunehmen. Auch die Messung der Blutzuckerwerte im Labor gehörte zu meinen Aufgaben. Letztendlich erschienen nur 40 Prozent der benachrichtigten Patienten zu allen vereinbarten Terminen. Einbestellungen weiterer Probanden wurden erforderlich. Es dauerte fast 2 Jahre, bis ich genügend Daten zusammen hatte. Das hatte unerfreulich Konsequenzen. In den Turbulenzen meines ersten Arbeitsjahres war die Fertigstellung der Dissertation ins Hintertreffen geraten.

Im Frühjahr 1968 hatte ich meine vorläufigen Ergebnisse Prof. Kaeding, damals noch Dekan der Medizinischen Fakultät, vorgelegt. Er war zufrieden, mahnte aber eine zügige Fertigstellung bis Sommer 1968 an: *„Wir werden das Kind schon schaukeln“*. Anfang August 1968 wollte ich meinem Doktorvater mit stolz geschwellter Brust und handschriftlicher Widmung die Dissertationsschrift persönlich überreichen. Im Sekretariat erfuhr ich, dass Prof. Kaeding akut erkrankt sei und sein Amt als Dekan nicht mehr ausüben könne. Im Dekanat erfuhr ich über den bereits verflossenen Stichtag der Abgabe von Doktorarbeiten zum 15. Juli; die Arbeit wurde aber entgegengenommen.

Etliche Monate später erhielt ich vom neuen Dekan, Prof. Dr. Mücke, ein Schreiben, dass meine Arbeit „uneingeschränkt einer Dissertation alten Rechts“ entspräche. Die Voraussetzungen für die Erlangung des akademischen Grades „Dipl.-Med.“ wären erfüllt. Nach Austauschen des Titelblattes war aus der Dissertationsschrift eine Diplomarbeit geworden. Die Fertigstellung der neuen Diplomordnung sollte sich bis in das Jahr 1970 hinziehen. Vor dem Abschluss des Diplomverfahrens hatte ich eine öffentliche Prüfung in marxistisch-leninistischer Philosophie zu überstehen. Sie wurde nach einer Sitzung des Fachbereichsrates (heute wieder Fakultätsrat) in Anwesenheit der Professoren zu dem vorher nicht mitgeteilten Thema „Tradition“ durchgeführt. Mir fiel nichts Besseres ein, als die schlechten Seiten der Tradition (Leibeigenschaft, Preußentum, Militarismus etc.) den guten Seiten (Wertekanon Antike, Aufklärung, Kampf um die Rechte der Arbeiterklasse etc.) gegenüberzustellen. Während ich redete und redete, nickten mir die Medizinprofessoren ermutigend zu. Der prüfende Professor für Dialektischen und Historischen Materialismus beendete meine wolkigen Ausführungen mit der Killerfrage: *„Was wollen Sie uns damit sagen?“* Meine Antwort blieb aus. Für die Gegenfrage, was der Marxismus-Leninimus mit der Frühdiagnostik der Zuckerkrankheit bei Altersdiabetikern zu tun hat, fehlte mir – vernünftigerweise – der Mut. Damit war ich einer der ersten Diplommediziner unseres Fachbereiches Medizin.

Die Diplomurkunde wurde am 18.09.1970 überreicht. Voller Neid und Zorn nahm ich zu Kenntnis, dass ein 1969 an unserem Institut neu eingestellter wissenschaftlicher Assistent noch ein Jahr nach Inkrafttreten der Promotionsordnung in Rostock an der Humboldt Universität Berlin promoviert wurde. Eine gesellschaftswissenschaftliche Prüfung fand in Berlin nicht statt. Ich würde nicht der dramatisierenden Einschätzung folgen, dass mit dem Titel Diplom-Mediziner eine Jahrzehnte dauernde „Entwürdigung ostdeutscher Ärzte“ stattgefunden hat[58]. Wir hatten eine sehr gute Ausbildung erhalten. Die vielen ärztlichen Kollegen meiner Generation, denen dieser neu akademische Grad übergestülpt wurde, waren den promovierten Ärzten ebenbürtig.

Für einen nach 1990 in der Bundesrepublik Deutschland praktizierenden Arzt war der akademische Grad „Dipl.-Med.“ aber zunächst ein Nachteil. Manch unwissender Patient stellt sich beim Le-

---

58 Dr. med. Dipl. med. Lothar Markus: „Diplom-Mediziner – 35 Jahre Entwürdigung ostdeutscher Ärzte“, Deutsches Ärzteblatt; Jg. 101, A2372 – 2374.

sen des Praxisschildes bis heute die Frage, ob ein Diplommediziner überhaupt ein Arzt ist. Er sucht lieber einen richtigen Doktor auf.

Glücklich verheiratet, dazu Häuschen mit Garten

Mit unserer Heirat im Mai 1970 begann die Suche nach einer Lebensbalance zwischen Beruf und privaten Bedürfnissen. Nach drei unvergesslichen Segeljahren auf dem Plauer See interessierten wir uns für das Segelrevier Unterwarnow/Ostsee Warnemünder Bucht. Für das Befahren der 3-Meilen-Zone in den Grenzgewässern der DDR mussten wir eine sogenannte M18-Berechtigung beim zuständigen Kreisgericht Plau am See beantragen. Die Genehmigung wurde uns durch den zuständigen Richter versagt, weil wir keine aktiven Segler in dem Plauer Seglerverein waren. Das Rückschreiben endete mit dem berühmten Palmström-Zitat von Christian Morgenstern *„nicht sein kann, was nicht sein darf"*. Ich empfand das damals als Unverschämtheit. Wir haben dann schweren Herzens das Bootshaus nebst Segelboot verkauft.

Als junges Ehepaar erhielten wir die Zuweisung für ein Wohnzimmer in Untermiete mit gemeinsamer Toilettenbenutzung bei einer etwa 90-jährigen Frau[59]. Aus einem großen Fenster blickte man über eine

59 Freie Wohnungen waren nicht verfügbar. Der Staat kontrollierte die gesamte Wohnraumversorgung durch Vergabe von Kontingenten an Volkseigene Betriebe und staatliche Behörden. Der FDGB (Freier Deutscher Gewerkschaftsbund) erstellte als Vollstrecker der allmächtigen SED-Parteileitung in den Betrieben die Prioritätslisten der Wohnungssuchenden. Wunschtraum aller jungen Familien in Rostock waren die modernen, mit eigenem Sanitärbereich ausgestatteten Wohnungen im neuen Bebauungsgebiet „Lütten Klein" – heute sogenannter Plattenbau. Die zuständige AGL (Abteilungsgewerkschaftsleitung) der Universität hat mich nicht auf die Liste genommen, da ich noch kinderlos war. Die Wartezeit auf eine – nicht frei wählbare Wohnung – dauerte ohnehin mehrere. Jahre. Die AGL des Bezirksinstitutes für Blutspende- und Transfusionswesen Rostock konnte für uns eine Wohnungszuweisung erwirken.

verkehrsreiche Straße und sanft ansteigende Hügel hinweg auf den sich an den Rand des Schweizer Waldes anschmiegenden Rostocker Vorort Brinckmansdorf. Dort hätten wir gern gewohnt; ich nannte es die Gefilde der Seligen. Unsere Vermieterin war auf sympathische Weise dement. Tagsüber unterhielt sie sich mit ihrem Kanarienvogel Hansi aus Plüsch; nachts hantierte sie mit dem Krückstock des verstorbenen Mannes unter ihrem Bett, um etwaige Einbrecher zu vertreiben. Wenn wir gemeinsam nach Hause kamen, schaute sie mit freundlich-verschwörerischem Blick zuerst auf Sibylle *„Sie sind die Ärztin?“* und dann auf mich *„Und Sie sind zur See gefahren?“*. Oma Zöllick lebte in einer anderen Welt.

Zufall, Fügung oder Schicksal? Auf jeden Fall eine authentische DDR-Geschichte: Sibylle hatte sich bei der Suche nach Antikörpern in Blutproben eine infektiöse „Gelbsucht“ zugezogen, die stationär behandelt werden musste. Eine Nachtschwester wusste von einer leerstehenden, renovierungsbedürftigen Hälfte eines Doppelhauses mit Gartengrundstück. Es gäbe bei den Besitzern – einem Ehepaar – ständig Streit. Vielleicht könnten wir die Bauruine kaufen. Sofort machte ich mich auf den Weg. In einem einsehbaren Wohnzimmer sah ich auf den Dielen einen Kieshaufen. Egal: Das Haus lag im schon genannten Brinckmansdorf. Dahinter erstreckte sich ein schmaler, langgezogener Obstgarten, eingebettet im Grün nachbarlicher Grundstücke. Schon am Abend suchte ich die Eigentümer auf und betonte mein dringendes Interesse bei (nahezu) uneingeschränkter Zahlungsfähigkeit. Unter Hinterlassung eines Keramikpotts mit ungefiltertem Kaffee zogen sich beide in ein Nebenzimmer zurück. Im Ergebnis ihrer Beratung nannten sie den Kaufpreis von 15.000 Mark, *„aber sofort“*. Ein Schulfreund war mit einer Notarin verheiratet, die beim staatlichen Notariat der DDR angestellt war. Am Folgetag hatte ich die Formblätter für die Notarielle Beglaubigung eines Kaufvertrages in der Hand. Der Ehemann war allein im Grundbuch eingetragen. Beim nachfolgenden Besuch legte ich die notariellen Unterlagen vor.

Nun zeigten sich beide deutlich zurückhaltender. Die Ehefrau erhöhte den Wert des Grundstückes auf 17.500 Mark. *„So viel muss es schon sein"*. Außerdem müssten wir bei der für den Stadtteil Brinckmansdorf zuständigen „Abteilung für Wohnungswesen" einen Antrag auf Zuweisung von Wohnraum stellen. Schon Tage später wurde ich nach längerem Warten in einem völlig überfüllten Vorzimmer des Rates der Stadt aufgerufen. Nach wenigen Worten unterbrach mich die Angestellte. Die Hälfte eines Doppelhauses wäre zu groß für ein kinderloses Ehepaar. Ob ich nicht wisse, dass eine vierköpfige Familie einen Anspruch auf höchstens 60 Quadratmeter Wohnraum hätte. Ich war völlig am Boden zerstört.

Nach wenigen Monaten konnte ich wieder Hoffnung schöpfen. Nun wird es makaber! Nach der gerichtsärztlichen Leichenschau einer Selbsttötung durch Erhängen bat mich der diensttuende Kriminalpolizist noch um ein wenig Geduld. Abschließend müsse er alle Kleiderschränke und Nebenräume besichtigen. Sein Vorgänger hätte bei der Untersuchung des Ereignisortes nach einem Doppelsuizid durch Erhängen „eine Leiche übersehen". Erst bei Übergabe der Wohnung an einen Nachmieter sei der zweite Leichnam in einem Kleiderschrank aufgefunden worden. Er wurde sofort aus dem Dienst entlassen und wäre nun im Wohnungsamt tätig. Ich nahm Kontakt auf; vielleicht konnte der geschasste Kollege mir helfen. So geschah es. Der Genosse Ex-Polizist erwies sich geradezu als Verehrer der Gerichtlichen Medizin und ihrer Fachvertreter. Er wolle sich der Sache annehmen, könne aber nur helfen, wenn ich die Zustimmung des Wohnbezirksausschusses (WBA) vorlegen könne. Also sprachen wir beim Vorsitzenden des WBA Brinckmansdorf vor[60]. Zu unserer großen Freude rannten wir offene Türen ein. Die „chronische Baustelle“ in der Straße der Befreiung 61 sei ihm schon lange ein großes Ärgernis, zumal im Obergeschoss ein älteres Ehepaar lebte. Ich deutete an, dass wir ein Kind erwarteten. Mit unserer Zusage, dass das Rentnerehepaar in dem Haus wohnen bleiben dürfte, wurden wir mit besten Wünschen entlassen.

Bald lag die Wohnraumzuweisung vor. Nun fehlte nur noch der entscheidende Schritt: die Unterzeichnung des Kaufvertrages. Der Haus- und Grundstückseigentümer war Kranfahrer der Neptun-Werft Rostock. Kurz entschlossen hob ich von unserem Konto der Sparkasse 20.000 Mark der DDR ab und fuhr zum bewachten Eingangstor des Werftgeländes. Ob Kranfahrer P. in einer dringenden persönlichen Angelegenheit zu sprechen sei. Nach unendlichen 20 Minuten Wartezeit erschien er an der Eingangstür und schaute mich fragend an. Ich öffnete meine lederne Kollegtasche und zeigte ihm die verlockenden Geldscheine. Alles sei geregelt, wir könnten sofort zum Notariat fahren. Nach kurzem Zögern sagte er tatsächlich zu und war nach einer halben Stunde zurück. Den blauen Overall hatte er mit seiner Alltagskleidung gewechselt. Jawohl, den Personalausweis hatte er dabei. Ich fuhr mit ihm in das Notariat, wo die bekannte Notarin auf uns wartete. Das Haus sollte als gemeinsames eheliches Eigentum ins Grundbuch eingetragen werden. Nun galt es, das allerletzte Problem zu lösen. Meine schwangere Frau – wegen einer Thrombose in stationärer Behandlung – musste ihre Unterschrift persönlich leisten. Die behandelnden Ärzte im Klinikum-Südstadt stimmten einem dringenden Transport im Krankenwagen zu. Nach

60 *WBA: Der Wohnbezirksausschuss gehörte zu den nachgeordneten Gliederungseinheiten der Nationalen Front. Er sollte die Eigeninitiative der Bürger für Ordnung und Sauberkeit in den Wohngebieten aktivieren. Zu seinen Aufgaben gehörte auch eine politische Kontrollfunktion im Sinne der SED.*

kurzer Zeit traf Sibylle ein und unterzeichnete im weißen Frottee-Bademantel den Kaufvertrag. Der Hauskauf war mein logistisches Meisterwerk.

Nachdem wir 1971 glückliche Hausbesitzer geworden waren, musste unser bescheidenes Domizil an einer Ausfallstraße zur Autobahn innerhalb von wenigen Monaten bewohnbar gemacht werden. Es ist kaum zu beschreiben, mit welchen Problemen der sozialistischen Mangelwirtschaft ich konfrontiert wurde. Die „Staatliche Baustoffversorgung" wurde zu einer verhassten Anlaufstelle. Toilette und Badezimmer mussten bis zur Geburt unseres Kindes im Januar 1972 nutzbar sein. Zement, Bauholz, Rohre und Muffen, Rigipsplatten, Tapeten, Malerfarben: Nichts war für den privaten Bedarf ausreichend verfügbar. Liefertermine wurden nur unter Vorbehalt mitgeteilt. So reihte ich mich bei dringend benötigten Materialien mit einem klappbaren Campingstuhl 1 bis 2 Stunden vor Öffnung der Filiale in die Warteschlange ein. Die Produktionsgenossenschaften des Handwerks (PGH) standen als Dienstleister für privaten Innenausbau damals nicht zur Verfügung. Daraus ergab sich zwangsläufig, dass neben der Planwirtschaft ein Dorado für Schwarzarbeit nach Dienstschluss und am Wochenende entstanden war.

Die Klempner- und Installationsarbeiten verrichtete der Ehemann einer Mitarbeiterin aus dem Institut. Die Maurerarbeiten erledigten Harry und Engel, die uns freundliche Nachbarn empfohlen hatten. Zu Beginn der „zweiten Schicht" mussten eine Brotzeit vorbereitet und ein Kasten Bier bereitgestellt sein. Harry benötigte zur Bekämpfung seines Alkoholentzugs zusätzlich eine Flasche Klaren. Beide arbeiteten im Bauhof eines Volkseigenen Gutes (VEG). Beide hielten uns für diverse Um- und Ausbauarbeiten unseres Hauses bis in die 80er-Jahre hinein die Treue. Sie hätten das nicht tun müssen. Es gefiel ihnen auch deshalb bei uns, weil ich als Handlanger mit anpackte und inzwischen gelernt hatte, gebrauchsfertigen erdfeuchten Mörtel zu mischen. Dieses „Miteinander“ und die „Bereitschaft zur Hilfe“ waren auch Resultat einer Planwirtschaft, die den Bedürfnissen der Bürger nicht gerecht wurde. Manche DDR-Nostalgiker haben das vergessen.

Unser „sozialistisches Großbau-Projekt“ wurde termingerecht fertig. Wir hatten eine separate Toilette sowie ein Bad mit fließendem Wasser, wie in den Plattenbauten im Rostocker Nordosten. Alles gefliest! Meine Schwarzarbeiter hatten mir aus dem Großhandel Futterkrippen-Steine für die Tierproduktion mit Rechnungsbeleg besorgt. Die Aufbereitung des Warmwassers erfolgte allerdings unter Mitwirkung des Klassenfeindes. Onkel Walter hatte uns einen Durchlauferhitzer der Firma Vaillant® geschenkt. Die Einfuhr war im letzten Moment genehmigt worden. Es war für mich ein aufregendes und unvergesslich schönes Ereignis, unseren Sohn Robert im Januar 1972 das erste Mal in seiner roten Wanne aus Plastik zu baden.

Probleme mit der Staatssicherheit

Im September 1972 erschien an einem Spätnachmittag der mir bekannte Major Rieck[61] aus dem MfS in meinem Dienstzimmer. Er wollte mich im Rahmen eines Ermittlungsverfahrens gegen einen

---

61 *Die Bezirksbehörde des MfS in Rostock hatte dem Institut für Gerichtliche Medizin zwei Mitarbeiter zugeordnet. Ihre Namen und dienstlichen Telefonnummern waren beim Institutsdirektor bzw. im Chefsekretariat hinterlegt. Es ist davon auszugehen, dass bei allen Kliniken, Selbstständigen Abteilungen und Instituten des Fachbereiches Medizin gleichartig vorgegangen wurde. In Verknüpfung mit den Berichten der Informellen Mitarbeiter der Staatssicherheit bestand so ein enges Netzwerk der Überwachung. Major Rieck war den Mitarbeitern als Zuständiger der Stasi für das Institut bekannt.*

Assistenzarzt aus der Pathologie des Klinikums Südstadt befragen. Es ging um einen „Ungesetzlichen Grenzübertritt“ gem. § 213 StGB der DDR. Er wäre mit einem Mitarbeiter außerhalb der Drei-Meilen-Zone in einem Segelboot „gefasst“ worden. Ich gab an, keine Angaben zu der Sache machen zu können, da mir der Vorgang erst im Nachhinein bekannt geworden sei. Der sonst so leutselige Genosse Major reagierte verärgert und verließ mich grußlos mit der Aufforderung, mir am kommenden Tag um 08:00 Uhr einen neuen Termin geben zu lassen. Mein erster Fehler.

Als zu Dienstbeginn des Folgetages mehrere Sektionen im Bezirk Schwerin angefordert waren, machte ich mich mit dem Obduktionsteam auf den Weg, ohne einen Telefonkontakt aufzunehmen. Das war mein zweiter Fehler. Schon während der Heimfahrt schwante mir Böses. Zurück im Institut wurde ich von meinem Chef zu einer Autofahrt gebeten. Auf dem Seitenstreifen einer Landstraße stellte er seinen PKW ab. Prof. Haferland machte mir schwere Vorwürfe. Ich sei ungeschickt, ja dumm gewesen. Sein dringender Hinweis: Ich solle mitteilen, was ich in dieser Sache wisse. Der Stasi sei ohnehin alles bekannt. Wäre ich nicht kooperativ, könne er *„mich nicht mehr im Institut halten“*. Ich solle der nächsten Terminvorgabe unbedingt Folge leisten.

Kollege B. war uns als Obduzent sehr willkommen. Im Rahmen seiner Ausbildung zum Facharzt für Pathologie hatte er eine mehrmonatige Hospitation in unserem Institut für Gerichtliche Medizin zu absolvieren. Die Zusammenarbeit führte uns zusammen. Unterwegs zu den Außensektionen kamen auch persönliche Dinge zur Sprache. Da er die Berechtigung besaß, auf der Ostsee zu segeln, haben wir irgendwann auch die Möglichkeiten einer Flucht über das Meer thematisiert. Der Wunschtraum, über die Ostsee „rüber“ zu kommen, war gerade bei jungen Menschen in der DDR weit verbreitet[62]. Nach Inhaftierung von Herrn B. hatte seine Freundin bei mir angefragt, ob mein Vater die Verteidigung übernehmen könne. Mein Vater lehnte die Übernahme eines Mandates in einer „politischen Strafsache“ ab.

Wenige Tage später hatte ich in der Bezirksbehörde zu erscheinen. In einem fensterlosen, engen Raum wartete ich etwa 4 Stunden, bis man mich zur Vernehmung abholte. Alles war inszeniert, wie in einer amerikanischen *hard-boiled* Kriminalstory. Major Rieck saß als eine dunkle Silhouette vor dem Fenster. Die Nachmittagssonne schien schräg hinein und blendete mich. An einem Nebentisch saß ein Protokollant nebst Schreibmaschine. Zu Beginn zündete er umständlich eine Zigarre an. Nachdem er eine Rauchwolke in meine Richtung geblasen hatte, begann er mit seiner Vernehmung. *„Wie geht es Ihrem Vater? Der wird Herrn B. als Rechtsanwalt auch nicht mehr helfen können“*. Damit war mir klar, dass er wirklich alles wusste. Rieck wollte in Erfahrung bringen, ob ich etwas über *konkrete* Fluchtabsichten oder -vorbereitungen berichten könne. Das verneinte ich wahrheitsgemäß. Nun baute er einen starken Druck auf. Meine Aussagen würden aufgezeichnet. Ich solle nun endlich die Wahrheit sagen. Anderenfalls müsse ich als Mitwisser mit dem „Rausschmiss“ aus der Uni und mit weiteren Konsequenzen für die Familie rechnen. Also bestätigte ich mit sehr ungutem Gefühl, ein Gespräch über die *theoretisch vorhandenen Möglichkeiten* der Ostseeüberquerung mit einem Segelboot geführt zu haben.

Nach Gegenzeichnung eines „Verhörprotokolls“ ließ er mich gehen. Beim Heimweg stellte ich mir die Frage: Wie hätte ich mich verhalten, wenn er mich vor dem Hintergrund seiner Drohung als

---

62 Über 5500 Personen haben den Versuch übernommen, etwa 1000 ist die Flucht gelungen; mehr als 150 Menschen kamen ums Leben.
Hierzu auch: Der Spaziergang von Rostock nach Syrakus von F.C. Delius. 1995. Es wird eine Flucht mit Segelboot über die Ostsee nach Jahre andauernder Vorbereitung der Flucht minutiös beschrieben.

IM (Inoffizieller Mitarbeiter) angeworben hätte? Zum Glück wurde dieses Szenario nicht Realität. Schon wenige Wochen später anlässlich des Silvesterkonzertes der Norddeutschen Philharmonie Rostock lief er mir im Foyer des Volkstheaters Rostock wieder über den Weg. Rieck nickte mir freundlich zu, als sei ich ein guter Bekannter. Das war impertinent. Die „Freude“ der 9. Symphonie wollte sich bei mir nicht einstellen. Bis zum November 1989 sollte mich eine tiefsitzende Angst vor der Stasi begleiten.

Promotion A – Das glückliche Ende

Als Diplommediziner begann ich an einer „richtigen“ Dissertationsschrift nach sozialistischem Hochschulrecht zu arbeiten. Mein Chef, Prof. Haferland, akzeptierte meinen Themenvorschlag und wurde „Themenvergebender Hochschullehrer“. Er gab mir für die experimentelle Arbeit im Labor freie Hand. Zumindest der Teilaspekt der Arbeit, der sich mit der Trennung von Fraktionen weißer Blutkörperchen befasste, war damals offenbar von wissenschaftlichem Interesse. Ich erhielt zu dem Thema auch Anfragen für Sonderdrucke aus dem nichtsozialistischen Ausland, die ich stolz in einem Pappkarton sammelte.

Nach drei Jahren war die Arbeit fertiggestellt. Sibylle hat mich geradezu beflügelt. In vollem Verständnis meiner Situation räumte sie mir ein, nach Dienstschluss später nach Hause kommen zu dürfen. Als Hospitant im Pathologischen Institut der Universität Rostock, war mir ein komfortables Zimmer zugewiesen worden. Abends nach 20:00 Uhr schallten durch die Korridore sphärische Töne eines Cellos, die gespenstisch nachhallten. Prof. Bienengräber, der als Institutsdirektor in diesem „Haus des Todes“ auch wohnte, frönte seiner Hausmusik. Störung der Totenruhe? Mich hat das bei meinen Schreibarbeiten im Zwei-Finger-System auf einer Erika-

Schreibmaschine nicht gestört. Wenngleich es mit der Manuskriptfertigstellung flott voran ging, brauchte alles seine Zeit: handgefertigte Grafiken – Schreibbüro – Buchbinder. Die Erschwernisse zur Erlangung der medizinischen Promotion waren beträchtlich. Sie hatten einen hochpolitischen Hintergrund. Das vereinheitlichte sozialistische Bildungssystem war Folge des „Neuen Ökonomischen Systems der Planung und Leitung der Volkswirtschaft“. Man hatte erkannt, dass die DDR-Wirtschaft international nicht mehr wettbewerbsfähig war[63].

Da ich einer der ersten „neuen“ Doktoranden im Fachbereich war, fand die öffentliche Verteidigung meiner Dissertation am 18.10.1973 im Großen Hörsaal der Medizinisch-Theoretischen Institute mit großer Beteiligung statt. Alles lief gut.

Gleichwohl hatte ich der Sektion Marxismus-Leninismus noch eine „philosophische Arbeit“ vorzulegen. Ich wählte das Thema „Ethisch-moralische Aspekte der Organtransplantation“ und musste in der schriftlichen Beurteilung des mir schon bekannten ML-Professors die Fundamentalkritik hinnehmen, dass man die Begriff-

---

63 *Am 6. April 1968 wurde die Verfassung der DDR geändert. Der Art. 17 (1) bestimmte Aufgaben und Stellung der Universitäten neu: „Wissenschaft und Forschung sowie die Anwendung ihrer Erkenntnisse sind wesentliche Grundlage der sozialistischen Gesellschaft und werden durch den Staat allseitig gefördert. Walter Ulbricht führte dazu aus: „Alle Artikel der Verfassung dienen dem Ziel, die Beziehungen der von Ausbeutung und Unterdrückung befreiten Bürger auf sozialistische Weise zu regeln“.*
Aus diesem Humus erwuchs die III. Hochschulreform, die zu einer Zentralisierung und Vereinheitlichung der Hochschulstrukturen der DDR führen sollte. Dazu gehörte auch die Neuregelung der Promotionsordnungen (Promotionen A und B), mit der die Effektivität der Forschung erhöht werden sollte. Die Partei- und Universitätsleitung Rostock entwickelte ein lebensfremdes Konzept der Verschmelzung von Wissenschaft mit den ökonomischen Anforderungen der sozialistischen Großbetriebe (s. Geschichte der Universität Rostock, Band II, 1969). Das Diktum „Wissenschaft und Praxis“ wurde letztendlich zum Hindernis von freier und innovativer Forschung. Es konnte den schleichenden Verfall der Planwirtschaft nicht aufhalten.

lichkeit Ethik und Moral nicht mit einem Bindestrich verknüpfen dürfe, womit er wohl recht hatte.

Als Fazit bleibt: 5 Jahre Zeitaufwand für zwei medizinische Promotionen und den Arztstempel „Dr. med. Dipl. med.“. Meine Mutter beschränkte sich bei unserem Schriftverkehr allerdings auf die Anschrift Dr. med. Ich hätte meinem sehr Vater gewünscht, meine erfolgreiche Promotion noch zu erleben.

Auf eigenen Füßen

Vater erlitt als 69-Jähriger im Januar 1973 einen schweren rechtsseitigen Schlaganfall. Mutter fand ihn in dem Ohrensessel vor, der mir seit frühester Kindheit vertraut war. Ich besuchte meinen Vater am gleichen Tag, deutlich bewusstseinsgetrübt. Er lag in einem voll belegten Zimmer einer pflegerischen Außenstation des Kreiskrankenhauses Teterow. Maßnahmen einer etwaigen Rehabilitation waren nicht verfügbar und deshalb auch nicht vorgesehen. Vermittelt durch Rostocker Kollegen konnte ich eine Überweisung in ein Zweibettzimmer der Universitätsklinik für Neurologie erwirken. Dort traf ich ihn bei meinem letzten Besuch in wesentlich besserer Verfassung an. Er freute sich erkennbar über meinen Besuch. Mit einer Bewegung des linken Armes zum Kopfende fragte er mich, ob dort der Fluss Warnow sei. Ortung war ihm als ehemaligem Soldaten immer wichtig. Bevor ich den Raum verließ, drehte ich mich noch einmal um. Er winkte mir mit der linken Hand zu und lächelte mich mit seinem schiefen Mund an. Mit der vagen Hoffnung auf sein würdiges Weiterleben fuhr ich nach Hause. Am folgenden Morgen wurde mir mitgeteilt, dass mein Vater an einer Lungenembolie verstorben sei. Auf dem Wege zur Klinik kam ich zu dem tröstenden Ergebnis, dass ihm wohl viel Leid erspart geblieben ist. Der Stationsarzt übergab mir

Vaters persönliche Gegenstände: das wie immer sorgsam gefaltete weiße Stofftaschentuch, sein schwarzes Portemonnaie, den Ring, in den mein Großvater Kurt die Initialen „R. W." in einen Stein aus Jade graviert hatte und schließlich die goldene Taschenuhr mit dem Kettchen, das stets zwischen Westentasche und Knopfleiste zu sehen war. Die Uhr hatte er von seinem Schwiegervater vor der Deportation erhalten. Übermannt von einem tiefen Abschiedsschmerz rannte ich in den Klinikpark. Nun musste ich meine Entscheidungen ohne väterlichen Rat treffen. Ich war unwiderruflich erwachsen geworden.

Als „Erwachsener" fiel es mir besonders schwer, im November 1973 noch einmal eine mündliche Prüfung – wie ich sie im Studium mit allen Unwägbarkeiten erlebt hatte – über mich ergehen lassen: die Prüfung zum Facharzt für Gerichtliche Medizin. Das Examen wurde am Rande einer Vorstandssitzung unserer Fachgesellschaft im Institut für Gerichtliche Medizin Halle/Saale durchgeführt. Alle Vorstandsmitglieder fungierten auch als Prüfer. Bei einer Berufsgruppe von etwa 200 Gerichtsmedizinern in der DDR wusste man voneinander. Irgendwie sickerte es immer durch, wenn ein Kandidat bei der Befragung in Schwierigkeiten gekommen war oder die Prüfung gar erst nach Auflagen bestanden hatte. Überdies betonte mein Chef, dass auch Otto Prokop[64],[65],[66] anwesend sei. Ich bewunderte

---

64 Prof. Dr. Dr. hc. mult. Otto Prokop (1921 bis 2009); langjähriger Institutsdirektor des Instituts für Gerichtliche Medizin der Humboldt-Universität Berlin. International anerkannter, vielfach geehrter Rechtsmediziner, Blutgruppenserologe, Genetiker. Er geriet nach der Wiedervereinigung wegen seiner Arbeitskontakte zum MfS in starke Kritik. In der Fernsehserie Charité (Staffel 3) wurde er 2021 posthum für eine breite Öffentlichkeit rehabilitiert. Mich hat es sehr gefreut.

65 Mark Benecke: „Seziert: Das Leben von Otto Prokop", Das Neue Berlin, 2013.

66 Rudolf Wegener: „Otto der Große. Zum 100. Geburtstag des Gerichtsmediziners Otto Prokop (1921 - 2009) Ärztebl. M-V, 12/21

ihn bei den Fachkongressen wegen seiner Präsenz, Brillanz und der Fähigkeit, in Diskussionen feine Nadelstiche zu setzen.

Am frühen Morgen des Prüfungstages versuchte ich im überfüllten Nahverkehrszug mit verrußten Scheiben zwischen Leipzig und Halle, mein Prüfungswissen zu rekapitulieren: Tod im Wasser? Nahschuss? Wundalter? Keine Ahnung; panikbedingte Denkhemmung. Als ich hereingerufen wurde, wartete die Kommission auf Prokop. Als er erschien, entschuldigte er sich zunächst für sein Zuspätkommen. Er sei erst verspätet aus seinem Berliner Institut weggekommen und auf der Autobahn sogar „geblitzt" worden. Bedauerndes Gemurmel. Ich saß in Erwartung eines Kreuzverhörs ziemlich unbeachtet auf meinem Stuhl. Vielleicht waren auch deshalb meine Ängste verflogen. Im Examen waren die Professoren bemüht, besonders originelle oder auch witzige Fragen zu formulieren. Dabei wandten sie sich nur kurz an mich, vielmehr – augenfällig um Beifall heischend – an Prof. Prokop. Er thronte über allem. Nachdem er mich mit einem Thema aus der Genetik und einem freundlichen Nicken bedacht hatte, war die Prüfung beendet. Mit dem erfolgreichen Examen in seinem Beisein waren meine letzten Zweifel an der Berufswahl ausgeräumt.

Mikrokosmos Familie im real existierenden Sozialismus

Mit der Geburt von Robert 1972 wurde das Leben nicht einfacher. Der Tag begann um 5:45 Uhr. Die Verknüpfung von Familie und Beruf machte alle DDR-Bürger zu Frühaufstehern. Auch in unseren Instituten begann der Dienst um 7:15 bzw. 7:30 Uhr. Die laufenden Bereitschaftsdienste des Ehepaars Wegener mussten aufeinander abgestimmt werden. Nachts klingelte das Telefon neben meinem Bett, mindestens zweimal wöchentlich. Mit meinem Ammenschlaf war ich immer sofort empfangsbereit. Die nächtlichen Telefonate wiederholten sich in Stereotypie: „Kriminaldienst VPKA Rostock – Wir haben eine Leiche" oder „ Hier Blutspende-Labor – HLA-Typisierung zur Organtransplantation"[67]. Jeder Anruf bedeutete eine Abwesenheit von mehreren Stunden. Wir kamen kaum zur Ruhe. Wenige Abende gemeinsamer Freizeit ermöglichte uns das hochbetagte Ehepaar Maria und Alois Jentsch, das seit Anfang der 50er-Jahre im Obergeschoss unserer Doppelhaushälfte in zwei kleinen Zimmern mit winziger Küche wohnte. Sie hatten ihre drei Söhne im Krieg verloren und trauerten der sudetendeutschen Heimat immer noch nach. Ihre Gemeinsamkeit und Vertrautheit hielt sie am Leben. Es klingt sentimental: In unserem Sohn Robert fanden sie offenbar ein spätes Glück. Sie beobachteten Robertl, wie sie ihn nannten, aus ihrem Fenster, wenn er im Innenhof und Garten herumkrabbelte. Dabei ließen sie Bonbons herunterfallen oder steckten ihm ein Stück Kuchen zu. Frau Jentsch machte uns wiederholt das Angebot *„an Robertls Bett zu wachen"*. Hin und wieder nahmen wir ihre Offerte an. Nachdem Robert eingeschlafen war, setzte sich die alte Frau auf einen Stuhl neben das Kinderbett und schaltete im abgedunkelten Zimmer ihre lichtschwache Taschenlampe ein. Kamen wir zurück, hatte sie ihre Sitzposition nicht verändert. Freundlich lächelnd schlich sie sich mit der Taschenlampe in ihrer zittrigen Hand davon. Das hat uns sehr berührt.

Im Januar 1975 kam unsere Tochter Susanne zur Welt. Bei der Geburt durften seinerzeit die Eltern nicht anwesend sein. Nachdem ich

67 *Steht ein Spenderorgan für eine Transplantation zur Verfügung (am häufigsten Niere) muss ohne Verzug eine Untersuchung des Gewebetyps (HLA-Antigene) aus einer Blutprobe des Verstorbenen erfolgen, um einen passenden Empfänger zu finden. Die Antigenmuster der auf ein Organ wartenden Empfänger sind in internationalen Datenbanken gespeichert.*

meine Frau spätabends vor der Entbindungsstation des Klinikums Südstadt ihrem Schicksal überlassen musste, fuhr ich nach Hause. Am Vormittag erreichte mich im Institut der erlösende Anruf meines ehemaligen Kommilitonen Hartmut Hopp, der als Geburtshelfer beteiligt war. Anruf: *„Gute oder schlechte Nachricht"?* Ich wollte erst die schlechte Mitteilung hören. „Es ist ein Mädchen". Es war die Wiederholung eines Telefonscherzes. Bereits als Robert im Januar 1972 das Licht der Welt erblickte, krähte Hartmut ins Telefon: *„Hier Kripo Rostock, Leichenschau in Reutershagen"*. Während ich erklärte, keinen Dienst zu haben, begann er zu lachen: *„Es ist ein Junge"!* Nun waren wir eine komplette Familie mit zwei wunderbaren, gesunden Kindern. Allerdings waren Sibylle und ich vollbeschäftigt, zudem in Bereitschaftsdienste integriert. Die familiären und vielfältigen beruflichen Pflichten waren nicht mehr miteinander zu vereinbaren. Uns kam das Glück zur Hilfe. Wir fanden für unsere Kinder in unmittelbarer Nachbarschaft „Tagesmütter". Frau *Will* und Frau *Buß* integrierten Robert und Susanne in ihre Familien. Dazu bekamen wir, plötzlich und unerwartet, auch ausreichend Platz für unsere vergrößerte Familie. Meine Frau – schon erkennbar mit Susanne schwanger – begleitete mich im September 1974 für drei Tage zu einer medizinischen Tagung. Frau Will hatte gerne die Betreuung von Robert übernommen. Als wir am Wochenende zurückkamen, war die Wohnung zu unserem großen Erstaunen verwaist. Wir erfuhren, dass Herr Jentsch, am Küchentisch sitzend, plötzlich verstorben sei. Seine Frau war am Folgetage auf dem Weg zu einem Bestattungsinstitut auf der Straße tot umgefallen. Kann man einem so eng verbundenen Paar einen besseren Tod wünschen?

Nach Dienstschluss hatten sich die „Zuständigkeiten" im Haushalt wie selbstverständlich geregelt. Sibylle kümmerte sich um die Aufgaben in der Küche; ich durfte mit den Kindern zusammen sein. Sie machten es mir sehr leicht, weil sie, nicht nur in der Vorschulzeit, einander sehr zugetan waren: Enge Geschwisterliebe. Ich hatte gelernt, wie man die UKW-Antenne für das Westfernsehen je nach Witterungsverhältnissen zum Sendemast Bungsberg (Ostholstein) auszurichten hatte. So saß ich zwischen den Kindern auf der Couch und schaute mit ihnen die „Sesamstraße“. Wir alle waren mit *Erni, Bert, Graf Zahl, Kermit* und dem *Krümelmonster* auf das Engste verbunden. Ich vergaß alles, was ich im Laufe des Arbeitstages als Gerichtsarzt so erledigt hatte. War das im Sektionssaal erlebte besonders bedrückend, nahm ich beide Kleinkinder mit in die Badewanne und genoss ihre körperliche Nähe und Unversehrtheit. Das Abendessen nahmen wir gemeinsam ein. Berufliches kam nicht zur Sprache.

Den 18-tägigen Jahresurlaub verbrachten wir in der Hochsaison im Wochenendhaus meiner Eltern in Dierhagen-Neuhaus an der Ostsee. Mit Susanne in der Tragetasche und Robert auf dem Rücken wanderten wir etwa 1,5 km zum FKK-Strand in Richtung Klein-Müritz, um den feinsandigen breiten Strand vor einer intakten Dünenlandschaft zu erreichen. Dahinter breitete sich das Naturschutzgebiet Ribnitzer Moor aus. Pures Glück! Der mühsame Weg entfernte uns von dem Getümmel der Camping- und Tagesurlauber auf den Strandabschnitten in Nähe der Zufahrtsstraße. Hin und wieder donnerten sowjetische Jagdflugzeuge vom Typ MiG in geringer Höhe über uns hinweg, die im nahe gelegenen Fliegerhorst Pütnitz bei Ribnitz-Damgarten gestartet waren. Die Versorgung mit Nahrungsmitteln und Getränken erfolgte über eine Konsum-Verkaufshalle. In der langen Warteschlange schon früh am Morgen wurde geredet und gelacht; manche Urlauber knüpften soziale Kontakte.

An sonnigen Tagen einte die DDR-Urlauber eine positive Grundstimmung: Endlich Ferien, gleich haben wir ein Frühstück und bald werden wir am Strand sein. Es ist aber durchaus vorstellbar, dass einige von ihnen nach Erlangung der Reisefreiheit zu der Kategorie ständig mäkelnder Touristen aus der Bundesrepublik Deutschland zählen würden.

Wenige Schritte vom Wochenendhaus entfernt gab es einen Zeitungskiosk. Mutter hatte es mit der Verkäuferin verabredet, dass Zeitungen und Zeitschriften, wie das „Magazin“, die „Wochenpost“ und der „Eulenspiegel“ in einem Exemplar des „Neuen Deutschland“ vom Vortag verborgen wurden. Auf den Code-Namen „Frau Wegener“ lagen diese Preziosen für uns bereit. Beliebte Zeitungen und Zeitschriften waren rasch vergriffen. Die Bezahlung erfolgte diskret am Nachmittag. Eine listige Regelwidrigkeit, die Spaß bereitete.

Mit dem Erwerb des Grundstückes in Neuhaus hatte es seine eigene Bewandtnis. Nach mehrfachen Versuchen war unser Vater daran gescheitert, in seinem geliebten Ahrenshoop ein Ferienhaus zu erwerben. Er erklärte sein Scheitern damit, nicht zu den „*Großkopfeten*“ zu gehören. Unerwartete Rettung kam 1963 von meinem Bruder Manfred. Er hatte als Bauleiter Bagger-und Befestigungsarbeiten in den Boddengewässern hinter der Halbinsel Darss-Fischland zu betreuen. Diese Baumaßnahmen waren Bestandteil des Projektes „Küstenkanal“[68]. Dabei fand er freundschaftliche Kontakte zu dem Bürgermeister in Dändorf. Von ihm erhielt er den Tipp, dass in Dierhagen-Neuhaus Feriengrundstücke für Volkseigene Betriebe erschlossen würden. Einige kleinere Flächen wären für Privatleute in Erbpacht verfügbar. Vater war von dieser touristisch wenig erschlossenen, ihm bisher unbekannten Ortschaft geradezu begeistert.

68 Der Küstenkanal sollte ausgehend von dem 1960 eröffneten Rostocker Überseehafen eine für die Binnenschifffahrt durchgängige Verbindung bis zur Oder herstellen. Grobe Planungsfehler und Geldmangel ließen das Projekt nach wenigen Jahren scheitern. Einige Relikte des Kanals sind in der weiteren Umgebung von Neuhaus als bewachsene Angelgewässer bei Torfbrücke oder Körkwitz Hof noch zu besichtigen.

Wald, Wiesen und Moorlandschaft. Nachdem ihm ein attraktives Waldgrundstück zugewiesen worden war, musste er sich plötzlich mit einem anderen Grundstück in Straßennähe zufrieden geben. Wahrscheinlich hatte er es versäumt, der entscheidenden Person einen Umschlag mit den „richtigen Geldscheinen" zu übergeben. Auch im Arbeiter- und Bauern-Staat war die Korruption zu Hause. Gleichwie: Er schaffte es, mit geringen finanziellen und großen gestalterischen Mitteln das Grundstück in eine Idylle zu verwandeln.

Nach seinem frühen Tod war es ein wiederholt erklärter Wunsch unserer Mutter, dass das Ferienhaus noch lange als Ort der Erinnerung und Begegnung der Familien ihrer drei Söhne überdauern solle. Sachwalter dieses Wunsches und mithin auch Erbe des Anwesens sollte ich werden. Damit kam auf mich die Aufgabe zu, das Gebäude zu erhalten und das Grundstück zu pflegen. Der aus Pressspanplatten gefertigte Fertigbau vom Typ „Stralsund" mit seiner Anfälligkeit für Hausschwamm, die Umzäunung des Grundstückes und die vom Sturm gefällten Moorbirken haben mich im Laufe der Jahre immer wieder beschäftigt.

Neuhaus hat in den 70er-Jahren mit zunehmender Bebauung viel von seiner Ursprünglichkeit verloren. Im schönsten Areal des Strandwaldes von Dierhagen wurde auf Anregung des in der Region ein Wochenendhaus besitzenden Ribnitzers Egon Krenz, damals als 1. Sekretär des Zentralrates der FDJ wohl schon Kronprinz von Erich Honecker, ein exklusives Hotel für Gäste der Regierung errichtet. Exklusiv im Wortsinn: Betreten für den Normalbürger verboten. Alles streng bewacht. Über Gesträuch und Kiefern hinweg hörte man das Plopp-Plopp von Tennisbällen. Die hügeligen Dünen in Richtung Graal-Müritz wurden mit Bulldozern glatt gewalzt, um mit überstarken Suchscheinwerfern eines Wachturms mögliche Republikflüchtige auf Schleichwegen zum Strand zu entdecken. Die Betriebsferienheime in unserer Nachbarschaft waren – behutsam formuliert – hässlich. Man sah ihnen an, dass sie kostengünstig sein mussten und nur der Unterbringung von Menschen dienten. Die benachbarten Gebäude waren eingeschossig. So konnten wir uns durch Heckenpflanzungen und Pergola-Begrünung einen Blickschutz verschaffen.

Der Urlaub in Neuhaus war wie eine Metapher auf den Lebensalltag in der DDR. Wir schirmten uns ab und waren stets auf der Suche nach neuen Eindrücken und schönen Momenten. Ich erinnere mich an viele ausgefüllte und glückliche Tage mit meiner Frau und den Kindern.

Robert und Susanne durchlebten eine erfolgreiche, konfliktarme Schulzeit. Sie verwöhnten uns von der ersten Klasse bis zum Abitur mit sehr guten Zensuren. Die Rituale der Pionierorganisation „Ernst Thälmann" hatten sich seit meiner Kindheit nicht verändert. Ein neues Instrument der politisch-ideologischen Einflussnahme hingegen war die inflationäre Verleihung von Ehrenurkunden. Robert und Susanne erwarben als Schüler im Alter von 7 Jahren das erste Sportabzeichen. Die Urkunde stand unter dem Motto „BEREIT ZUR ARBEIT UND ZUR VERTEIDIGUNG DER HEIMAT", was für einen Erstklässler wohl doch etwas zu hoch gegriffen ist. Die Urkunden „Für gutes Lernen in der sozialistischen Schule" übergaben uns die Kinder von der Grundschule bis zur erweiterten Oberschule: 2 x 12 identische Exemplare, hergestellt im *VEB Vordruckleitverlag Spremberg* und geschmückt mit dem Staatswappen der DDR: Völlige Gedankenlosigkeit und Monotonie.

Selbst die Anerkennung von außerschulischen Erfolgen wurde in einen politischen Kontext gestellt. Robert, der immer ein besserer Schachspieler war als ich, wurde als Sieger eines Schachturniers seiner Schule „Zu Ehren der 40. Jahrestages der Befreiung"

geehrt. Susanne, die nach 7-jährigem Klavierunterricht am Rostocker „Konservatorium Wagner-Regeny" ihre Abschlussprüfung mit Auszeichnung bestanden hatte, erhielt von ihrer Klavierlehrerin folgende Gesamteinschätzung: „Sie leistete mit der Erfüllung der ihr gestellten Aufgaben einen wichtigen Beitrag zum geistig-kulturellen Leben in unserer Gesellschaft und hat mit dem Abschluss der Musikschulausbildung in der Grundstufe die Befähigung für eine qualitativ anspruchsvolle Tätigkeit im volkskünstlerischen Schaffen erworben". Wie wir nach 1990 erfuhren, war die Verfasserin dieses grandiosen Textes informelle Mitarbeiterin der Staatssicherheit.
Eine besondere Ehrung erreichte uns schon im Oktober 1975 und betraf die ganze Familie. Auf einem Formblatt war zu lesen: „Die Hausgemeinschaft der Straße der Befreiung 61 wird für hervorragende Leistungen zu Ehren des 26. Jahrestages der DDR und im 30. Jahr der Befreiung vom Faschismus als Vorbildliche Hausgemeinschaft ausgezeichnet". Eine Begründung für die Auszeichnung vom Kreisausschuss der Nationalen Front der DDR lag nicht vor. Nach längeren Überlegungen hatte ich eine Idee. Wahrscheinlich hatte meine Gewohnheit, nicht nur den Vorgarten, sondern auch die kleine Grünfläche vor dem Gartenzaun in Ordnung zu halten, den Ausschlag gegeben. Diese hier beispielhaft aufgelisteten Urkunden sind bei näherer Betrachtung selbstentlarvende Zeitdokumente. Längst hatte die SED-Führung, in ihrem ideologischen Korsett eingezwängt, den Blick für die Realität verloren. Trotz allem: Viele außerschulische, gut organisierte Wettbewerbe, wie Spartakiaden (Tennis), Mathematik-Olympiaden, Feste der Jungen Talente oder der Johann Sebastian Bach-Wettbewerb waren für meine Kinder inspirierend und aufregend.

Sibylle und mir standen mit der Qualifikation zum Facharzt alle Wege offen. Überdies waren wir ausgestattet mit Haus, „Datsche" an der Ostsee und einem Auto. Mit meinem neuen PKW Wartburg 353 wurde ich an der Tankstelle oder auf dem Parkplatz ganz unverblümt darauf angesprochen, ob das Auto in meinem jugendlichen Alter etwa mir selber gehöre. Da mir die Fragerei peinlich war, verneinte ich. Freunden und Mitarbeitern hingegen vertraute ich an, dass mir das Fahrzeug von einem Onkel per Genex[69] geschenkt worden war. In den 70er-Jahren mussten die Mitbürger 8 bis 10 Jahre auf die Auslieferung eines PKW warten[70]. Der Frust über diese Situation war allgegenwärtig. Hatte man Westgeld zur Verfügung, ließ sich ein Farbfernseher aus DDR-Herstellung, wie der COLOR 20, oder Holz-Möbel aus Hellerau bei Dresden auf die Schnelle beschaffen. Die DDR-Bürger ohne Westverwandtschaft fühlten sich zu Recht benachteiligt. Der Begriff „Zwei-Klassen-Gesellschaft" machte die Runde: Die *mit* und die *ohne*. Wir gehörten zweifelsohne zu den Privilegierten. Was ich allerdings erst nach Kenntnis meiner Unterlagen des Staatssicherheitsdienstes erfahren sollte: Die Stasi war über den Erwerb meiner Genex-PKW der Jahre 1978 und 1984 (mit Vermerk des Kennzeichens) sowie sonstiger Zuwendun-

---

69 *Die Geschenkdienst- und Kleinimporte GmbH (Genex) war eine wesentlich Devisenquelle des Arbeitsbereiches „Kommerzielle Koordinierung", die für den verdeckten Handel mit dem kapitalistischen Ausland zuständig war. Nach Statistiken der Bundesbank sollen zwischen 1962-1989 der Volkswirtschaft der DDR etwa 3,3 Milliarden DM zugeflossen sein. Unser Wartburg 353 kostete Onkel Walter 9000 DM und war innerhalb von 3 Monaten verfügbar. Der „Werktätige" aus der DDR musste dafür 20.000 Mark der DDR hinblättern.*

70 *1973 erstattete eine Frau im Volkspolizeikreisamt Rostock eine Vermisstenanzeige. Sie habe sich von ihrem Ehemann getrennt und in der Wohnung einen Abschiedsbrief vorgefunden. Darin hat dieser mitgeteilt, dass er sich das Leben nehmen und sie mit dem Verlust von „Sohn und Auto" bestrafen werde. Er hat seine Suizid-Androhung wahr gemacht und war im Stadthafen über einer Kaimauer hinweg in die Warnow gefahren. Als das Fahrzeug mit einem Kran aus der Warnow geborgen wurde, war ich als Leichenschauarzt zugegen. Der Suizident hatte seinen 9-jährigen Sohn an den Beifahrersitz gefesselt. Türgriffe und Fensterkurbeln hatte er entfernt, um eine etwaige Selbstrettung zu verhindern. Vater und Sohn waren im Fahrzeuginneren ertrunken. Dieser außergewöhnliche Fall einer „erweiterten Selbsttötung" hat mich damals erschüttert.*

gen bestens informiert. Bei der Überwachung unserer Post (Briefe und Kleingutsendungen) überliefen den wachsamen Genossen auch Fehler. So war ermittelt worden, dass meine Mutter, Ruth Wegener, 1983 in die BRD übersiedelt sei. Ein grober Fehler. Mutter war überzeugte DDR-Bürgerin.

Mein kometenhafter Aufstieg in der Volksmarine

Diensttauglich

In meinem Wehrdienstausweis ist als Musterungstermin der 10.10.1963 vermerkt. Um dem 18-monatigen Grundwehrdienst zu entgehen, verpflichtete ich mich zu meiner Verwendung als Militärarzt der Reserve. Über die Zuordnung in die „Chemischen Dienste" war ich nicht erfreut; dazu hatte man über den „Gaskrieg" im 1. Weltkrieg zu viel erfahren. Meine Musterungsuntersuchung wurde von einer mir mütterlich erscheinenden Ärztin[71] durchgeführt, die mit ernstem Blick den Kopf schüttelte, als sie von meiner Zweckbestimmung als Arzt in chemischem Dienst erfuhr. Bei der ärztlichen Exploration bemängelte sie mein vermindertes Lungenvolumen, die Zyanose der Lippen, den verlangsamten Puls sowie meine Platt-, Senk- und Spreizfüße. Meine Herzfunktionen wären noch einmal zu überprüfen. Dann fragte sie mich nach meinem Allgemeinbefinden. Ich ahnte, dass sie mir den Weg zu einer Wehrdienstuntauglichkeit eröffnen wollte und erwiderte stur und vorschnell: *„Mir geht es sehr gut"*. Ich wollte keineswegs ein Drückeberger sein. So erhielt ich das Prädikat „tauglich".

Am 15.06.1976 wurde ich wie aus heiterem Himmel als Militärarzt für zwei Monate auf die Insel Dänholm bei Stralsund eingezogen. Nun ärgerte ich mich maßlos über meine fast dreizehn Jahre zurückliegende Dummheit. Von meinen medizinischen Kollegen, die sich

71 Näheres s. Prof. Dr. med. Gisela Teichmann, Innere Medizin Abtlg. Kardiologie, cpr.uni-rostock.de

wie ich zum Reservistendienst verpflichtet hatten, hätte ich wissen müssen, dass seinerzeit Ärzte gerade mit einer längeren Berufserfahrung einberufen werden. Nun ereilte mich das Schicksal.

In der „Fakultät Seestreitkräfte der Militärakademie der NVA (Nationale Volksarmee)" erlernte ich gemeinsam mit ärztlichen Kollegen und Apothekern gleichen Alters die Geheimnisse des Exerzierens und des militärischen Grußes. Ich fiel durch Unbeholfenheit auf. Nach wenigen Tagen hatte ich „aus dem Glied" hervorzutreten und vor versammelter Kompanie die richtige Durchführung der „Ehrenbezeugung" sowie die Drehung „auf dem Fuß" in die befohlene Marschrichtung zu demonstrieren. Wir machten uns über die Situation lustig, was wir vor dem „Spieß" (Dienstgrad in der Marine: Wachtmeister) zu verbergen wussten. Hier und da blitzte der subversive Humor des „braven Soldaten Schwejk" hervor. Ein Reservist verschob fortgesetzt – ganz geringfügig – seine Tellermütze nach links. Immer wieder sah sich der „Spieß" veranlasst, auf den geraden Sitz der Mütze hinzuweisen.

Bei besonderen Anlässen hatten wir in Reihe anzutreten. Ein Offizier nahm die Formation ab und verharrte vor jedem mit militärischem Gruß. Wir hatten mit fester Stimme zu erwidern: *„Ich diene der Deutschen Demokratischen Republik!"*. Ein Reservist brüllte diese Ehrenbezeugung stets aus voller Kehle. Es war eine blanke Verhöhnung.

Bald war ausgemacht, dass die Staatssicherheit in die Grundausbildung einen Informanten eingeschleust hatte. Eines Morgens erschien „unser Aufpasser" verspätet auf dem Exerzierplatz, weil man seinen Spind mit Kette und Schloss versperrt hatte. Dieser Böse-Buben-Streich wurde zu unserer klammheimlichen Freude ein voller Erfolg. Er wurde beim Morgenappell vom Spieß mit drastischen Worten zurechtgewiesen.

Auf Antrag durfte man das Marineobjekt am Rügendamm verlassen. Dem Kontrollposten war der Inhalt der Hosentaschen vorzuweisen. Neben Wehrdienstausweis und Ausgangsbescheinigung waren ein Portemonnaie und ein weißes, gefaltetes Stofftaschentuch mitzuführen. Die Mitnahme von Kondomen und eines Taschenkammes wurde empfohlen. Weitere persönliche Gegenstände durften beim Ausgang nicht mitgeführt werden. Als 33-jähriger Maat der Volksmarine konnte ich trotz bebänderter Tellermütze mit weißem Stoffbezug und offenem Kieler Kragen niemanden beeindrucken. Ich besuchte das Theater Stralsund. In der Theaterpause wurde ich bei dem Gedränge am Getränkebuffet von den Serviermädchen schlechthin „übersehen". Zutiefst frustriert blieb ich für den Rest der Dienstzeit in der Kaserne. Am 30.06. wurde ich mit den anderen Reservisten zum „Meister" befördert. Fortan durfte ich Schirmmütze und Uniformjacke tragen. Nach acht verschwendeten Wochen stand ich neben meinem Seesack vor dem Kasernentor und wartete auf Sibylle, die mich mit dem PKW abholte. Als sie mich mit ihrem Basthut und einem farbenreichen Sommerkleid in die Arme nahm, kehrten Selbstbewusstsein und Lebensfreude wieder zurück.

Der Kernwaffenschlag

Bereits einige Wochen später, am 18.10.1976, war ich früh im Institut, um mich auf die Vorlesung um 8:00 Uhr vorzubereiten. Unvermutet klingelte mein Telefon. Aus dem Hörer kam eine Stimme im Befehlston: *„Sie sind gemäß Einberufungsbefehl M (Mobilmachung) unverzüglich einberufen. Die Nichtbefolgung wird strafrechtlich verfolgt. Alles streng geheim. Keine Kontaktaufnahme mit Dritten. Die Zeitdauer der Abwesenheit ist noch nicht festgelegt; das Institut wird gesondert informiert"*. Völlig konfus blieb ich an meinem Schreibtisch sitzen. Mit Blick auf den regen Straßenverkehr und den üblichen Geräuschen des Dienstantrittes im Sekretariat legte sich meine Panik. Der Beginn des 3. Weltkrieges stand wohl nicht bevor. Ereignisse von großer militärpolitischer Dimension politischer Bedeutung waren mir nicht bekannt. Der NATO-Doppelbeschluss mit der Stationierung mit Atomsprengköpfen ausgestatteter Mittelstreckenraketen lag noch in weiter Ferne. Ich vermutete, dass meine Akten noch nicht weggeräumt waren.

Nachdem ich der Sekretärin das Versprechen abgenommen hatte, meine Frau zu informieren, machte ich mich auf den Weg. Der *Gestellungsort* war ein zu Fuß erreichbares Wehrkreiskommando. Gegen 7:45 Uhr traf ich dort ein. Im Eingangsbereich standen mit furchteinflößenden Kalaschnikows bewaffnete Soldaten. Bei Prüfung meiner Identität sah ich noch kein Häkchen in der Namensliste der einberufenen Reservisten. Ich war augenscheinlich der Allererste. Aus einer Gulaschkanone wurde mir Kaffee angeboten, den ein Genosse Soldat mit einer Schöpfkelle aus Aluminium geschickt in einen großen Kaffeepott aus Blech goss. Dann wurde ich in einen geräumigen Kellerraum gebracht, der wohl als Sammelstelle dienen sollte.

Im Laufe des Vormittags füllte sich der Raum mit Personen, die aus ihrem Zorn über die „Scheiße" keinen Hehl machten. Mir war lediglich ein Kollege aus der Chirurgischen Universitätsklinik bekannt. Gegen 14:00 Uhr erging das Kommando *„Essen fassen"*. Es gab Gulasch, dazu eine dicke Scheibe Graubrot; mein Vater hätte das wohl als Kommissbrot bezeichnet. Später kam Bewegung in die Szenerie. Jetzt wurden bevorzugt „Werktätige" in Arbeitskleidung hinunter geführt. Sie waren dem Einberufungsbefehl nicht gefolgt und an den Orten ihrer Tätigkeit „eingesammelt" worden. Einige waren stark alkoholisiert. Nun traten Marineoffiziere auf den Plan und erläuterten die militärische Lage. Wir hätten nach einem imperialistischen Kernwaffenschlag in kürzester Zeit einen Verbandsplatz aufzustellen und die Funktionsfähigkeit unter Gefechtsbedingungen aufrechtzuerhalten. Der Ort müsse geheim bleiben. Je besser wir unseren Kampfauftrag erfüllen, desto schneller wären wir wieder zu Hause.

Nach Einbruch der Dunkelheit kam das Kommando *„Abmarsch"*. Wir bestiegen die Ladefläche eines LKW, wo wir auf Holzbänken Platz fanden. Eine kleine Kolonne von zwei oder drei LKW mit etwa 80 Reservisten setzte sich mit unbekanntem Ziel in Bewegung. Die LKW-Planen waren blickfest herunter gezurrt. Allgemeines Schweigen. Jeder hing seinen Gedanken nach. Die Alkoholisierten schliefen ihren Rausch aus. Nach mehrstündiger Fahrt mit Zwischenimbiss erreichten wir die Lichtung eines ausgedehnten Waldgebietes. Angekommen, wurden wir mit Kampfanzug und Schiffchen-Mütze der NVA Volksmarine ausgestattet. Nach dem Befehl *„Nachtruhe"* brachte man uns in einem Mannschaftszelt unter. In der Morgendämmerung bestätigte sich mein vager Verdacht vom Vorabend. Wir waren auf der Landzunge Bug der Halbinsel Wittow auf Rügen gelandet; in Sichtweite die mir vertraute Silhouette der Insel Hiddensee. Nachdem wir uns nach dem Weckruf *„Alarrrm"* aufgestellt hatten, marschierten wir zu einem Sanitätszelt, in dem ein langes Rohr mit Kaltwasserhähnen und mehrere Pissoirs untergebracht waren. Nach dem schon bekannten Kommando *„Essen fassen"* nahmen wir ein Fresspaket entgegen.

Ein Korvettenkapitän erteilte unserer Gruppe von etwa 30 Mann den Tagesbefehl zur Errichtung des Verbandplatzes. Wir hätten einen feindlichen Angriff mit Kernwaffen zu erwarten. Das hörte sich bedrohlich an. Unsere „Gefechtsaufgabe" wurde detailreich beschrieben. Im Zugangsbereich war eine Zeltüberdachung zur Triage der verwundeten Soldaten aufzubauen. Die weiteren Wege waren gekennzeichnet: Schwerstverletzte (hoffnungslose Fälle), lebensbedrohlich Verwundete (sofortige Behandlung – Operation) und gehfähige „leicht" Verwundete (ambulante Behandlung der Strahlengeschädigten- Dekontamination). Die nicht mehr zu behandelnden Fälle waren in ein etwas abseits stehendes Zelt zu transportieren.

Unser OP-Zelt musste mit zwei OP-Tischen nebst Beleuchtung, Narkosegeräten, Medikamentenschränken, einer Sterilisationsanlage und Sirokko-Dieselheizungen ausgestattet werden. Es waren Zelte für Krankenbetten und ein Sanitärbereich vorzubereiten. In zwei Tagen sollte alles fertig sein; für etwaige technische Hilfen wäre eine Pioniertruppe mit Kraftfahrzeugtechnik abgestellt.

Nachdem der Marineoffizier seine lange Rede beendet hatte, beorderte er mich zusammen mit dem chirurgischen Kollegen vor die aufgereihten Reservisten: *„Herhören: Genosse Dr. Wegener ist Kommandant des Verbandplatzes und Genosse Dr. Podzus der verantwortliche Chirurg. In 30 Minuten fangen wir mit dem Aufbau an.“* Der Korvettenkapitän schien mein unverhülltes Entsetzen bemerkt zu haben und zog mich zur Seite. Ich erklärte ihm, dass ich völlig inkompetent sei: Keine Ahnung von technischen Dingen, kein Chirurg. Seine Erwiderung war nicht unfreundlich, aber militärisch kurz. Ich könne von Berufs wegen am allerbesten Tote von Lebenden unterscheiden und würde aufgrund meiner anatomischen Kenntnisse sehr schnell lernen, wie eine Amputation durchzuführen sei. Inzwischen hatten sich einige Reservisten schon mit einer Gruppe von Pionieren der auf dem Bug stationierten 6. Flottille zusammen getan. Die kannten sich aus und schlugen die geeigneten Orte für die Aufstellung der Zelte vor. Es war ein völlig absurdes Gefühl, als sie von mir meine Zustimmung einholten.

Was in den folgenden beiden Tagen geschah, befreite mich von allen Sorgen. Mit Eigeninitiative machte sich der Trupp an die Arbeit, wobei einige Reservisten durch ihre Tätigkeit auf Baustellen, in Produktionsgenossenschaften des Handwerks (PGH) – vielleicht auch durch Schwarzarbeit – universelle Fähigkeiten zu haben schienen. Ich beteiligte mich als Hilfsperson so gut ich konnte, war aber weder Willens noch in der Lage, irgendwelche Kommandofunktionen auszuüben. Nach zwei Tagen war der Aufbau des Feldlazarettes beendet. Am Morgen des dritten Tages hatten wir vor dem zuständigen Korvettenkapitän in Anwesenheit von zwei höheren Marineoffizieren Aufstellung zu nehmen. Seine Anspannung war unübersehbar; die Informationen trug er wie im Stakkato vor: *„Heute beginnt das Manöver, im Laufe des Vormittags werden die Verletzten über das Wasser antransportiert. Es ist allerhöchster Besuch zu erwarten. Nehmt eure Plätze ein und – Genossen Reservisten – macht mir keine Schande"*.

Das Theater konnte beginnen: Der breite Weg zur Schiffsanlegestelle war mit frischem und sorgfältig geharktem Kies verschönt. Bald trafen die ersten „Verwundeten" auf Rettungstragen und Transportliegen ein. Den liegend Transportierten waren Zettel beigelegt: „verstrahlt", „schwerst verletzt" und „OP". Die Strahlungsgeschädigten waren weiß geschminkt, um die Augen hatte man dunkles Make-up aufgetragen. Die Marine engagierte für die Herrichtung der Verwundeten Maskenbildner des Sommertheaters Putbus[72]. Die „Schwer- und Schwerstverletzten" trugen pittoreske Verbände an Kopf, Rumpf oder Extremitäten. Den Gehfähigen waren Zettel mit Hinweisen „Dekontamination" oder „ambulante Therapie" an den Kampfanzug geheftet.

Zum Wasser hin wurde eine Kapelle mit lauter werdender Marschmusik hörbar, als unser Korvettenkapitän heran eilte und rief. *„Sie kommen; ein Verwundeter sofort ins OP-Zelt"*. Ich ließ alles stehen und liegen, um an den OP-Tisch zu kommen. Kollege Podzus über-

72 Das klassizistische Sommertheater wurde zur Zeit von Fürst Malte zu Putbus 1819-1820 errichtet und 1826 noch einmal zur Verbesserung der Akustik umgebaut. Als Außenstelle des Stralsunder Theaters war es in den 60er- und 70er-Jahren des vergangenen Jahrhunderts mit viel beachteten Inszenierungen sehr erfolgreich.

nahm die Regie: OP-Kittel, OP-Mütze und -Maske und OP-Handschuhe anlegen! Verwundeter zur Durchführung einer Bauch-Operation auf den OP-Tisch lagern und mit einem Tuch abzudecken! Im Bauchbereich hatte er ein Lochtuch platziert; darunter war ein mit Theater-Blut gefüllter Ballon-Katheter verborgen. Den Katheter hatte er mit einer Kornzange geschlossen. Die Narkose war mit Beatmungsbeutel und -maske vorbereitet. Als verletzter Patient agierte ein Statist, der seine Rolle mit Hingabe übernahm.

Das Musikkorps der Volksmarine verstummte. Nach kurzer Zeit wurde der Zelteingang durch zwei Stabsmatrosen weit geöffnet und vier Admiräle der Volksmarine der NVA und der Baltischen Rotbannerflotte der Sowjetunion[73] traten nebst Gefolge ein. Wir starteten den operativen Eingriff, indem ich die Kornzange öffnete und mit rhythmischem Drücken auf den Ballon eine pulsierende Blutung aus dem Bauchraum vortäuschte. Podzus hantierte mit dem OP-Besteck herum und vernähte die nicht vorhandene blutende Wunde. Ich beatmete den tief bewusstlosen Verwundeten über den Narkosebeutel. Die Admiräle blieben stehen und bestaunten die Szenerie. Dann nickten sie uns anerkennend zu und verließen, das Gespräch wieder aufnehmend, das OP-Zelt.

Ich eilte zurück zum Triage-Bereich, um die Ansammlung von Verwundeten nach den vereinbarten militärmedizinischen Regeln aufzulösen. Längst hatten sich die Opfer des Kernwaffenschlages von

---

73 Zu den Manöverbeobachtern gehörte der Chef der Volksmarine, Admiral Wilhelm Ehm, der von einigen am Manöver beteiligten Marineangehörigen „Bockwurst-Willi" genannt wurde. Das galt seinerzeit als Zeichen der Anerkennung und Volksnähe.
Die Baltische Flotte wurde 1696 durch Zar Peter I. gegründet. Nach einem Beschluss von Stalin benannte man sie ab 1935 Rotbanner Flotte. Die Matrosen des Panzerkreuzers „Aurora" feuerten 1917 den Startschuss für die Oktoberrevolution in Russland ab. Der Besuch von sowjetischen Admirälen dieser Flotte galt in der Volksmarine als besondere Ehre.

ihren Liegen und Tragbahren erhoben; manche gönnten sich eine Zigarette. Offensichtlich hatten sie an der professionellen Herrichtung mit Schminke, Kunstblut und Verbandsmaterialien größtes Vergnügen. Plaudernd und lachend warteten sie auf ihre Abholung. Das Stabsmusikkorps hatte wieder zu spielen begonnen und entfernte sich, leiser werdend, zur Anlagestelle. Das Manöver war eine gelungene Show für die Admiralitäten. Der Abbau des Verbandplatzes war innerhalb eines Tages beendet. Im Abschlussappell wurde das Manöver als außerordentlich erfolgreich gewertet. Ein besonderes Lob erhielten die Genossen Ärzte vom Regimentsverbandplatz. Sie hätten mit einer baldigen Beförderung zu rechnen. Wenige Wochen später war ich Leutnant der Reserve.

Immer noch nicht genug

Vom 10.11. bis 18.12.1981 ereilte mich die Einberufung zum dritten Mal. Etwa 30 Mediziner und Apotheker mussten in die „Militärmedizinische Sektion" der Ernst-Moritz-Arndt-Universität Greifswald einrücken. Der tägliche, etwa sechsstündige theoretische Unterricht war von lähmender Langeweile. Wohl jeder trauerte der verlorenen Zeit für Familie und Beruf nach. In Erinnerung geblieben ist mir das wiederholt vorgetragene militärstrategische Konzept: *„Wir werden den Feind auf seinem Territorium besiegen"*. Das erinnerte mich verdammt an den Blitzkrieg der Hitler-Wehrmacht. Der Glaube an den Sieg wurde aus der Gesetzmäßigkeit des historischen Materialismus hergeleitet. Der Sozialismus sei als siegreiche Gesellschaftsordnung aus der Geschichte hervorgegangen. Die sozialistischen Staaten des Warschauer Vertrages würden auch in militärischen Konflikten die Stärkeren sein. Ein Kommentar hierzu ist überflüssig. Der tägliche Kampf gegen die starke Müdigkeit war meine größte Herausforderung. Gelegentliche praktische Demonstrationen verscheuchten zwar die Langeweile, waren aber beunruhigend. Unter Hinweis auf die Kriegsverbrechen der USA im Vietnam-Krieg führte ein Offizier in freiem Gelände die verheerenden Wirkungen des Brandstoffes Napalm vor. Offenbar hatte er zu zeigen, dass dieses militärische Mittel den sozialistischen Armeen im Kriegsfall auch zur Verfügung steht.

Ein Offizier der Volksmarine ist Träger einer kurzläufigen Waffe, die er im Ernstfall anwenden muss. Unsere gelegentlichen Schießübungen mit der Pistole „*Makarow, Kaliber 9mm*" riefen in mir Bilder von Waffenträgern der DDR hervor, die sich durch Kopfschuss das Leben genommen hatten.

In einem überraschend angesetzten Gasalarm sollte unsere Leistungsfähigkeit beim Einsatz chemischer Kampfstoffe getestet werden. Wir hatten eine Felddienstuniform „Winter", einen Rucksack und eine Gasmaske anzulegen. Schon das Ankleiden unter Zeitdruck war eine sehr komplizierte Angelegenheit. Das Bewegen in voller Montur unter der Gasmaske führte mich schon nach wenigen Minuten an die Belastungsgrenze: Beklemmung, Atemnot, keine Sicht. Ich war für einen Militäreinsatz im Chemischen Dienst vollkommen ungeeignet.

Die Gemeinschaftsunterkünfte wurden von einem Unteroffizier betreut, der mit seinen radikal-kommunistischen Ansichten zu einer peinlichen Figur geriet. Am Tag bevor der polnische Armeegeneral Jaruzelski am 13.12.1981 das Kriegsrecht verhängte, um die freie Gewerkschaft Solidarność zu zerschlagen, verkündete er triumphierend. „*Allgemeine Ausgangssperre, endlich wird in Polen aufgeräumt*". Voller Skepsis fügte er allerdings hinzu, dass den Polen sowieso nicht zu trauen sei. Dann ergänzte er seine Tirade mit der „wichtig-vertraulichen" Mitteilung: „*Insbesondere die Güstrower Reservisten sollten sich an die Ausgangssperre halten, wenn Genosse Erich Honecker*[74] *und der BRD-Kanzler Helmut Schmidt auf dem Marktplatz in Güstrow zusammentreffen*". Er gab seiner Zuversicht kund, dass sich die Fehler des Erfurter Staatsbesuches von Willy Brandt nicht wiederholen werden. Am Bierabend zum Abschluss des Reservistendienstes war unser Spieß so betrunken, dass er sich in die wassergefüllte Spüle der Gemeinschaftsküche absetzen ließ.

Ob meine letzte Einberufung 1987 vom mir selber verschuldet worden war, muss offen bleiben. Etwa vier Wochen zuvor war ich zu einem Elternabend der Schulklasse meines Sohnes Robert eingeladen. Die Schüler der 10. Klasse waren nicht bereit, nach dem Abitur eine 3-jährige Dienstzeit in der NVA abzuleisten. Anwesend waren 2 Kapitäne der Volksmarine, der stellvertretende Schuldirektor und – wenn ich mich recht erinnere – nur die Väter. Nach einem enthusiastischen Vortrag mit langer Auflistung der Vorzüge des verlängerten Wehrdienstes waren wir zur Diskussion aufgefordert. Da sich, wie erwartet, niemand zu Wort meldete, hatte ich mir ein gewichtiges Argument gegen eine Verlängerung der Wehrpflicht zurechtgelegt: Der Wettbewerb zwischen der sozialistischen und kapitalistischen Gesellschaftsordnung werde nicht militärisch, sondern ökonomisch entschieden. Deshalb würden viele kluge Köpfe in Wissenschaft und Forschung gebraucht. Es sei keine Zeit zu verlieren. Während die Offiziere über Gegenargumente nachdachten und der stellvertretende Schuldirektor missbilligend das Gesicht verzog, hoben sich viele Hände. Alle nachfolgenden Wortmeldungen der Väter gingen in meine Richtung. Die Werbeaktion lief aus dem Ruder und geriet zu

---

74 Das Treffen in Güstrow war seit Wochen strategisch vorbereitet worden. 19.000 Stasimitarbeiter und 18.000 Volkspolizisten wurden neben der weihnachtlichen Szenerie des Marktplatzes aufgestellt. Normale DDR-Bürger gelangten nicht in die Nähe des Rathauses. Die Häuserfassaden der Protokollstrecke waren frisch bepinselt worden – eine perfekte Wiederkehr der „Potemkinschen Dörfer".

einem Misserfolg. Die Marineoffiziere waren auf mich „stinksauer". Gleichwie: Bald darauf hatte ich mich im Medizinischen Dienst der 4. Flottille der Volksmarine Warnemünde-Hohe Düne einzufinden.

Dabei hatte ich es in zweierlei Hinsicht noch gut getroffen. Zum Ersten konnte ich als „Heimschläfer" nach Dienstschluss das Objekt verlassen. Allerdings hatte ich in der stolzen Uniform eines Leutnants der Volksmarine den öffentlichen Busverkehr zu nutzen. Mein privates Grundstück durfte ich nur uniformiert verlassen. Daran habe ich mich gehalten, da die Mitarbeiter der MfS immer noch nach mir Ausschau hielten. Unsere Nachbarn hielten mich auf dem Laufenden: *„Ihre Freunde haben sich mal wieder erkundigt."* Zum Zweiten traf ich auf der Hohen Düne auf einen Leiter des Medizinischen Dienstes, der mir mit Höflichkeit und Zurückhaltung begegnete. Ihm oblagen administrative Aufgaben. Ich durfte ihn bei Kontrollbesuchen von Sanitätsstellen oder Schnell- bzw. Küstenschutzbooten begleiten, wenngleich ich ein Schiff der Volksmarine nicht betreten durfte.

Um mir etwas Abwechslung zu verschaffen, kommandierte er mich für eine Woche in das Institut für Gerichtliche Medizin der „Militärakademischen Akademie Bad Saarow". Dort empfahl mir der Institutsleiter zur Überbrückung von Leerzeiten „Lehrmaterialien zum Tod im Wasser" zu schreiben. Gesagt, getan. Auf der Hohe Düne hatte man wohl auch deshalb nichts dagegen, mich von der Peinlichkeit des Nichtstuns zu befreien. Unter Verwendung eines Standardlehrbuches für Gerichtliche Medizin und meiner Vorlesungs-Skripte begann ich, Aufzeichnungen zu machen. Mir wurde ein eigenes Zimmer zugewiesen, welches stets verschlossen zu halten war. Zum Dienstschluss waren alle Niederschriften- handschriftlich oder mit der Schreibmaschine getippt – zu nummerieren und auf der linke Seite des Schreibtisches abzulegen. Am kommenden

Morgen war jeder Zettel mit dem Aufdruck versehen: „Vertrauliche Dienstsache". So hatte ich mir das eigentlich nicht vorgestellt. Ein gebrauchsfertiges Manuskript ist nicht zustande gekommen. Kurze Zeit darauf erhielt ich ein Beförderungsschreiben zum „Kapitänleutnant der Reserve".

Mit dem Ende der DDR wurde die Volksmarine aufgelöst. Damit war die dem Wehrdienstausweis beigefügte blecherne Erkennungsmarke zur Identifizierung von Toten im Kriegsfall (sogenannte Hundemarke) hinfällig geworden. Ich befreite mich auch von meinem prall gefüllten Seesack der Volksmarine. Das erwies sich als Fehler. Schaut man in die eBay-Kleinanzeigen, finden sich dort Marine-Uniformen der NVA zu stattlichen Preisangeboten. Meine Sommer- und Winteruniformen waren komplett ungebraucht. Allein ein Wehrdienstausweis der Volksarmee nebst „Hundemarke" ist in diesem Internetportal 20 EUR zu verkaufen. Die NVA-Militaria werden in Eintracht neben den Uniformen und Devotionalien der Deutschen Wehrmacht zum Verkauf angeboten: Eine „Müllhalde" der deutschen Geschichte, die zum Nachdenken anregt.

Der lange Weg zur Professur 1975 – 1987

Nachdem ich 1987 nach dem Hochschulrecht der DDR berufen worden war, gratulierte auch ein altgedienter Sektionsgehilfe, der mir 1969 in meinen ersten Tagen mit praktischen Hinweisen im Sektionssaal zur Seite gestanden hatte. Er gehörte zu jenen Menschen, die viel reden, wenn der Tag lang ist: *„Wissen Sie noch? Schon damals habe ich Ihnen prophezeit, dass Sie Professor werden"*. Dazu überreichte er mir ein Glas Saubohnen, die er in seinem Garten geerntet hatte: *„Sie haben doch davon geschwärmt, wenn ihre Mutter die dicken Bohnen mit Speck in der Pfanne gebraten hat"*. Das war bei mir in Vergessenheit geraten. Zugegeben: An seine Vorhersage konnte ich mich sehr wohl erinnern. Aber wer weiß schon als junger wissenschaftlicher Assistent einer Universität, wohin ihn sein akademischer Weg führen wird.

Für mein Fortkommen standen die Sterne günstig. Unser Oberarzt verließ Ende 1974 das Rostocker Institut, um ein Institut für Gerichtliche Medizin des Gesundheitswesens in Schwerin zu gründen. Mir war's recht. Ich konnte den Obduktionsdienst mit größerer Eigenverantwortung und Entscheidungsfreiheit verrichten. Die vielen zeitraubenden Außensektionen im Bezirk Schwerin entfielen. Prof. Haferland beantragte für einen Kollegen und mich zum 01.01.1975 unsere Ernennungen zum Oberarzt. Er erwartete von uns, dass wir uns zügig an ein Forschungsthema für eine Habilitation machen sollten. Unser Chef hatte mit Bedacht eine Konkurrenzsituation hergestellt! Vor Entfristung meiner Planstelle am Institut hatte ich nach einem Muster des Direktorates für Kader der Universität Rostock eine Kurzbiografie vorzulegen, die in dreifacher Ausfertigung nebst Durchschlag auszufertigen war.

Ein Exemplar – 1980 aktualisiert – liegt mir noch vor. Das hohe Informationsbedürfnis dieser universitären Dienstelle ist bemerkenswert. Dort, wo ich eher aus Schludrigkeit Lücken gelassen hatte, finden sich fein säuberliche, handschriftliche Ergänzungen. Alle persönlichen Daten meiner Eltern und meiner Brüder nebst Familien waren aufgelistet. Dazu gehörten auch Berufe und Mitgliedschaften in Parteien und Massenorganisationen. Bei meinen Eltern hatte man „vor 1945 nicht organisiert" nachgetragen, was in diesem Falle ja auch wirklich zutraf. Selbst die in der Bundesrepublik lebenden Angehörigen meiner Frau, durften nicht fehlen. Der Bruder meiner Frau war als „illegal 1952 in die BRD verzogen" erfasst. Gesondert vermerkt war als Verbindung in das NSW (nicht sozialistisches Wirtschaftsgebiet) der jährliche Kontakt mit Ehepaar Hannelore und Wolfram Romberg aus Eutin (Ostholstein). Nur der Status meiner Religionszugehörigkeit schien dem Direktorat für Kader unwichtig zu sein.

Das sozialistische Berufsleben

Meine „Politische Entwicklung" war gleichsam Steckbrief des gut funktionierenden DDR-Bürgers: Mit Eintritt in den Dienst in der Universität ab 1968 kam die Mitgliedschaft des Freien Deutschen Gewerkschaftsbundes (FDGB) hinzu. Schließlich war die Gewerkschaft nicht nur für die Wohnraumbeschaffung, sondern auch für die Vergabe der begehrten Ferienplätze in den FDGB-Heimen zuständig. Sie kümmerte sich in trauter Eintracht mit der SED-Parteileitung auch um den Sozialistischen Wettbewerb[75]. Das Institut für Gerichtliche Medizin als eine der kleinen Funktionseinheiten der Universität mit seinen spezifischen Versorgungsaufgaben für

75 Arbeitsgruppen wurden in der Produktion nach sowjetischen Vorbild als „Brigade" (russisch: Brigada/бригада) bezeichnet; im universitären Bereichen als Kollektiv.

Polizei, Justiz und öffentliches Gesundheitswesen war den Medizinisch-Theoretischen Instituten, wie Anatomie, Physiologie oder Arbeitsmedizin, zugeordnet. Wir sollten mit diesen Einrichtungen wetteifern. Wie soll man die sprichwörtlichen Äpfel mit den Birnen vergleichen? Um dennoch Vergleichsmaßstäbe herzustellen und zugleich über eine politische Kontrolle der Einrichtungen zu verfügen, wurde die staatliche Auszeichnung „Kollektiv der sozialistischen Arbeit" erfunden. Dabei hatte das Team nicht nur fachliche, sondern auch politische, kulturelle und sportliche Leistungen unter dem alles überwölbendem Dach der sozialistischen Moral zu erbringen.

All das wurde in einem Brigadetagebuch niedergelegt, das einer Kommission von Partei – und Gewerkschaftsleitung bei der jährlichen Titelverteidigung vorzulegen war. Erfolgreiche Kollektive der sozialistischen Arbeit schmückten sich zusätzlich noch mit dem Ehrentitel „Kollektiv der Deutsch-Sowjetischen Freundschaft", was selbstverständlich auch eine Mitgliedschaft der „Gesellschaft für Deutsch-Sowjetische Freundschaft" (DSF) aller Mitarbeiter des Institutes bedeutete. Die im Institut vorliegenden Tagebücher der Jahre 1974 – 1984, für die die jährlich wechselnden Kollektivleiter aus dem Kreis der Wissenschaftler zuständig waren, spiegeln den listigen Umgang mit den politisch-ideologischen Direktiven wider. In der Präambel wurde den Genossen erst einmal eine gehörige Portion Honig ums Maul geschmiert. Genau das, was die Sozialisten Leitungsgremien hören wollten. Hierzu ein Beispiel aus dem Jahr 1976:

„In Weiterführung der Parteitagsinitiative, in Vorbereitung des 30. Jahrestages der DSF und des 10. Jahrestages der Vertragsabschlüsse über Freundschaft, Zusammenarbeit und gegenseitigen Beistand der DDR mit mehreren sozialistischen Bruderstaaten verpflichtet sich das Kollektiv, die begonnene Entwicklung fortzusetzen, um gesteigerte Leistungen auf gesellschaftspolitischen und sachlichen Gebieten zu erzielen".

Ein Kabarettist könnte mit Präsentation dieses Textes ungebremste Heiterkeit hervorrufen. Die inhaltliche Gestaltung der „Schulen der sozialistischen Arbeit" erwies sich für alle Kollektivleiter als schwierig, zumal die Chefpropagandisten des FDGB über Jahre hinweg hohle und realitätsfremde Themenvorschläge veröffentlichten[76]. Nachfolgend eine Auswahl, die den Werktätigen der DDR noch 1987 zugemutet wurde, als die existentiellen Probleme der Volkswirtschaft bereits allerorten bekannt waren:

Thema 1: Die friedensgestaltende Kraft des Großen Oktober in unserer Zeit.

Thema 2: Die Leninschen Wettbewerbsprinzipien beim Einzug der modernen Technik schöpferisch anwenden.

Thema 3: Betriebskollektivvertrag und sozialistische Demokratie

Schon damals war der Begriff „rotes Gesülze" geläufig. Die nichtssagenden Berichte über die „Schulen der sozialistischen Arbeit" kann man auch als Meisterwerke der Vernebelung lesen. In diesen Versammlungen wurden viel mehr ständig wiederkehrende Probleme der Arbeitsbedingungen, zum Beispiel im Obduktionsbereich, offen angesprochen. Etliche im Wettbewerbsprogramm angeführte „Schulen" wurden nicht durchgeführt. Begründung: dringender Einsatz im gerichtsärztlichen Dienst.

Die Neuererbewegung sollte nach sowjetischem Vorbild (russisch: nowator) der sozialistischen Rationalisierung von Arbeitsprozessen dienen. Man erhoffte sich mit der Verbesserung von Arbeitsabläufen und Einsparungen, die Arbeitsproduktivität der westlichen Industrie und Landwirtschaft zu überflügeln (Walter Ulbricht 1957): *„Überholen statt einzuholen"*. Letztendlich ging es jedoch bei vielen Neuerervorschlägen nicht um Innovationen, sondern nur um die

---

76 Abteilung Agitation und Propaganda und Gewerkschaftshochschule „Fritz Heckert" beim Bundesvorstand des FDBG, Verlag Tribüne Berlin, 30. April 1987

Behebung von Unzulänglichkeiten der räumlichen oder apparativen Ausstattung. Die Anträge wurden an das Büro für Neuererwesen (BfN) gerichtet. Dort erfolgte eine volkswirtschaftliche Nutzenermittlung durch eine Neuererkommission des Bereiches Medizin. Man staune: Der Nutzen für ein „Verfahren zur Todeszeitbestimmung bei der gerichtsärztlichen Leichenschau" wurde mit 3.500 Mark der DDR veranschlagt. Bei der Einrichtung eines „Stahlregals für eine Hängekartei" wurde der ökonomische Wert mit 1.000 Mark bemessen. Wie kam die Kommission auf diese obskuren Summen? Sie waren pure Fiktion. Die Neuerer erhielten eine Vergütung von etwa 10 Prozent der, wie auch immer ermittelten, volkswirtschaftlichen Werte. Allein der Kostenaufwand für die Organisation des Neuererwesens dürfte immens gewesen sein. Im Kleinen wie im Großen. Es ist längst erwiesen, dass auch viele Erfolgsmeldungen im produzierenden Gewerbe auf Täuschung und Selbsttäuschung beruhten. Die DDR gehörte mit ihrer Planwirtschaft niemals zu den 10 führenden Wirtschaftsmächten der Welt.

In den Brigadetagebüchern wird über Ausflüge, Theater-, Konzert- und Sportveranstaltungen, Skatabende, Dichterlesungen, Besuche von Ausstellungen und Museen berichtet. Man findet Fotos, Zeichnungen, Collagen, Reiseberichte, Rezensionen – manches sogar in Versform. Einige Mitarbeiter hätten sich alleine nicht in ein Atelier, eine Töpferwerkstatt oder gar eine Opernaufführung gewagt. Derartige Zusammentreffen in der Freizeit geschahen nicht unter Zwang. Nach anfänglichem Zaudern waren alle, die es ermöglichen konnten, dabei.

Unter dem Etikett „Sozialistisch arbeiten, Sozialistisch leben" hatte sich im Team ein Gefühl der Zusammengehörigkeit entwickelt. Nach 10-facher erfolgreicher Wiederverteidigung wurde der Wettbewerb um den Titel „Kollektiv der Sozialistischen Arbeit"

1984 endlich, endlich beendet. Die Leitungsgremien, denen auch mein Chef angehörte, hatten wohl erkannt, dass das jährlich wiederkehrende Prozedere zu einer inhaltsleeren Routine geworden war. Hinzu kam, dass für die Erstellung der Brigadetagebücher oder das Anfertigen von Wandzeitungen wertvolle Arbeitszeit verloren ging. Als schon längst aus dem Kampf ein *„Krampf um den Ehrentitel"* geworden war, gab es zwar missbilligende Äußerungen, aber keinen offenen Widerstand. Der hätte wohl aus den Reihen der Wissenschaftler kommen müssen. Das war uns dieser Kokolores jedoch nicht wert.

Überhaupt ist es schon erstaunlich, wie folgsam wir waren: Solidaritätsbekundungen in Richtung Vietnam oder Chile, verbunden mit dem Erwerb von FDGB-Spendenmarken im Wert von mehreren Hundert Mark oder die wiederholte freiwillige Reinigungsarbeiten von vielen Stunden im Rahmen der „Volkswirtschaftlichen Masseninitiative" oder die unentgeltliche Übernahme von Dienstaufgaben. Den höchsten Beitrag leisteten allerdings die Gerichtsärzte des Institutes. Über viele Jahre hinweg bis 1990 wurden wir bei jedem gewaltsamen Tod zur Leichenschau und Ereignisortbesichtigung beigezogen. Tag und Nacht. Es war ein nervenaufreibender Bereitschaftsdienst mit verstärktem Einsatz am Wochenende. Weder das Gesundheitswesen noch die Polizei übernahmen die Kosten. In einem Brigadetagebuch findet sich eine Anerkennungsurkunde des Institutsdirektors mit namentlicher Auflistung der Gerichtsmediziner. Wir haben es hingenommen. Gehorsamkeit gegenüber der Obrigkeit hat eine lange Vorgeschichte. Sie verkörperte sich im Deutschen Kaiserreich als *Untertanengeist*, in der Nazizeit als bedingungslose *Unterwerfung unter den Führerwillen* und in der DDR als *Kadavergehorsam* gegenüber der Sowjetunion.

„So isser, der Ossi“[77]. In einem Interview des „Spiegel“ beschreibt ein 67-jähriger DDR-Bürger die weit verbreitete Gefühlslage seiner Zeitgenossen sehr zutreffend. Auf seine Freiheit habe er für die finanzielle und soziale Sicherheit, die ihm die DDR geboten hat, gerne verzichtet. Er habe in einer friedlichen Gemeinschaft gelebt, einem Kollektiv ohne viel Neid – denn alle hatten gleich wenig.

Nachfolgendes Statement ist mir wichtig: Es waren die Ostdeutschen, die in der historischen Ausnahmesituation 1989 die Initiative zur Grenzöffnung ergriffen und bereits im März 1990 die PDS (SED) zugunsten demokratischer Parteien abgewählt haben. Die große Mehrheit hat sich im freiheitlichen Deutschland gut zurecht gefunden. Das pauschalisierende, verunglimpfende Klischee des genuinen Ossis ist falsch.

Plötzlich Reisekader

Früh zeichnete sich ab, dass meine Promotion (B) sich mit dem Thema „HLA und Abstammungsbegutachtung“ befassen wird. Bereits bei meinen Untersuchungen zur Promotion (A) hatte ich die serologischen Standards zur Typisierung von Merkmalen im HLA-System angewandt und dabei die beruflichen Erfahrungen meiner Frau nutzen können[78]. Zweifelte ich an mir selbst, motivierte mich Sibylle

---

77 *Der Spiegel; Nr. 35/24.08.19: Das herabwürdigende Titelbild löste – zu Recht – zahlreiche empörte Leserbriefe aus,*

78 *Das „Humane Leukozytenantigen-System“ (HLA, englisch: human leucocyte antigen system) umfasst die genetischen Merkmale der Gewebeverträglichkeit, die für den Erfolg von Organtransplantationen von hoher Bedeutung sind. Je grösser die Übereinstimmung von HLA-Genen zwischen Spender und Empfänger, desto geringer ist die Gefahr von Abstoßungsreaktionen. Die Merkmale werden in Kopplungsgruppen von Einzelgenen weitergegeben (sogenannte Haplotypen).*
Bei der Vielzahl von Einzelgenen war es naheliegend (hoher Polymorphismus), das HLA-System für Abstammungstests zu nutzen. Allerdings war es schwierig, das System in die Gerichtspraxis zu überführen, weil einige serologisch bestimmbare Merkmale in Subtypen

mit der – inzwischen merkelianischen – Maxime: *„Du schaffst das"*. Sie war es auch, die mich mit Dozent Wolfgang R. Mayr aus dem Institut für Blutgruppenserologie der Universität Wien bekannt gemacht hat. Im Laufe der Jahre entwickelte sich daraus eine Freundschaft. Etwa gleichaltrig hatte er sich früh ein weltweites Renommee als HLA-Forscher erarbeitet. Fast noch mehr bewunderte ich seine Vielsprachigkeit: Englisch, Französisch und Italienisch.1980 war Mayr Hauptredner eines internationalen HLA- Seminars in Kühlungsborn. Als ich zum Vortrag aufgerufen wurde, zog er mein im Englischen vorbereitetes Manuskript zu sich heran und flüsterte: „Ohne". In freier Rede verlief meine *performance* mit Hilfe der Diapositive ziemlich gut.

Mein Chef, der als Zuhörer teilnahm, hatte die Szene beobachtet. In der anschließenden Kaffeepause erkundigte er sich bei Mayr über die Möglichkeiten einer Hospitation im Wiener Institut. Prof. Haferland war damals Prorektor für Medizin; insofern konnte er auf die Genehmigung einer Westreise Einfluss nehmen. Als ich beim Abendessen von dem Gespräch erfuhr, fiel ich aus allen Wolken. Unglaublich; nach Wien! Wolfgang Mayr erklärte, die Einladung mit Vergnügen schreiben zu wollen. Allerdings dürften dem Wiener Institut keine Kosten entstehen. Das war für mich war kein Hindernis. Westgeld stand mir zur Verfügung. Vereinbarungsgemäß formulierte Mayr seine Einladung zu einem Gastaufenthalt mit dem Vorbehalt einer Kostenübernahme durch die Universität Rostock. Ich war überglücklich. Prof. Haferland befürwortete den Gastaufenthalt mit einer ausführ-

---

vorkommen und/oder miteinander Kreuzreaktionen aufweisen. Hinzu kamen Schwierigkeiten bei der Erstellung von „gerichtsfesten" Frequenztabellen für Einzelmerkmale bzw. Kopplungsgruppen. Prof. Haferland ermöglichte mir, in parallel laufenden Untersuchungen „seiner" Kasuistiken der Vaterschaftsbegutachtung die Erprobung des HLA-Systems in komplizierten Fällen bei möglicher Verwandtschaft mehrerer beteiligter Männer oder bei bereits verstorbenen mutmaßlichen Vätern.

lichen Befürwortung an das Direktorat für Internationale Beziehungen (DIB). Unsere Nachbarn informierten mich darüber, dass „meine Freunde“ von der Stasi sich schon wieder über unsere Familienverhältnisse erkundigt hätten. Für mich eine gute Nachricht.

Anfang 1981 konnte ich meine Formblätter für eine Reise ins sogenannte Nichtsozialistische Ausland entgegen nehmen. Sie erhielten eine „Fachliche“ und eine „Hochschulpolitische“ Direktive. Die erste war leicht zu formulieren, zumal ich mit Mayr in wissenschaftlichem Kontakt stand. Der politische Auftrag meiner Reise hingegen bereitete mir Schwierigkeiten. Ich hatte meinen Wiener Gastgebern die Vorzüge des Hochschulwesens der DDR darzubringen. Was nur sollte ich mir aus den Fingern saugen? Ich entschied mich für die Hervorhebung der sozialen Aspekte des Studiums: Kostenfreier Zugang für den akademischen Nachwuchs aus allen Schichten der Gesellschaft, Arbeitsplatzgarantie für alle Hochschulabsolventen. Das wurde vom Direktorat so akzeptiert. Schließlich hatte sich die älteste Universität im Ostseeraum 1976 in die sozialistische „Wilhelm-Pieck-Universität Rostock“[79] umbenannt.

Von März – Juni 1981 durfte ich nach Wien fliegen, ausgestattet mit einem „Notgeld“ von ca. 20 DM für etwaige Telefonate etc., welches nach Rückkehr zurückerstattet werden musste. Die Reise begann schon im Transitraum des Flughafens Schönefeld, wo die Mitglieder der Crew von Austrian Airlines, von den wenigen Passagieren durch ein Absperrband getrennt, ein Gläschen Radeberger Pilsner tranken. Als sich das Team mit den schmucken schwarzen und roten Uniformen in breitem *Weanerisch* plaudernd zum Gate aufmachte, wandel-

79 Der gelernte Tischler und Gewerkschaftler Wilhelm Pieck wurde als Mitbegründer der KPD und moskautreuer Kommunist 1949 einziger Präsident der DDR hatte eigentlich mit der Rostocker Universität nichts zu tun.

te sich meine Aufgeregtheit in Vorfreude. Die drei Monate in Wien sollten eine erlebnisreiche und produktive Zeit werden. In den ersten Tagen des Aufenthaltes fühlte ich mich allerdings wie in einer fremden Welt. Alles war neu, geradezu ein Kulturschock: Der BILLA-Discounter um die Ecke, wo ich mich erst einmal mit dem unübersichtlichen Warenangebot und den Laufbändern an der Kasse zurechtfinden musste; die mit Werbebotschaften lackierten Straßenbahnen mit der elektronischen Sprachankündigung der folgenden Station oder die Bildschirme der Überwachungskameras der Bahn-Stationen, in denen man sich betrachten konnte. Zurück in meinem Gästezimmer der Wiener Universität, musste ich durchschnaufen und mit meinen Minderwertigkeitskomplexen fertig werden. In welchem hinterwäldlerischen, zurückgebliebenen Land lebe ich eigentlich?

Auch der Besuch des Laborbereiches im Institut für Blutgruppenserologie bereitete Frustration. Unsere Ausstattung an Zentrifugen, Elektrophoresekammern, Mikroliterspritzen mit Dosiergeräten, hochwertigen Laborchemikalien u.v.a. lag weit unter den international üblichen Standards. Wolfgang Mayr war ständig unterwegs, sodass ich sein Arbeitszimmer nutzen konnte. Besser konnte ich es nicht antreffen. Das aktuelle Schrifttum zur Blutgruppenserologie – das HLA-System eingeschlossen – und zur Immungenetik war im Wortsinn zum Greifen nah. Seine Kugelkopfschreibmaschine mit der Möglichkeit des Wechsels von Schrifttypen erschien mir ein technisches Wunderwerk (wenngleich eine einfache Schreibmaschine völlig ausgereicht hätte). Der Geruch und das Rattern des Xerox-Druckers im Nebenraum waren für mich geradezu erregend. Ich durfte alles kopieren, was mir wichtig schien[80]. So konnte ich

---

80 Die Thermokopierer (Pentacon, Dresden) oder die Blaudruckkopierer (Secop, Berlin) erzeugten Ablichtungen oder Ausdrucke von minderwertiger Qualität. Die DDR-Staatsführung hielt Kopiergeräte aus politischen Gründen ohnehin unter Verschluss. Die Herstellung von Kopien musste in einem Logbuch dokumentiert werden.

wesentliche Vorarbeiten meiner Habilitationsschrift in Wien fertigstellen.

Bald hatte ich meinen Tagesrhythmus gefunden. Kurz nach 7:00 Uhr war ich, zunächst allein mit der Reinigungskraft, im Institut. Nachmittags machte ich mich auf den Weg. Geradezu zwanghaft besuchte ich die Sehenswürdigkeiten der Stadt – ich würde ja nie wieder die Gelegenheit haben. Es gibt kaum eines der bedeutenden Museen, wie zum Beispiel das Kunsthistorische Museum, die Albertina oder das Schloss Belvedere, die ich nicht gesehen hätte. Als Einzelperson ergatterte ich in der Staatsoper oder im Burgtheater meinen preisgünstigen Stehplatz, den man bei frühem Erscheinen mit einem, um die Haltestange gewickeltem Stofftaschentuch, markieren konnte. Von Placido Domingo bis Stevie Wonder; Erika Pluhar bis Klaus Maria Brandauer: alles dabei. In schwärmerischer Stimmung wanderte ich vom Kahlenberg zum Vorort Grinzing auf den Spuren der 6. Sinfonie von Ludwig von Beethoven (Pastorale) oder besuchte das Geburtshaus von Franz Schubert. Zum Abschluss des Wiener Aufenthaltes machte ich, von den freundlichen Wiener Kollegen mit roten Wollsocken und einer ledernen Kniebundhose ausgestattet, einen Wanderurlaub im Salzburger Land. Als ich auf einer blühenden Alm eine kleine Pension fand, wurde ich gefragt, woher ich käme. Nach meiner etwas umständlichen Erklärung, dass ich in Rostock an der Ostsee zu Hause wäre, kam die Antwort: *„Hauptsach' kan Wiener – die granteln!"*
Ich war dennoch glücklich, nach einer gefühlten Ewigkeit wieder zu Hause zu sein. Sibylle und ich wussten, dass unsere Telefonate überwacht wurden. Zurück blieb ein Traumgebilde: Mit der Familie hätte man in Wien gut leben können.

Schnell holte mich die sozialistische Realität wieder ein. Innerhalb von drei Tagen hatte ich die „Notfalldevisen" zurückzugeben und den Reisebericht einzureichen. Bald darauf wurde ich zum Chef gebeten. Es drohte Ungemach. Wie vor einigen Jahren, bat er mich um eine Fahrt ins Grüne, um an einem Straßenrand anzuhalten. Was ich in den Reisebericht zur „Politischen Direktive" geschrieben hätte, sei erbärmlich. Er habe den Stellv. Direktor des DIB nur mit Mühe dazu überreden können, den Fehler ungeschehen zu machen. Morgen früh müsse der neue Bericht vorliegen. Das Original sei im Papierkorb gelandet. Dann drückte er mir neues Formblatt in die Hand[81]. Diese eigentümliche Angewohnheit, sich in geschlossenen Räumen nicht abhörsicher zu fühlen, hatte mein Chef wohl aus Berlin mitgebracht. Von Otto Prokop war bekannt, dass er bei vertraulichen Gesprächen in seinem Arbeitszimmer das Radio auf volle Lautstärke drehte. Inzwischen hatte auch ich gelernt, dass diese scheinbar völlig überzogenen Befürchtungen nicht ganz unbegründet waren.

Wegen eines Autounfalles mit anschließendem Krankenhausaufenthalt musste ich Haferland in einer sehr delikaten Angelegenheit vertreten. Die benachbarte SED-Bezirksleitung Rostock hatte überraschend Interesse an unserem Institutsgebäude gefunden. Dabei begleitete ich irgendwelche Techniker bei den Raumbegehungen. Es sollte die Statik der alten Vorstadtvilla geprüft werden. Mein Herz schlug höher, weil ich auf einen Auszug – vielleicht ins Pathologische Institut – hoffte. Es wurde an allen Wänden geklopft und gehorcht; dabei erfolgten Messungen von Schwingungen und Schallwellen. Ich war überzeugt, dass es damals nicht um Überprüfungen

---

81 Hierzu Stefan Wolle: Das System der Reisekader als Instrument der DDR-Wissenschaftspolitik. In Deutscher Bundestag (Hg). Enquete Kommission, Bd IV/2. Am Beispiel der damaligen Wilhelm-Pieck-Universität wird detailliert die Zusammenarbeit des Direktorates für Internationale Beziehungen mit dem MfS bei operativ-bedeutsamen Hinweisen von Auslands- und Reisekadern beschrieben. Wegen der für die Stasi offenbar „informativen" Reisberichte wurde versucht, Wissenschaftler als IM-Reisekader anzuwerben.

der Statik, sondern um die Abhörsicherheit ging. Jedenfalls wurde unser Institut von der SED für ungeeignet befunden.

Nun saß ich an meinen Schreibtisch mit Blick auf das garantiert abhör- und atombombensichere Nebengebäude der SED und dachte über meine hochschulpolitische Direktive nach. Wahrheitsgemäß hatte ich berichtet, dass PD Dr. Mayr und seine Mitarbeiter kein Interesse an der politischen Situation des Hochschulwesens in der DDR zeigen. Sie wären erfreut darüber gewesen, dass mein Gastaufenthalt genehmigt worden war. Das war dumm. Ich hatte beim Niederschreiben nicht bedacht, dass dem MfS selbstverständlich ein Exemplar dieses Reisberichtes zugesandt würde.

Im „überarbeiteten" Abschlussbericht bin ich auf die „konkreten" und „argumentativen" Diskussionen zu den Themen der hochschulpolitischen Direktive eingegangen. Die geringe Anzahl der Studienabbrecher im klinischen Teil des Studiums wegen des praktisch nicht vorhandenen Alkohol- und Drogenmissbrauches unter Studenten der DDR war als weiteres Argument hinzugekommen. Beim Thema „Abstammungsbegutachtung" habe ich explizit die Vorzüge der DDR-Familienpolitik dargestellt: Berufliche und soziale Absicherung alleinstehender Frauen, befördert durch kostenfreie Vorschul- und Schulangebote; freie Entscheidung zur Schwangerschaftsunterbrechung innerhalb von drei Monaten. So – oder so ähnlich – habe ich ein grandioses „Blabla" produziert. Ich erinnere mich noch genau daran, dass ich wegen Platzmangels eine Anlage beigefügt habe. Nun war der Bericht gut. Ich bin überzeugt davon, dass viele Reisekader aus dem medizinischen Bereich zur „Politischen Direktive" ebenfalls geschwindelt haben.

Meine Stasiakte wurde seit dem Jahr 1981 regelmäßig geführt. Nach meiner Dauerbestätigung als Reisekader (RK) für kurzfristige dienstliche Ausreisen ins Nichtsozialistische Ausland (NSA) wurde eine Datei (sogenannter Sicherungsvorgang) angelegt. Offenbar war der Sachbearbeiter nicht besonders motiviert. Da er sich über die Schreibweise meines Namens nicht ganz sicher war, verfertigte er gleich 2 Karteikarten: Wegner oder Wegener bzw. Wegener oder Wegner. Die Hausnummer meines Wohnsitzes war fehlerhaft angegeben. Behördenschlamperei. Seitdem wurde ich regelmäßig observiert. Die Ergebnisse waren mager: Im Wohngebiet „keine gesellschaftlichem Aktivitäten"; „keine religiösen Aktivitäten"; „keine engeren Beziehungen zu den Nachbarn". „ W., Rudolf" wird als ruhig, umgänglich und ohne Standesdünkel charakterisiert. Die AKP (Auswertungs- und Kontrollpersonen?) sind von seiner Ehrlichkeit und Zuverlässigkeit überzeugt. Es wird von den AKP eingeschätzt, dass „das Ehepaar W. in geordneten und harmonischen Verhältnissen" lebt. „Das ethisch-moralische Verhalten beider Ehepartner wird als tadellos empfunden. Wegen ihres umgänglichen und hilfsbereiten Auftretens ist ihr Leumund sehr gut". Und nun die grandiose Schlussfolgerung: „Die AKP sind der Auffassung, dass die NSW-Verbindungen keinen spürbaren Einfluss auf das Verhalten der Familie W. ausgeübt haben".

Besser geht es nicht. Die Beurteilung hätte ich mir hinter den Spiegel stecken können, wenn sie nicht von der Staatssicherheit verfasst worden wäre. In meinen persönlichen Unterlagen finden sich Eintragungen, die ich überhaupt nicht zuordnen kann. Ein Sondervorgang aus dem Studentenwohnheim Thierfelder Straße oder ein operativer Vorgang aus dem Tennisclub der Uni mit dem geheimnisumwitterten Decknamen „Rila". Irritierend auch der – zutreffende -Hinweis, dass ich „mit dem Dr. Löffler, Knut eng befreundet sei". Die Informanden der Staatssicherheit waren allgegenwärtig. Ihre Informationen waren nicht selten fehlerhaft und häufig unvollständig.

Doktor der Wissenschaften mit Lehrbefugnis

Im Sommer 1982 legte ich meine Dissertation zum Doktor der Wissenschaften (Dr. sc. med.: Doctor scientiae medicinae) vor. Bereits im Dezember fand unter Anwesenheit der Gutachter Otto Prokop und Wolfgang Mayr[82] die öffentliche Verteidigung statt. Bei der Diskussion kam es an der Wandtafel des Hörsaales zu einem kleinen Scharmützel zwischen den herausragenden, aus Österreich stammenden Gutachtern. Mayr war zur Tafel gehuscht war und hatte mittels Wischlappen und Kreide an einer von Prokop an die Tafel skizzierten Abfolge von genetischen Merkmalen eine Korrektur vorgenommen. Ziemlich dreist, aber folgenlos. Die Veranstaltung ging ohne weitere Zwischenfälle zu Ende.

1983 lief das Verfahren zur Erlangung der Lehrbefugnis (Facultas docendi). Im Vorwege waren der der Fakultät drei Vorlesungsthemen vorzuschlagen. Zu meiner Überraschung entschied sich die Prüfungskommission für die „Hypothesen zum Suizid“, wobei der Dekan in einem Telefonat darauf verwies, auf statistische Angaben zu verzichten. Bekanntlich wurden die statistischen Daten von Selbsttötungen durch das SED-Regime unter Verschluss gehalten. Die Suizidfrequenzen lagen in der DDR um etwa 50 Prozent höher als in der Bundesrepublik und nahmen im weltweiten Vergleich immer einen der vordersten Plätze ein. Meine Zuwendung zu diesem Thema erwuchs aus persönlichen Erfahrungen zur „vollendeten“ Selbsttötung; sei es durch die gerichtsärztliche Leichenschau oder durch Gespräche mit Hinterbliebenen.

Bei einem erhängten 12-jährigen Jungen fand ich in seiner Hosentasche eine letzte Botschaft: „Ich bin doof und hässlich. Keiner

82 Prof. Dr. Dr. hc. Wolfgang R. Mayr wurde 2019 für seine Verdienste auf den Gebieten der Transfusionsmedizin, Transfusionsimmunologie und Immungenetik mit dem Österreichischen Ehrenkreuz für Wissenschaft und Kunst I. Klasse ausgezeichnet. Er hat 595 wissenschaftliche Publikationen vorgelegt.

mag mich. Meine Taucherbrille und mein Taschenmesser soll Peter haben". Der Junge war allein gelassen worden; diese Bilanz seines kurzen Lebens für mich niederschmetternd.

Ein etwa 25-jähriger Mann hatte seinen Vater in der Gartenlaube der Familie erhängt aufgefunden. Während er von der Kriminalpolizei befragt wurde, führte ich die gerichtsärztliche Leichenschau durch. Als ich mich vom Sohn des Verstorbenen intensiv beobachtet fühlte, unterbrach ich meine Untersuchungen. Mit Eintreffen des Bestattungswagens verließ er das Grundstück. Was mag in seinem Kopf vorgegangen sein? Beim Ausfüllen der Todesbescheinigung erfuhr ich, dass sich bereits der Großvater vor einigen Jahren an diesem Ort erhängt hatte. Es kam, wie von mir befürchtet. Wenige Tage später hatte sich auch der Enkelsohn in der unglückseligen Gartenlaube durch Erhängen das Leben genommen. Vielleicht wurde seine Suizidhandlung durch die emotionale und suggestive Situation der väterlichen Selbsttötung ausgelöst.

In der DDR wurde der Suizid als eine der sozialistischen Gesellschaft fremde Handlung bewertet. Die verantwortlichen Politiker im Gesundheitswesen – um die Bedeutung und Dimension des Problems wissend – haben der Suizidprävention nur eine randständige Bedeutung beigemessen. Die viel zu wenigen „Betreuungsstellen für Suizidgefährdete" wurden eher durch persönliches Engagement von Psychotherapeuten und Psychiatern eingerichtet. Die Angehörigen von Suizidenten wurden von den staatlichen Behörden völlig allein gelassen.

Gelegentlich fand ich mich in den 70er-Jahren ohne psychologisches oder gar psychotherapeutisches Vorwissen in der Rolle eines „Therapeuten" wieder. Die Angehörigen kamen ins Institut, um mit mir zu reden. Stets ging es um die Frage: Warum habe ich versagt? Ich beschrieb den Hinterbliebenen einerseits in aller Breite das vielfältige, zum Teil auch historisch gewachsene und auch regional beeinflusste Ursachengefüge der Selbsttötung und anderseits die Schwierigkeiten der Erkennung einer Suizidgefährdung im konkreten Fall. Wurde verstanden, dass ohne Zutun der Familie eine allgegenwärtige Gefahr von Selbsttötungen existiert, waren die Hinterbliebenen zumindest teilweise erleichtert.

Das Tabuthema „Suizid" – vielleicht auch gerade deshalb – fand reges Interesse. Mehrere Kollegen der Fakultät bedankten sich für meinen Vortrag; der schon mehrfach zitierte Prof. Mücke überraschte mich mit einem anerkennenden Brief. Im Februar 1984 erhielt ich hierzu eine Einladung der Medizinischen Gesellschaft Rostock. Etwas mutiger war ich schon geworden. Der Vortrag hatte den Titel: „Der Suizid – eine kritische Bestandsaufnahme".

Nach der Berufung zum Hochschuldozenten durch den Minister für Hoch- und Fachschulwesen der DDR bat mich mein Chef in sein Dienstzimmer. Aus seinem Schrank holte er für uns ein Gläschen Becherovka, den er als in Karlsbad Geborener für besondere Anlässe dort aufbewahrt hatte. Seine persönliche Gratulation verknüpfte er mit der Information, dass ich in das Programm für Kaderentwicklung der Universität eingebunden sei. Die Universitätsleitung setze große Erwartungen in mich. Bisher sei ich leider der Frage des SED-Beitrittes ausgewichen. Jetzt wäre es an der Zeit. Dann entließ er mich, ohne mich weiter zu bedrängen.

Merkwürdige Begleitumstände eines Aufenthaltes in Kopenhagen

Haferland hatte mir somit schon drei Jahre vor dem Ende seiner Dienstzeit 1987 aufgezeigt, dass alle Türen für eine Professur in Rostock offen stehen. Es fehlte lediglich der Nachweis einer zweiten Auslandreise. Ich entschied mich für das Institut für Rechtsgenetik Kopenhagen, in dem zu speziellen Nachweisverfahren von HLA-Merkmalen im Gewebe Verstorbener geforscht wurde. Zudem war von Vorteil, dass ich diesen Aufenthalt mit einer Teilnahme an einem für mich wichtigen Kongress zum Thema „Haemogenetics" (Blutgruppenkunde) in Kopenhagen verbinden konnte. Als „zurückgekehrter" Reisekader hatte ich gelernt, Fehler zu vermeiden. Das Genehmigungsverfahren verlief reibungslos. Da die Finanzierung durch das Ministerium für das Hoch- und Fachschulwesen (MHF) erfolgen sollte, wurde ich an der Berliner Reisestelle des MHF noch einmal in Augenschein genommen und befragt. Keine Beanstandungen. Nun durfte ich in Rostock die schon bekannten Formblättern in Empfang nehmen. Eines war eigentümlich: Den Unterlagen war ein Zettel mit einer Kopenhagener Telefonnummer der „Danmarks Kommunistiske Parti" beigefügt. Ich sollte bald nach Ankunft Kontakt aufnehmen, um einen Vortrag über die „Gesellschaftlichen Ursachen der niedrigen Kriminalitätsrate in der DDR" zu halten. Ich könne auch deutsch sprechen.

Die Reise begann 1985 im Hauptbahnhof Rostock. Nachdem ich den D-Zug Berlin-København betreten hatte, schlossen sich die Türen automatisch. Ich nahm mit meinem Koffer in einem leeren Abteil Platz. Noch bevor sich der Zug in Bewegung setzte, wurde die Tür von einem Zöllner geöffnet, der mich mit einem freundlichen *„Guten Tag, Herr Wegener"* begrüßte. Nach Einsicht in meinen Reisepass machte er sein Häkchen auf die „Passagierliste“ und verlies mich mit einem seemännischen *„Ahoi, heute kein stürmisches Wetter“*. Wollte mir der „Genosse Zollinspektor“ signalisieren, dass ich gut überwacht bin? Nachdem der Schnellzug in Warnemünde die dänische Eisenbahnfähre Kong Frederik IX erreicht hatte, konnte ich den Waggon verlassen. Ich musste mich beeilen, um die Backbordseite des Decks zu erreichen. Auf der Westmole wartete meine Familie auf die Ausfahrt des Fährschiffes. Sibylle ließ ihr Halstuch im Winde flattern; Robert und Susanne winkten aufgeregt mit beiden Armen und riefen mir etwas zu. Mit rasch zunehmender Geschwindigkeit des Schiffes blieb alles zurück, was mir lieb war. Diese surreale Abschiedsszene weckte in mir zwiespältige Gefühle. Jahrzehntelang haben wir den abfahrenden Schiffen mit Wehmut nachgeschaut. Nun stehe ich selbst als privilegierter Reisekader auf dem Deck und betrachte von hoch oben den weiten Strand und das Panorama des altvertrauten Warnemünde. Die Überfahrt dauert 1 Stunde und 45 Minuten; der Leuchtturm Gedser ist schon nach einer guten Stunde von See aus sichtbar. In Kopenhagen hatte ich mich in einem Büro für Auslandsgäste der Universität Kopenhagen zu melden, um eine Aufenthaltsbescheinigung zu unterzeichnen und meine Schlüssel für die Gästewohnung zu unterzeichnen. Dabei brachte ich in Erfahrung, dass mein Aufenthalt aus einem dänischen Fond für Nachwuchswissenschaftler aus Osteuropa finanziert wurde. Nein: Keine Finanzierung durch das MHF der DDR.

Das Institut für Rechtsgenetik der Universität Kopenhagen verfügte über einen sehr gut ausgestatteten Arbeitsbereich. Die methodisch aufwendigen Nachweisverfahren von HLA-Merkmalen im Gewebe erwiesen sich jedoch nicht auf unsere Labore in Rostock übertragbar. Schon der Versuch wäre ein Fehler gewesen. Wenige Jahre später wurden die im 20. Jahrhundert schrittweise fortentwickelten forensischen Blutgruppen- und Serumuntersuchungen durch die neuen DNA-Technologien geradezu hinweg gefegt. Zurück bleibt die Erinnerung an die Untersuchungen der Kopenhagener Arbeitsgruppe an den Inuit-Mumien aus Qilakitsoq in Westgrönland, die vor 500 Jahren in einer Grotte bestattet worden sind. Die Kopenhagener Arbeitsgruppe um Hanna Hansen konnte die Verwandtschaftsverhältnisse von acht kältekonservierten Verstorbenen aufklären, die später durch DNA-Untersuchungen bestätigt und präzisiert werden sollten.

Wenige Wochen nach meiner Ankunft erreichte das Kopenhagener Sekretariat des Institutes ein Anruf der „Botschaft der Deutschen Demokratischen Republik“ mit der Hinterlassung einer Telefonnummer. Beim Rückruf in die Botschaft wurde ich vorwurfsvoll daran erinnert, dass ich mich noch nicht bei der kommunistischen Parteigruppe in Kopenhagen gemeldet hätte. Dann erfolgte ein Terminvorschlag mit Angabe der Adresse des Veranstaltungsortes. Ich fühlte mich irgendwie drangsaliert und war verärgert. Wie zu erwarten war, machte das „Botschaftstelefonat“ im Institut die Runde und bewirkte bei einigen Mitarbeitern mir gegenüber eine deutliche Zurückhaltung. Was in aller Welt will die Auslandsvertretung von einem Rudolf Wegener? Da mir Sinn und Zweck dieser Veranstaltung selber unklar war, fielen mir auch keine plausiblen Antworten ein. Was muss, das muss: Zähneknirschend stellte ich meine Vortragsdiapositive zusammen und suchte pünktlich auf die Minute den Vortragsort auf, der sich als Versammlungsraum oder Hinterzimmer eines unscheinbaren Restaurants in einer Nebenstraße der Altstadt entpuppte. Etwa 30-40 Personen warteten neugierig auf mich[83]. Die Diaprojektion war schon vorbereitet. Die Begrüßung

83 Die Kommunistische Partei Dänemark hatte bei den Landtagswahlen 1984 nur 0,7 Prozent der Stimmen erreicht und kein Parlaments- Mandat erhalten.

des Auditoriums und die Vorstellung meiner Person durch den Versammlungsleiter – der auf mich wie der Vorsitzende eines Kleintierzüchtervereins wirkte – erfolgte auf Dänisch und auf Deutsch.

Mit der freundlichen Ermutigung, dass die deutsche Sprache willkommen sei, konnte ich beginnen. Ich startete mit der Feststellung, dass es in der DDR keine organisierte Kriminalität, keinen Drogenmissbrauch und keine Rotlichtszene wie in den kapitalistischen Länden gäbe. Dafür gab es kräftigen Beifall, der mich zu einer Redepause zwang. Dann wandte ich mich dem Thema zu: Alkohol in der DDR allerorten, auch an den Tankstellen, zu geringen Preisen verfügbar. Steigende Tendenz der Verbrauchsdaten; Weltspitze im Alkoholkonsum; pro Kalenderjahr im statistischen Mittel ein Badewanne Bier für jeden erwachsenen Mann. Mit einem Cartoon aus meiner Vorlesung – Alkoholiker ist, wer mehr trinkt als sein behandelnder Arzt – erntete ich noch einige Lacher. Dann wurde das Auditorium sehr ruhig: Alkoholmissbrauch als Teilursache oder Auslöser kriminellen Handelns. Nach Auflistung von Statistiken zur Begehung von Tötungsdelikten, Straftaten körperlicher und sexueller Gewalt, tödlichen und schweren Verkehrsunfällen unter Alkoholeinfluss kam ich zur Schlussfolgerung: Die Prävention und Bekämpfung von Kriminalität in der DDR muss mit der Eindämmung des Alkoholkonsums beginnen. Nach Ende des Vortrages blieb der Beifall aus. Ich spürte betroffenes, ablehnendes Schweigen. Keiner hatte Fragen an mich. Der Versammlungsleiter bedankte sich für die so nicht erwarteten Erkenntnisse. Ich sammelte meine Diapositive ein und ging ich in eine etwas entferntere Kneipe. Bei zwei Gläsern Guinness-Bier sinnierte ich über die Frage: Was hatte diese Veranstaltung zu bedeuten? Hatten sich unter den Zuhörern auch Lauscher befunden?

Es sollte noch verwirrender werden. Einige Abende später klopfte es in meiner Unterkunft an der Tür. Ich wohnte in einem Gästehaus der Universität Kopenhagen und erwartete keinen Besuch. Als ich etwas irritiert die Tür öffnete, stand ein junger Mann in Anzug und Krawatte vor mir, der sich mir als Botschaftsattaché vorstellte. Er richtete mir freundliche Grüße von einem Rostocker Tennisfreund aus und reichte mir ein gefällig in Geschenkpapier eingepacktes Präsent. Mir fiel sofort ein, dass wir irgendwann bei ihm zu einem Lachsessen eingeladen waren, den er frisch in Kopenhagen gekauft hatte. Sofort schrillten bei mir die Alarmglocken: Dieser Besucher kommt im Auftrag der Stasi. Wohl oder übel bat ich den jungen Mann herein und öffnete höflich die Geschenkpackung. Voilà. Es war eine Flasche Whisky. Was tun? Als höflicher Gastgeber bot ich ihm Mineralwasser in einem Zahnputzbecher und Erdnüsse aus einer schon geöffneten Blechdose an. Nach einem kurzen Gespräch über die guten Arbeitsbedingungen im Institut und die Untersuchungen an den Gewebsproben der Eskimos, die man sich im National Museum Kopenhagen unbedingt ansehen solle, beendete ich das Gespräch mit freundlichen Grüßen retour nach Rostock. Die nachfolgende Zeit in Kopenhagen blieb für mich überschattet. Der lange Arm der Staatssicherheit reichte offenbar bis nach Kopenhagen.

In den wöchentlichen Telefonaten wirkte meine Frau ungewohnt verängstigt und hinterließ bei mir die unbestimmte Sorge, dass irgendetwas nicht in Ordnung sei. Bei der Rückreise mit der Eisenbahnfähre wurde ich – wiederum als einsamer Insasse in einem Abteil – bei der Grenzkontrolle von einem Zöllner mit jovialer Vertraulichkeit begrüßt. Es könnte der Typ von der Ausreise gewesen sein. *„Na, wieder gut angekommen?“* Dann schaute er sich, ständig kopfschüttelnd, die Mitbringsel in meiner Tragetasche an: Ein Pfund

Briefmarken für Tochter Susanne, eine Musikkassette von *Genesis* für Robert sowie 10 unbespielte *floppy disks* für einen Informatiker, der sich diese Datenträger für biostatische Berechnungen von Kopplungsgruppen im HLA-System gewünscht hatte. *„Alles darf nicht eingeführt werden; wollen wir mal bei Ihnen eine Ausnahme machen"*. Zu Hause angekommen, teilte mir meine Frau mit, dass ich das Objekt ihrer Ängste gewesen sei. Ein „Polizeibeamter aus Kopenhagen" hatte im Institut angerufen und ihr mitgeteilt, dass ich bei einer nächtlichen Autofahrt unter Alkoholeinfluss einen Fußgänger erfasst und getötet hätte. Sibylle glaubte nicht an meine Schuld und wartete ab. Weshalb diese üble Intrige? Wer hat das veranlasst? Meiner „Karriere" hat dieser obskure Vorgang nicht geschadet.

Mit Speck fängt man Mäuse – Mitglied der SED

Im Januar 1986 wurde ich zu einem *persönlichen Gespräch* ins Rektorat der Universität Rostock geladen. Nachdem ich vorgelassen wurde, kam Rektor Professor Brauer[84] sofort zur Sache. Ob ich wisse, weshalb er mich zu einem Gespräch eingeladen habe. Ich verneinte, wenngleich ich Nachfragen zu meiner Kopenhagen-Reise befürchtete. In meiner Personalakte blätternd lobte er meine vielversprechende persönliche und berufliche Entwicklung. Nach Auffassung der Parteileitung und des Wissenschaftlichen Rates der Universität sei ich als Institutsdirektor in Nachfolge von Professor Haferland geeignet. Aufgrund der außergewöhnlichen Verantwortung eines Institutsleiters für Gerichtliche Medizin und der engen Zusammenarbeit mit den Justiz- und Sicherheitsorganen sei allerdings die Mitgliedschaft in der Sozialistischen Einheitspartei eine zwingende Voraussetzung. Er hatte mich in die Enge getrieben. Jetzt rächte sich, dass ich die naheliegende Frage der Verknüpfung von Professur und

---

84 s. Prof. Dr. phil. Dr. h.c. Wolfgang Brauer, Rektor 1976 – 1989, cpr.uni-rostock.de

SED-Mitgliedschaft immer wieder beiseite geschoben hatte. Ich bat den Rektor, die Entscheidung noch einmal überschlafen zu dürfen. Er räumte mir ohne weitere Kommentierung meines zögerlichen Verhaltens eine Bedenkzeit von einer Woche ein. Ich könne meine Entscheidung seinem Sekretariat telefonisch mitteilen.

Zuallererst hinterfragte ich für mich die Parteizugehörigkeit aller Lehrstuhlinhaber der Universitäten und Medizinischen Akademien in der DDR. Meine Strichliste umfasste 10 Professoren, den legendären Otto Prokop mit seiner österreichischen Staatsbürgerschaft ausgenommen. Sieben Professoren waren Mitglied der SED; zwei gehörten einer *Blockpartei* an, der sie in jungen Jahren beigetreten waren. Mein Ergebnis: Die Gewährung einer Bedenkzeit durch den Rektor bedeutete wohl, dass ich der Wunschkandidat der Universität war. Eine Hausberufung im Fach „Gerichtliche Medizin" ohne Parteizugehörigkeit würde das Ministerium für Hoch- und Fachschulwesen niemals genehmigen. Am gleichen Abend teilte ich meiner Frau die Neuigkeit mit. Sie war erfreut und über die geforderte SED-Mitgliedschaft in keiner Weise überrascht. Meine Bedenken schob sie mit pragmatischen Argumenten beiseite: Man würde mir jemanden vor die Nase setzen; niemand würde die Zurückweisung des Lehrstuhls verstehen; ich würde den Rest meines Berufslebens unzufrieden sein. Dem konnte und wollte ich nichts entgegensetzen. Jedoch blieb ein bitterer Beigeschmack. Nun würde ich mit diesen SED-Leuten, die wir beide verachtet haben, gemeinsame Sache machen. Unter Ausschöpfung meiner Bedenkzeit informierte ich das Rektorat über meine Bereitschaft zum Eintritt in die SED.

In meiner ersten Versammlung der Abteilungsparteiorganisation (APO) der Medizinisch-Theoretischen Institute im März 1986 wurde ich den Genossen satzungsgemäß als Kandidat vorgestellt. In fünf Minuten hatte ich die Beweggründe meines Aufnahmeantrages darzustellen. Ich versprach, meinen persönlichen Beitrag zur Aufdeckung von Straftaten, zur Prävention kriminellen Verhaltens und zu weiteren Verbesserung der Lehrtätigkeit zu leisten. Die Hochschullehrer und wissenschaftlichen Mitarbeiter der Parteigruppe wussten oder vermuteten, dass mein später Eintritt in die SED mit meiner bevorstehenden Berufung zusammenhing. Sie begrüßten, dass ich nun zu ihnen gehöre. Keine Zweifel an meiner politischen Zuverlässigkeit? Kein Nachdenken über opportunistische Motive? Der einzige erkennbar zur Arbeiterklasse gehörende Genosse war der Heizer eines Institutsgebäudes. Er schüttelte bei meiner Selbstdarstellung wiederholt verneinend den Kopf. Zu Wort hat er sich nicht gemeldet. So wurde ich einstimmig aufgenommen.

Die öffentliche Übergabe des Mitgliedsbuches und des Parteiabzeichens erfolgten im Audimax des Universitätshauptgebäudes. Hierzu erschien in der „Ostsee-Zeitung", dem Publikationsorgan der SED-Bezirksleitung, ein Foto. Ich bin in einer Reihe der neu aufgenommenen Kandidaten zu sehen. Die Ostsee-Zeitung war im Küstenbezirk Rostock die auflagenstärkste Tageszeitung. Ärgerlich: Nun wussten es alle. Die Parteiversammlungen fanden einmal monatlich um 17:00 Uhr statt. Ich verzichtete auf das Tragen des Parteiabzeichens; vor Beginn der Versammlung heftete ich die Anstecknadel an das Revers meiner Jacke, um sie später nach Einsteigen in meinen PKW wieder zu entfernen. Anfang Januar 1987 wurde ich von meinem APO-Sekretär zu einem vertraulichen Gespräch gebeten. Ihm sei mitgeteilt worden, dass ich mit meiner Familie am 24.12. in der Marienkirche Rostock bei der Christmesse gesehen worden sei. Das konnte ich nicht verleugnen. Und ob ich noch nicht aus der Kirche ausgetreten sei. Auch das musste ich bejahen. Er beendet das Gespräch mit der Aufforderung, meinen Austritt aus der Kirche notariell beglaubigen zu lassen. Seit Jahren suchte mich ein Kassierer der evangelisch-lutherischen Gemeinde in meinem Dienstzimmer auf, um die Kirchensteuer einzutreiben. Er trug Knickerbocker mit einer Fahrradklammer – wie mein verstorbener Vater. Ich brachte es nicht übers Herz, ihn fortzuschicken. Es war zur Gewohnheit geworden: Ich zahlte, wir plauderten dann auf seltsame Weise ein paar Minuten über Gott und die Welt. Das war paradox, schließlich verstand ich mich als Atheist.

Im März 1985 war Gorbatschow[85] zum Generalsekretär der KPdSU gewählt worden. Da tauchte nach dem Tod von Konstantin Tschernenko, als letzter der Riege drei vergreisten Parteiführer Breschnew, Andropow, Tschernenko, aus dem Nichts ein sowjetischer Politiker auf, der den Kameras in die Linsen und den Menschen in die Augen blickte. Mit Beginn seiner Amtszeit startete er mit aller Radikalität eine Anti-Alkohol-Kampagne, um die Senkung der Arbeitsproduktivität und die Übersterblichkeit der männlichen Bevölkerung durch den weithin verbreiteten Alkoholmissbrauch in der Sowjetunion zu bekämpfen. Die Perestroika (Umbau, Umstrukturierung) leitete 1986 die Modernisierung des politischen und gesellschaftlichen Systems der Sowjetunion ein. Ganz im Gegensatz zum Meister der sozialistischen Rhetorik, Generalsekretär Nikita Chruschtschow, der auf dem XX. Parteitag der KPdSU 1956 den Prozess der Entstalinisierung einleitete und unter dem Begriff der „Friedlichen

---

85 *Michael Sergejewitsch Gorbatschow hat mit den von ihm initiierten Abrüstungsverhandlungen mit den USA das Ende Kalten Krieges herbei geführt. Er verantwortete den Abzug der sowjetischen Truppen aus Afghanistan. Sein neuer Stil der Außenpolitik ermöglichte den Ländern des Warschauer Paktes Selbstbestimmung. Im Rahmen friedlicher Reaktionen in Osteuropa kam es auch zum Fall der Berliner Mauer. Gorbatschow erhielt 1990 den Friedensnobelpreis. Bereits seinem Aufstieg wohnte sein Niedergang inne. Er hat weder den Zerfall der Sowjetunion, noch – zumindest bis zur ersten freien Wahl im März 1990 – die Deutsche Wiedervereinigung gewollt. Die Ereignisse im In- und Ausland haben ihn überrollt. So wurde er für viele Sowjetbürger und Anhänger der kommunistischen Weltbewegung zum „Totengräber der ruhmreichen Sowjetunion“.*

Koexistenz“ die Aufrüstung bis an den Rand eines 3. Weltkrieges forcierte, hat Gorbatschow mit den Fehlern der Partei abgerechnet. Er bekannte sich zu den Verbrechen der Roten Armee während des 2. Weltkrieges und bot einseitige Schritte der Abrüstung an. Insbesondere die Rehabilitation des Physikers Andrej Sacharow war für mich ein Indiz, dass er sich von den Kernwaffenarsenalen der Sowjetunion lösen wollte[86].

Das dramatisch veränderte politische Klima in der Sowjetunion wurde in den Versammlungen der SED-Parteigruppe nicht thematisiert. In erster Linie waren Vorgaben oder Beschlüsse der Parteileitung umzusetzen, die mit Schwierigkeiten des Arbeitsalltages in den Instituten sowie der Intensivierung von „Forschung und Lehre“ zu tun hatten. Ich verbarg hinter meinem *Pokerface* – das hatte ich im Laufe der Jahre gelernt – meine Hoffnungen auf politische Veränderungen in der DDR.

Im Jahr 1987 blieb mir wenig Zeit für das Institut. Vom März bis April hatte ich – wie berichtet – meinen letzten *Ehrendienst* als Reserveoffizier der Volksmarine abzuleisten. Daran schloss sich eine mehrmonatige Hospitation in den von Prokop geleiteten Blutgruppenlaboren am Institut für Gerichtliche Medizin Berlin an, die mit dem Qualifikationsnachweis als Abstammungsgutachter abgeschlossen werden sollte. Ich habe mich intensiv auf die damit verbundene Prüfung vorbereitet, wobei Prokop es mir mit einer mehrstündigen schriftlichen und mündlichen Abschlussprüfung nicht leicht ge-

86 Andrej Sacharow war als Physiker in das Kernwaffenprogramm der Sowjetunion involviert. Als Teilchenphysiker und Kosmologe erwarb er internationale Anerkennung. In den 50er-Jahren warnte er zunehmend vor den Gefahren der Wasserstoffbombe und setzte sich öffentlich für eine internationale Kontrolle der Kernwaffenproduktion ein. Nachdem er aus dem sowjetischen Atomwaffenprogramm entfernt worden war, wandelte er sich zu einem Regimekritiker. 1975 wurde Sacharow mit dem Friedensnobelpreis geehrt.

macht hat. Eines Abends erschien der viel Bewunderte völlig überraschend in meinem Gästezimmer des Institutes, um mich zu dem damals viel diskutierten Kino-Film „*Amadeus*“ einzuladen. Ich hatte den Film schon gesehen. Anstatt dieser Aufmerksamkeit ohne Umschweife und mit Dank nachzukommen, begann ich darüber zu parlieren, dass es ein guter Schachzug der Filmemacher war, ein Drama über Mozart aus der Sicht seines Konkurrenten am Wiener Hof, *Antonio Salieri*, nach einem Theaterstück von *Peter Shaffer* zu drehen. Er hörte sich das an und verabschiedete sich so unvermittelt, wie er gekommen war. Das war von mir sehr ungeschickt. Wenig später habe ich erfahren, dass er über mein Verhalten nicht gerade erfreut war. Er soll sich auch an meinen weißen *Sneakern* gestört haben, die gerade in Mode gekommen waren. Sein persönliches Zertifikat sollte mir einige Jahre später für die Genehmigung zur Erstattung von Abstammungsgutachten durch das Schweriner Ministerium der Justiz sehr hilfreich sein.

In Ost-Berlin erlebte ich die politische Stimmung anlässlich des Besuches von US-Präsident Ronald Reagan. Die Nervosität der DDR-Staatsorgane war allerorten spürbar. Auf dem Weg zum gerichtsmedizinischen Institutsgebäude in der Hannoverschen Straße nutzte ich unbedacht den *falschen* Bürgersteig unmittelbar vor der „Ständigen Vertretung“ der Bundesrepublik Deutschland. Mit einem Schwupp ergriff ein Uniformierter meine Aktentasche und verschwand mit seiner Beute im verglasten Wächtergebäude. Ratlos und ohne Papiere ließ man mich etwa eine Viertelstunde auf dem Bürgersteig stehen. Dann durfte ich weitergehen. Der Inhalt des Aktenordners war wohl nicht kompromittierend. Reagan forderte in seiner Rede vor dem Brandenburger Tor am 11.06.1987 von dem KPdSU-Generalsekretär Michael Gorbatschow: „*Come to this Gate. Mr. Gorbatschow, open the Gate. Mr. Gorbatschow, tear down this wall!*" Musikfetzen und Beifallsgetöse waren nahe der Grenze weit zu hören. Ich empfand diesen Auftritt als Provokation, die einer von Gorbatschow angestrebten Annäherung der politischen Systeme nur hinderlich sein konnte.

Eine total verdrehte Welt 1987 – 1992

Meine Ernennung zum Institutsdirektor hatte der Rektor, Professor Brauer, mit guten Worten bedacht. Es war ein Standardtext: *„Ich verbinde die Ernennung mit dem Wunsch, dass Sie die Funktion des Institutsdirektors mit hohem persönlichen Verantwortungsbewusstsein und mit schöpferischer Energie auf der Grundlage der Beschlüsse von Partei und Regierung unserer Deutschen Demokratischen Republik erfüllen. Dafür wünsche in Ihnen Gesundheit und persönlicher Wohlergehen".* Das Berufungsschreiben setzte wie selbstverständlich voraus, dass ich mich der Staatsdoktrin zu unterwerfen habe. Der Schlusssatz rief in mir eine provokante Frage hervor: *Wofür* eigentlich sind Gesundheit und persönliches Wohlergehen *nicht* erwünscht?

Ort der zentralen Feier für die neuberufenen DDR-Professoren im September 1987 war das „Haus der Ministerien" in Berlin. Wahrlich ein Hotspot deutscher Geschichte[87]: Als ich an der Vorhalle mit dem DDR-typischen Wandbild aus Meissner Porzellanfliesen „Aufbau der Republik" vorbei zum Eingang des ehemaligen Reichsluftfahrtministeriums ging und meinen Platz in einem Festsaal eingenommen hatte, versuchte ich mir vorzustellen, wie es hier wohl zu Zeiten von Hermann Göring zugegangen sein mag. Der Minister für Hoch- und Fachschulwesen Hans-Joachim Böhme hatte zwar eine ähnliche Konstitution, hielt aber eine blasse Rede. Sie ließ nicht den geringsten Gedanken an den selbstdarstellerischen Kriegsverbrecher Feldmarschall Göring zu. Wenigstens dieser Aspekt war lobenswert.

---

87 *Reichsluftfahrtministerium, Sowjetische Militäradministration, provisorische Volkskammer der DDR, später Haus der Ministerien, Treuhandanstalt (Detlev-Rohwedder-Haus), Bundesministerium der Finanzen.*

Als Institutsleiter in schwierigem Fahrwasser

Zum Anlass meiner ersten Dienstberatung an einem Montag um 07:15 Uhr - diese unchristlich frühe Zeit hatte ich, ohne darüber nachzudenken von meinem Chef übernommen - legte ich mir eine kurze, optimistische Begrüßungsrede zurecht, als es anklopfte. Überpünktlich betraten die wissenschaftlichen Mitarbeiter in mein Dienstzimmer, das über knapp 20 Jahre hinweg von meinem Vorgänger genutzt wurde. Bevor ich überhaupt „Guten Morgen" sagen konnte, holte ein dienstälterer Kollege aus der Toxikologisch-Chemischen Abteilung hinter seinem Rücken einen Blumenstrauß hervor und ergriff das Wort: *„Sehr geehrter Herr Professor; wir sind übereingekommen, dass wir uns gegenseitig siezen"*. Pause. Sollte ich wirklich die Kollegen, mit denen ich seit Jahren per Du kommuniziert hatte, plötzlich in der Höflichkeitsform ansprechen? Meine Unentschlossenheit überwindend begann ich launig mit „Meine Herren" und ließ das Sie folgen. Augenscheinlich wollten sie einen „richtigen" Professor in einer geordneten Hierarchie. In wenigen Tagen hatte ich mich an das „Herr Professor" gewöhnt.

Das grundsätzliche Problem einer Hausberufung war damit nicht erledigt. Jahrelang war ich einer von ihnen gewesen. Wir hatten miteinander gefeiert, über den Chef hergezogen oder auch über tagespolitische Ereignisse diskutiert. Unvergessen ist das Zusammensein in einem Dienstzimmer eines Kollegen am 1. Oktober 1982, um die Radio-Übertragung des konstruktiven Vertrauensvotums gegen Bundeskanzler Helmut Schmidt[88] zu verfolgen. Ein Genosse war

88 Die Ursachen der „Bonner Wende" lagen in der Zerstrittenheit innerhalb der SPD über den Nato-Doppelbeschluss, der u.a. eine weitere Stationierung von Atomwaffen bedeutete. Schmidt war Befürworter dieser politischen Entscheidung. Hinzu kamen sich verstärkende Differenzen mit dem Koalitionspartner FDP über das Konzept zur Überwindung der Wachstumsschwäche der Wirtschaft und zur Bekämpfung der Arbeitslosigkeit.

übrigens auch dabei. Termine lagen an diesem Freitag nicht an; Prof. Haferland war an diesem Wochentag schon auf dem Weg nach Berlin. Uns verband die Enttäuschung über den Machtwechsel. Hans-Dietrich Genscher war der „Verräter“ und der von uns ungeliebte Helmut Kohl wurde sogar Bundeskanzler. Es fiel mir nicht leicht, aus der Vertrautheit der langjährigen Zusammenarbeit in die neue Rolle eines Chefs zu schlüpfen.

Vom Kooperieren zum Dirigieren? Leitungstätigkeit nach Berufung in ein anderes Institut dürfte einfacher sein. Als Chef einer altbekannten Schar von Mitarbeitern war ich konfliktscheu und viel zu oft auf der Suche nach einer Kompromisslösung.

Was straffe Leistungstätigkeit bedeutet, sollte ich schon kurze Zeit später erfahren. Meine Sekretärin stellte eine Verbindung mit dem Prorektor der Universität[89] her. Schon bellte es aus dem Telefon: *„Gerade wenige Wochen Leiter und jetzt schon Schlamperei. Wo ist die Meldung für die Woche der Winterbereitschaft und des Brandschutzes! In zwei Tagen hat die Meldung bei mir auf dem Tisch zu liegen“.* Damit war das Telefongespräch beendet. Den Auftrag zur Meldung hatte ich einem Sektionsgehilfen übergeben. In Formblättern war anzukreuzen, ob Streugut und ein Schneeschieber vorhanden und eine vorbeugende Brandschutzübung durchgeführt worden sei. Eigens war im Korridor des Institutsgebäudes eine kurbel-betriebene Alarmsirene angebracht worden. Die so überaus wichtige Vollzugsmeldung hatte ich verabsäumt. Nun erfolgte sie unverzüglich. Seit Übernahme der Leistungsfunktion stand ich unter Druck. Die in Verzug geratene Herausgabe eines Doppelheftes „Kriminalistik und forensische Wissenschaften“ zu Ehren des 65. Geburtstages von Professor Haferland war fertigzustellen. Meine Hauptvorlesung musste

---

89 s. Wilhelm Neumann, Prof. Dr. agr. Dr. h.c. Dr. h.c. Wilhelm Neumann, Erster Prorektor 1972-1990, cpr.uni-rostock.de

vorbereitet werden. Das war ohne Computerhilfe sehr zeitaufwändig. Vielleicht war ich in dieser Situation besonders dünnhäutig. Jedenfalls empfand ich den Anruf des Prorektors als übergriffig. Wollte er mir als hochrangiges Mitglied der Universitätsparteileitung zeigen, was für ein armes kleines *Partei-Würstchen* ich sei?

Bald darauf war der Prorektor wieder am Apparat. Diesmal begrüßte er mich zu meiner Überraschung mit einem freundlichen Genossen-Du. „*Sag mal, kann in Deinem Alkohollabor nicht zufällig ein Reagenzglas runterfallen? Wir haben da ein Problem mit einem Genossen, den Du wahrscheinlich auch kennst. Der ist mit Alkohol am Steuer erwischt worden*". Nach kurzem Räuspern erläuterte ich ihm mit Langsamkeit und Nachdruck, dass sich derartige Zufälle nicht ereignen können: „*Jede Blutalkoholuntersuchung wird von zwei technischen Assistentinnen als rechtssichere Doppel-Analyse parallel und unter Aufsicht eines Chemikers durchgeführt*". In die entstandene Gesprächspause hinein bedankte ich mich für das Gespräch, legte auf und rieb mir die Hände. Das Jahr 1988 dümpelte so vor sich hin. Als unerfahrener Institutsdirektor war ich überrascht über den administrativen Aufwand, der bei etwa 40 Mitarbeitern auf mich zu kam. Die von meinem Vorgänger erweckten Erwartungen, dass ich als Genosse „*viel mehr bewegen könne*", erfüllten sich nicht. Schnell wurde mir klar, dass sich an den Arbeitsbedingungen nichts ändern würde. Ich hatte eine Mangelsituation zu verwalten. Für Geräte oder Verbrauchsmitteln aus dem nicht sozialistischen Währungsbereich (NSW) standen keine Devisen zur Verfügung. Selbst die freiwerdende Planstelle eines Mediziners konnte ich nicht nach eigenen Vorstellungen zu besetzen. Anstelle eines von mir favorisierten Bewerbers hatte ich einen Beststudenten mit USA-Erfahrung einzustellen. Der Neue – wie ich Genosse – sollte uns 1990 wegen einer Stasi-Vorgeschichte entlassen.

Exemplarisch für die Verbohrtheit der SED-Führung unter Erich Honecker sollte im Herbst 1988 der Umgang mit der Veröffentlichung des deutsch-russischen Nichtangriffspakts im sowjetischen Nachrichtenmagazin „*Sputnik*" (deutsch: Begleiter) werden. Die Legende der tiefen Feindschaft der kommunistischen Sowjetunion zu dem faschistischen Hitler-Deutschland gehörte zum unantastbaren Gründungsmythos der DDR. Durch die Veröffentlichung des Zusatzprotokolles zum Hitler-Stalin-Pakt war ein ideologischer Grundpfeiler ins Wanken geraten[90]. Die „Sputnikaffäre" wurde zum Leitbegriff für die Unterdrückung der Presse- und Meinungsfreiheit in der DDR. Irgendwann hing – wie an vielen Orten – eine Kopie dieses Sputnik-Artikels auch an einer Wandzeitung unseres Universitätshauptgebäudes. Die größte Sorge unseres APO-Parteisekretärs bestand darin, dass irgendwelche Idioten in unserem Verantwortungsbereich Ärger machen könnten. Er forderte uns Genossen auf, derartige Aushänge ohne Aufsehen zu entfernen und ihm zu übergeben. Nichts dramatisieren, kein Öl ins Feuer gießen. Der Vertrieb des Sputnik wurde eingestellt. Eine inhaltliche Auseinandersetzung mit diesem Thema fand selbstredend nicht statt.

---

90 Hitler und Stalin hatten vereinbart, dass die Sowjetunion im Fall des Angriffes auf Polen und des möglichen Kriegseintrittes der Westmächte nicht in die Kampfhandlungen eingreifen würde. Im geheimen Zusatzprotokoll des „Stillhalteabkommens" einigte man sich auf die Aufteilung Polens. Deutschland sollte West-und Zentralpolen und Litauen, der Sowjetunion Finnland, Estland, Lettland und Bessarabien (heute Teile des Territoriums von Moldawien und der Ukraine) zugeschlagen werden.

Im Massaker von Katyn, unweit von Smolensk, wurden von Angehörigen des Sowjetischen Volkskommissariats etwa 4400 polnische Offiziere und Soldaten exekutiert. Das Verbrechen gehörte zu den von Stalin befohlenen Massenmorden an 22.000 – 25.000 polnischen Offizieren, Polizisten und Intellektuellen, die zur Vernichtung der nationalen Identität Polens beitragen sollten. Sie waren grausame Konsequenz des Hitler-Stalin-Paktes. Mein Vater hat sich wiederholt über diesen „schurkischen Pakt" ereifert und die „Verbrecher Hitler und Stalin" stets in einem Atemzug benannt.

Als neuer Chef hatte ich Anfang 1989 in Bad Doberan ein Symposium für Forensische Toxikologie mit einem Vortrag zu eröffnen, das vom leitenden Chemiker des Institutes initiiert worden war. Beteiligt waren auch Gäste aus der Bundesrepublik und den (noch) Sozialistischen Staaten. Am Rande der Veranstaltung wurde intensiv über tagespolitische Themen debattiert. Das erinnerte mich an mein erstes Zusammentreffen mit zahlreichen Kollegen aus der Bundesrepublik im September 1985 in Budapest anlässlich der *„International Academy of Forensic and Social Medicine"*. Allabendlich trafen wir uns, um über Trennendes und Gemeinsames zu reden. Damals spürte ich erstmals den *„Wind of Change"*. Die Fachkollegen aus Polen, Ungarn und der Tschechoslowakei sprachen offen über ihre Sehnsucht nach Freiheit und politischen Veränderungen. Am Rande der Regional- und Jahrestagungen der Gesellschaft für Gerichtliche Medizin der DDR hingegen herrschte zu politischen Themen Windstille. Das hatte sich nun entschieden geändert.

Das DDR-Gefüge bricht in sich zusammen

Die neue Außenpolitik der Sowjetunion rückte die KSZE- Schlussakte[91] aus dem Jahre 1975 in den Blickpunkt. Diese Absichtserklärung der wichtigsten Staaten der Welt umfasste nicht nur die Respektierung des Status quo und das Prinzip der Nichteinmischung in die Inneren Angelegenheiten der Staaten sondern auch die Wahrung von Menschenrechten und Grundfreiheiten. Die Honecker-Regierung wollte sich mit den Konzessionen zur Reisefreiheit etwas Luft

91 KSZE: Konferenz für Sicherheit und Zusammenarbeit in Europa. Die Schlussakte von Helsinki wurde von den 7 Staaten des Warschauer Vertrages, den NATO-Staaten und 13 neutralen (blockfreien) Ländern unterzeichnet. Für Erich Honecker war sein Wunschtraum der Internationalen Anerkennung des Staates DDR erfüllt. Die Reisefreiheit gehört zu den Grundfreiheiten. Mit fortschreitender Schwäche der DDR-Wirtschaft hat er schrittweise Lockerungen für Besuchsreisen zunächst nur von Rentnern zugelassen.

verschaffen. Als mein Schwiegervater im Juni 1989 verstarb, war es schon für die gesamte Familie möglich, zur Trauerfeier nach Eutin zu reisen. Die Genehmigung vom Volkspolizei-Kreisamt lag binnen 24 Stunden vor. Die Zustimmung für die Ausreise der Enkelkinder wurde durch die Schule innerhalb von zwei Stunden erteilt, nachdem – wie ich vermute – ein Telefongespräch mit dem MfS geführt worden war. Der mündliche Bescheid erfolgte justament durch jenen Stellvertretenden Schuldirektor, den ich wenige Jahre zuvor bei dem Elternabend zur Thema „dreijähriger Wehrdienst" sehr verärgert hatte. Schon am nächsten Tage saßen wir in der Eisenbahn Richtung Schleswig-Holstein. Unsere 14-jährige Susanne äußerte mit Nachdruck ihre Befürchtung, ob wir vielleicht „drüben" bleiben wollten. Sie wollte unbedingt zurück in ihre Schule. War sie schon DDR-sozialisiert? Robert, bereits in der Abiturklasse, schwieg sich aus.

Der folgende Tag war der Beisetzung von Wolfram Romberg gewidmet, der nach einer längeren Krankheit verstorben war. Beim Trauerkaffee nach der Beisetzung gerieten wir als ostdeutsche Familie begreiflicherweise in den Focus der Gäste. Der eingeladene Pfarrer interessierte sich für mein persönliches Befinden in der DDR und meinen Beruf. Offensichtlich mit meinen Antworten nicht zufrieden, zog er sich aus dem Gespräch zurück. Als der Alkohol die Zungen gelöst hatte, wollte einige Anwesende näheres über unser Leben erfahren. Wir würden gar nicht wie die aus dem Osten aussehen und uns auch nicht so verhalten (Der Begriff „Ossi" war noch nicht gebräuchlich). Ich erwiderte, dass wir als Familie ein ganz normales Leben führen würden. Nun wurden Zweifel laut. Im Osten sei doch alles grau, kein Ort zum Leben. Die DDR wurde reduziert auf Klischees wie Staatsgefängnis, Grenzkontrollen, schlechte Straßenbeläge der Transitautobahn, herunter gekommene Gebäude; VoPo;

PLASTE und ELASTE. Das wurmte mich. Bald stand die Idee im Raum: „Nutzt die einmalige Gelegenheit, bleibt doch einfach hier!" Man könne uns in der Nachbarschaft für einige Monate kostenfrei in einem zur Zeit nicht genutzten Wohnhaus unterbringen. Ich lehnte freundlich dankend ab.

Die Gespräche waren nicht spurlos an meiner Frau vorübergegangen. Spätabends im Gästezimmer kuschelte sich Sibylle an mich. *„Alle zusammen in Hamburg leben? Du als Oberarzt in der Rechtsmedizin; ich vielleicht als Abteilungsärztin im Blutspende – und Transfusionswesen?"* Ich begann ihr meine Gegenargumente vorzutragen. Zunächst müssten unsere heranwachsenden Kinder zustimmen. Unsere berufliche Neuorientierung als Endvierziger dürfte schwierig werden. Ich erwähnte unsere verbliebenen Freiheiten im privaten Raum und unsere Liebe zur Universitätsstadt Rostock mit ihrer Nähe zum Fischland. Alles Vertraute und Erreichte würden wir zurücklassen.

Inzwischen war Sibylle eingeschlafen. Ich blieb noch lange wach, weil mich verkürzte Sichtweise über den Alltag in der DDR aufgeregt hatte. Trotz vorhandener Reisemöglichkeiten blieb für den Westbürger der Osten *terra incognita.* Man hatte sich im geteilten Deutschland gut eingerichtet.

Am Folgetag spielte das Thema des Vorabends keine Rolle mehr. Wir besuchten noch die Hansestadt Lübeck mit dem Geburtshaus von Thomas Mann nahe der so eindrucksvollen Marienkirche. Der Roman „Die Buddenbrooks" war geradezu die Familien-Bibel der Wegeners, insofern erschien mir einiges vertraut. Die gerade stattfindende „Kieler Woche" mit den Windjammern aus vielen Ländern (Open ship!) und einem – wohl auch für die Robert und Susanne – überbordenden Angebot von Freizeitvergnügungen und Einkaufsmöglichkeiten für über 3 Millionen Besucher verwirrte uns. Von Allem viel zu viel. Nichtsdestotrotz stellte ich mir voller Wehmut vor, wie die Altstadt in Rostock und der öde Stadthafen an der Warnow mit entsprechenden finanziellen Mitteln zu neuem Glanz erweckt werden könnte. Mit zwiespältigen Gefühlen reisten wir zurück nach Rostock. Im Institut ging alles seinen gewohnten Gang. Ich hatte das Gefühl, dass die Mehrzahl der Mitarbeiter über mein Zurückkommen erleichtert war. In den Stasiunterlagen ist die Ausreise der Familie vom 10.-18.06.1989 noch dokumentiert.

Am 27.06.1989 durchtrennten der ungarische Außenminister Gyula Horn und sein österreichischer Kollege unweit des Ortes *Sopron* den Stacheldraht an der Grenze. Gorbatschow hatte sich bereits 1988 von der sogenannten Breshnew-Doktrin[92] distanziert. Er duldete er diesen Akt großer Symbolkraft. Ich konnte es nicht glauben: Die Sowjetunion griff nicht ein! Der eiserne Vorhang hatte ein Loch. Damit war für mich der Zusammenbruch der DDR besiegelt. Nun ging es Schlag auf Schlag: Die Verdoppelung der Ausreiseanträge seit 1986 war für die Führung der DDR-Führung ein Maß der Unzufriedenheit der Menschen. So begann man die Reisebeschränkungen schrittweise zu lockern. Die Spannungen in der Bevölkerung blieben. Da nur etwa 20 Prozent der Anträge auf Ausreise bewilligt wurden, hatte sich der Staat ein neues Konfliktpotenzial geschaffen. Die zurück gebliebenen „Antragsteller“ solidarisierten sich und zeigten ihre Protesthaltung in Öffentlichkeit. Es kam zunehmend in verschiedenen Orten zu Demonstrationen.

---

92 Leonid Breschnew verkündete nach der Niederschlagung des „Prager Frühlings“ 1968: „Die Interessen und die Souveränität einzelner sozialistischer Staaten finden ihre Grenzen an den Interessen und der Sicherheit des gesamten sozialistischen Systems“. Er hat mit dieser politischen Leitlinie nicht nur die Okkupation der Tschechoslowakei gerechtfertigt sondern sich für die Sowjetunion das Recht vorbehalten, bei Gefährdung sozialistischer Länder auch in Zukunft militärisch zu intervenieren.

Am 19.08.1989 flohen etwa 900 DDR-Bürger im Rahmen eines „Paneuropäischen Picknick“ bei Sopron nach Österreich. Überfüllung der Botschaften in Prag, Budapest und Warschau. Im Laufe des Septembers verließen etwa 30.000 Ausreisewillige die DDR via Ungarn. Die Fluchtbewegung war nicht mehr aufzuhalten. Am 04.09.1989 fand die erste Montagsdemonstration in Leipzig statt; danach formieren sich die ersten Oppositionsgruppierungen „Demokratie jetzt“ und „Neues Forum“.

Ende September 1989 nahm ich an einer Jahrestagung der Deutschen Gesellschaft für Rechtsmedizin in Salzburg teil, die übrigens auch von nahezu allen Institutsleitern unseres Faches besucht wurde. Die Restriktionen für Dienstreisen waren viel zu spät gelockert worden. 1988/89 wurden von 4 beantragten Reiseanträgen ins westliche Ausland drei genehmigt. Ich hatte für die politische Zuverlässigkeit meiner Mitarbeiter zu bürgen. In Salzburg, so ist es in meiner Stasiakte dokumentiert, sei mir vom Polizeipräsidenten München oder Bayern offeriert worden „oberster Gerichtsmediziner“ zu werden. Da muss ein IM irgendetwas gehörig missverstanden haben. Ein solches Angebot hatte ich nie erhalten. Auch bei internationalen Kongressen wurden fleißig Informationen gesammelt. In meiner Akte findet sich die Notiz: „Operative Kontrolle des W. über IM, politische Stabilität herausarbeiten“.

In der Rostocker Kirche *St. Petri* fand am 05.10.1989 eine Fürbittandacht für inhaftierte Leipziger Demonstranten statt, an der sich 500 Personen beteiligten. Diese erste, von der Umweltgruppe der Kirchgemeinde initiierte Veranstaltung, wurde aus Angst vor Zuträgern der Staatssicherheit nur von *Mutigen* besucht. Sie markierte den Start einer sich lawinenartig ausweitenden Bürgerbewegung. Der 40. Jahrestag der DDR am 07.10.1989 wird zum Desaster für

Honecker. Gorbatschow machte mit seinem Redezitat „Wer zu spät kommt, den bestraft das Leben" jedem Bürger deutlich, dass die DDR-Regierung von der Sowjetunion keine Hilfe zu erwarten hat. Vorrangig in Ostberlin fanden Protestdemonstrationen statt, die durch Polizeikräfte gewaltsam aufgelöst werden. Inzwischen hatte man einen IM „Richard" auf mich angesetzt. Er berichtete seinem Führungsoffizier, dass „Prof. W. mit der Situation in der DDR nicht einverstanden ist. Er weiß als Genosse nicht, wie er sich verhalten soll. Die Zustände in der DDR sind stark kritikwürdig". Es sollte der letzte Eintrag in meiner bescheidenen Stasiakte werden.

Ich war in diesen Tagen ganz auf die Vorbereitung einer Kongressreise nach New Orleans (USA) fokussiert. Diese Reise wurde durch das Direktorat für Internationale Beziehungen nun schon routinemäßig genehmigt. Dazu trug sicherlich der devisenbringende Verkauf eines seltenen HLA-B16(38)-Antikörpers bei, der beim Direktorat für Internationale Beziehungen angemeldet und über die Kommerzielle Koordinierung (KoKo) des MfS abgewickelt wurde[93],[94].

Am 12.10.1989 machte ich mich auf den Weg. Auf dem Flug nach New Orleans ereignete sich nach einer Zwischenlandung beim Neustart in Atlanta ein Zwischenfall, in dem ich eine ewige Minute um

---

93 *Alexander Schalck-Golodkowski war als Offizier der Staatssicherheit im besonderen Einsatz (OiBE) Leiter des Bereiches Kommerzielle Koordinierung (KoKo) der wegen seiner Devisen-Geschäfte berüchtigt war. Er führte 1983 die Verhandlungen mit Franz Josef Strauß über einen Milliardenkredit für die DDR. Die KoKo organisierte im Auftrag der DDR Waffenexporte, den Import von Sondermüll aus der BRD, den Verkauf von Kunstwerken bis hin zu historischem Straßenpflaster. Kurzum: Alles, was nicht „niet- und nagelfest" war, wurde für D-Mark verscherbelt. Der Bereich KoKo soll 25 Milliarden Valutamark erwirtschaftet haben.*

94 *Der Antiköper wurde aus dem Blutplasma einer Schwangeren gewonnen. Die Plasmaspenderin wurde finanziell entschädigt und über die Verwendung für medizinische Zwecke informiert. Aus heutiger Sicht ist allerdings ethisch bedenklich, dass ein Anteil des gespendeten Plasmas für Devisen in die BRD verkauft wurde.*

mein Leben bangte. Nach dem der Pilot der Boeing die Beschleunigung vor dem Abheben eingeleitet hatte, brach er den Startvorgang mit einer abrupten Bremsung ab. Der Sicherheitsgurt komprimierte den Brustkorb schmerzhaft. Kurz vor dem Ende der Rollbahn kam die Maschine zum Stehen. Der Katastrophe knapp entgangen. Aus dem Cockpit kam eine mühsam verständliche Durchsage, dass ein rotes Warnsignal geblinkt habe. Dann rollten wir zum Startplatz vor dem Gate zurück. Nach unserem Ausstieg hatten wir im Wartebereich gute Sicht auf unser Flugzeug. Etwa 20 Minuten später steuerte ein korpulenter Mann ein offenes Service-Fahrzeug unter den Jet und zog einen riesenhaften Maulschlüssel hervor. Nachdem er damit am Fahrwerk hantiert und scheinbar irgendwelche Verschraubungen festgezurrt hatte, entfernte er sich wieder. Bald darauf wurde unser Flug wieder aufgerufen. Verängstigt unserer Reisegruppe folgend, bestieg ich das Flugzeug zum 2. Startversuch. Das war meine erste Begegnung mit den Vereinigten Staaten.

In New Orleans erreichte mich die Nachricht, dass Erich Honecker am 18.10. „auf eigenen Wunsch" aus allen Ämtern entlassen worden war. Egon Krenz vom ZK der SED wurde der Nachfolger. Dieser bekannte sich zur Fehleinschätzung der Realität in den „letzten Monaten". Nun sei eine „Wende" eingeleitet worden. Die Wende wurde zum Leitbegriff für den politischen Wandel der DDR. Aus der westdeutschen Reisegruppe wollte man von wir wissen, wer Egon Krenz sei und was sich ändern würde. Meine Auffassung, dass mit dem „Neuen" alles beim Alten bliebe und die DDR wegen Gorbatschows fehlender Rückendeckung bald zusammenbrechen würde, wurde mit freundlicher Skepsis zur Kenntnis genommen. Auf längere Erörterungen wollte ich mich nicht einlassen. Meine SED-Mitgliedschaft, die ich von Anfang an als Makel empfunden hatte, verschwieg ich tunlichst.

Nach 10 Tagen Abwesenheit erschien das öffentliche Leben in Rostock wie verwandelt. Die von der Marienkirche ausgehenden Donnerstagsdemonstrationen waren das alles beherrschende Gesprächsthema. Ein Mitarbeiter überredete mich, ihn zur Rede von *Joachim Gauck* zu begleiten. Wir verloren uns in der völlig überfüllten Kirche aus den Augen. Es war der 26.10.1989. Von Robert hatte ich erfahren, dass er auch anwesend sein werde. Er gehörte zu einer Gruppe von Jugendlichen, die sich neben das Rednerpodest gesetzt hatte. Mir war die Sicht zwar fast vollständig verdeckt. Die kräftige, pastoral-geschmeidige Stimme von Gauck konnte man gut hören. Mit dem Hinweis, dass man sich in einem Gotteshaus befinde und jeder – ob er christlichen Glaubens sei oder nicht – die Kopfbedeckung abnehmen sollte, hatte er sofort die Oberhoheit über die dichtgedrängte Menge erlangt. Gauck schien die Situation zu genießen; keine Spur von Unsicherheit. Seine sprachmächtige Rede hielt mich in Bann. Sie umfasste sein persönliches Credo: Freiheit, Demokratie, Selbstbestimmung und Gerechtigkeit. Obwohl er aus seiner Verachtung gegen über der DDR und ihren vielen Mitläufern – ich fühlte mich direkt angesprochen – kein Hehl machte, vermied er jegliche direkte Aggressivität gegenüber dem Staatsapparat.

Seine Gegner und Neider warfen ihm Vergünstigungen durch den Staat und die Stasi vor. Es liegt in der Natur der Sache, dass er als Organisator der Evangelisch-lutherischen Kirchentage 1982 und 1988 auch mit den DDR-Behörden und der Staatssicherheit zu tun hatte. Gauck hatte Charisma und verkörperte moralische Integrität. Seine Stimme wurde gehört. In seiner Autobiografie berichtet der spätere Bundespräsident über die historischen Ereignisse im Herbst 1989[95].

---

95 Joachim Gauck: „Winter im Sommer – Frühling im Herbst: Erinnerungen", Penguin Verlag, 2017

Kurz darauf steckte ich meinen SED-Ausweis in einen Briefumschlag und fügte meiner formellen Austrittserklärung das Postskriptum bei: Bitte keine Rücksprache! In die folgenden Protestmärsche hatte ich mich mit meiner Frau eingereiht. Voran ein bunter Schmetterling mit dem Spruchband „Gewaltfrei für Demokratie" und ein im Schritttempo fahrender Funkstreifenwagen der Volkspolizei mit Blaulicht, der den Demonstrationszug absicherte. Am Treppenaufgang zum Gebäude der Bezirksverwaltung für Staatssicherheit in der August-Bebel-Straße hatten Demonstrierende Kerzen aufgestellt. Unter den zahlreichen Zuschauern am Straßenrand erkannte ich auch Gesichter von Mitarbeitern der Stasi. Nein, die Angst war vorbei. Dennoch begleitete mich bei aller Freude über die wiedergewonnene Freiheit ein ungutes Gefühl. Nun ist der Aufbruch da. Als ehemaliges SED-Mitglied werde ich mich nicht einbringen können.

Die Alexanderplatz-Demonstration am 4. November 1989 war die größte, nicht staatlich gelenkte Protestveranstaltung der DDR. Für mich war sie der emotionale Höhepunkt allen politischen Geschehens in der Wendezeit. Diese von Schauspielern und Mitarbeitern Ost-Berliner Theater initiierte Veranstaltung brachte innerhalb von 3 Stunden 27 Redner vor das Mikrofon. Es wurde ein großer Tag der Rede- und Meinungsfreiheit. Der Schriftsteller Stefan Heym (1913 – 2001) brachte es auf den Punkt. *„Es ist, als habe einer die Fenster aufgestoßen! Nach all' den Jahren der Stagnation – der geistigen, wirtschaftlichen, politischen; – den Jahren von Dumpfheit und Mief, von Phrasengewäsch und bürokratischer Willkür, von amtlicher Blindheit und Taubheit […].“*

Die Repräsentanten der gerade im Sterben befindlichen DDR (Manfred Gerlach, Günter Schabowski und Markus Wolf) hatten wenigstens den Mut, sich auf die provisorische Rednertribüne zu begeben. Mit ihren halbherzigen und armseligen Reformvorschlägen bewegten sie sich am Rande der Lächerlichkeit, die von den Pfiffen und Buh-Rufen der Menschenmenge noch gnädig kaschiert wurde. Und welch ein großartiges Schlusswort der Schauspielerin Steffi Spira (1908-1995): *„Ich wünsche mir für meine Urenkel, dass sie aufwachsen ohne Fahnenappell, ohne Staatsbürgerkunde und dass keine Blauhemden mit Fackeln an den hohen Leuten vorübergehen"*. Etliche der mitgeführten Transparente und Spruchbänder waren pfiffig, voller Berliner Humor. Ich verfolgte die Originalübertragung an dem Samstagmittag im neuen Jugendprogramm „Elf 99" des DDR-Fernsehens und trank dazu am helllichten Tag Cognac. Das große Porträt von Egon Krenz mit seinen großen Zähnen in der Nachthaube von Rotkäppchens Großmutter oder den Spruch „Wir sind keine Fans von Egon Krenz" fand ich damals umwerfend komisch. Die Veranstaltung am Alexanderplatz verkörperte die Brillanz der Kulturszene und das ausgeprägte Demokratieverständnis der Bürger in Ostberlin.

Wenige Tage später, am Spätnachmittag des 9. November 1989 fand die legendäre Pressekonferenz zur „Regelung der ständigen Ausreise" im Pressezentrum Mohrenstraße (Ostberlin) statt. Wieder war es Günter Schabowski, der sich einer brisanten Medienöffentlichkeit stellte. Ich verfolgte die Live-Konferenz voller Spannung, war doch der Entwurf eines neuen Reisegesetzes vom 6. November 1989 in scharfe Kritik geraten. Nachdem er das ihm von Krenz kurz zuvor übergebene Positionspapier verlesen hatte, kam es bei der Nachfrage eines Journalisten zum Inkrafttreten dieser neuen Regelung zu seinem persönlichen Versagen. Statt den Text noch einmal ruhig und akzentuiert vorzulesen – da stand ja zu den Verfahrensweisen alles drin – nestelte er in seinen Papieren herum und antwortete, nervös geworden, zur Grenzöffnung um 18:58 Uhr: *„Das tritt nach mei-*

ner Kenntnis – ist das sofort, unverzüglich". Dieses missglückte Satzgebilde bedeutete das Ende des „Antifaschistischen Schutzwalles". Wir öffneten zum Abendessen eine Flasche Wein, um auf diese gute Nachricht anzustoßen.

Dass durch den massiven Erwartungsdruck der DDR-Bevölkerung die Grenzübergänge Stunden später überrannt wurden, habe ich allerdings erst am Morgen des folgenden Tages erfahren. Heute möchte ich Schabowski zurufen: Ruhe in Frieden; die Mauer wäre ohnehin gefallen!

Die Zeiten des *„Das-ist-der-Wahnsinn"* haben – je nach Lebensumständen – bis zur Ratifizierung Einigungsvertrages 1990 angedauert. Von dem allgemeinen Sog angezogen, reihten wir uns bereits am 11.11.1989 in die bald hinter Rostock beginnenden Staus bis zur Westgrenze Lübeck-Schlutup ein. Wir wussten uns in Eutin herzlich willkommen. Die Euphorie des Wiedersehens war allerorten spürbar. Unser Wartburg fand bei unserem ersten Besuch wohlwollendes Interesse. Ich gab den „Ossi" und fühlte mich bemüßigt, Erläuterungen zu den Vorzügen des PKW „Wartburg" abzugeben: ein Damenstrumpf aus Dederon könne einen zerrissenen Keilreimen ersetzen, die Zündkerzen wären leicht zu wechseln und das Fahrzeug könne bergab energiesparend ohne Motorbremse rollen. Peinlich. Wenige Wochen später nahm niemand mehr mein DDR-Auto zur Kenntnis.

Bereits am 25.11.89 wurde ich von einem Tennisspieler, der etwa 1982 die DDR vermutlich per Ausreiseantrag verlassen hatte, zusammen mit fünf „Auserwählten" nach Bremen eingeladen. Wir machten uns mit zwei Fahrzeugen auf den Weg. Der kontrollierende „Genosse" an der Grenze betrachtete sinnierend unsere Tenniskoffer im Kofferraum und wünschte *„den Herren einen angenehmen Aus-*

flug". Surreal und überaus lustig. In Bremen wurden wir liebevoll aufgenommen. Drei Mitglieder unserer Sportlergruppe hatten an der Universität Karriere gemacht und waren – mich eingeschlossen – zwischenzeitlich Genossen geworden. Ob unser Bremer Tennisfreund darüber informiert war, blieb offen. Es schien ihn auch nicht besonders zu interessieren. Sponsor dieses Treffens war ein pensionierter Reeder, der ein flammendes Plädoyer für die zu erhoffende deutsche Einheit hielt. Er deklamierte das Gedicht „Des Deutschen Vaterland"in10 Strophen und überreichte uns eine Kopie. Der radikal-deutschnationale Text ist völlig aus der Zeit gefallen[96]. „Welscher Tand" (hier: Fremdländisches, wertloses Zeugs) steht für die Ablehnung nichtdeutscher Produkte. Der hier gepredigte Franzosenhass bereitete den Nährboden für die beiden Weltkriege der 20. Jahrhunderts. Nachfolgend habe ich es bei den letzten beiden Strophen belassen.

Des Deutschen Vaterland

Ernst-Moritz-Arndt (1813)

(9)

Das ist des Deutschen Vaterland,
Wo Zorn vertilgt den welschen Tand,
Wo jeder Franzmann heißet Feind,
Wo jeder Deutsche heißet Freund -
Das soll es seyn.
Das ganze Deutschland soll es seyn!

(10)

Das ganze Deutschland soll es seyn!
O Gott vom Himmel sieh darein!
Und gib uns rechten deutschen Muth!
Daß wir es lieben treu und gut.
Das soll es seyn!
Das ganze Deutschland soll es seyn!

---

96 Ernst-Moritz-Arndt (1769-1860) war ein Schriftsteller, Historiker und Abgeordneter der Frankfurter Nationalversammlung. Sein leidenschaftlicher Nationalismus ist im Kontext der napoleonischen Befreiungskriege zu sehen. Das Gedicht wurde vor der Völkerschlacht in Leipzig 1813 verfasst und gilt als sein bekanntestes. Es ist in vielen Flugblättern veröffentlicht und mehrfach vertont worden. Wegen seiner antisemitischen, rassistischen und militaristischen Auffassungen ist Ernst-Moritz Arndt bis heute nicht unumstritten. Aber: Als Professor der Universität Greifswald hat er sich mit Vehemenz gegen das Bauernlegen und die Leibeigenschaft in seiner pommerschen Heimat gewandt.

Erstmals lernten wir eine gut ausgestattete Tennishalle mit zugehöriger Gastronomie kennen. Nach der Tennisspielerei, die uns viel Spaß bereitete, tranken und rauchten wir an der Bar viel zu viel. Auf irgendeine Weise waren wir damals nicht so recht beieinander. Schade, es hätte mit den Bremer Freunden ein interessanter Abend werden können.

Eine Woche später, am 3. Dezember 1989, stellten Sibylle und ich uns die Reihe von Menschen zwischen Kap Arkona (Rügen) und dem Fichtelberg (Erzgebirge). Irgendwo in Höhe des Kessiner Berges am südlichen Ortsausgang von Rostocks fuhren in lockerer Kolonne und im Schritttempo Fahrzeuge mit winkenden Menschen und wehenden Fahnen vorbei. Auf der Motorhaube eines PKW saß Susanne zusammen mit einer Freundin. Diese Menschenkette längs durch die DDR von Kap Arkona bis zum Erzgebirge war ein starkes Symbol des Wunsches vieler DDR-Bürger nach Wiedervereinigung und demokratischer Erneuerung.

Robert und Susanne begegneten den politischen Veränderungen mit Optimismus und großen Erwartungen. In der Nacht vom 4. zum 5.12.1989 wurde das Gebäude der Bezirksverwaltung des MfS besetzt. Heiligabend besuchte unsere Familie die Weihnachtsmesse in der Marienkirche. In der Silvesternacht am 31.12.1989 zündeten wir gemeinsam mit freudig bewegten Bürgern aus der Nachbarschaft erstmals Feuerwerkskörper auf der Brinckmansdorfer Höhe. Aus dem Warnowtal waren die vielstimmigen Schiffssirenen zu hören. Der real existierende Sozialismus von Moskaus Gnaden war gescheitert.

Beobachtungen in Ost und nach der Wiedervereinigung 1990

Ohne Zögern suchte ich Kontakte zu den Berufskollegen aus der Bundesrepublik. Schon im März lud ich zu einer thematischen Regionaltagung der Gesellschaft für Gerichtliche Medizin der DDR zum Rahmenthema „Forensische Aspekte des Alkoholmissbrauchs" ein. Die besten räumlichen und technischen Bedingungen für eine wissenschaftliche Tagung bot die damals schon nicht mehr genutzte Bezirksparteischule der SED, die ich vorher noch nicht kennengelernt hatte. Mein – wohl unrealistischer – Wunsch, hierzu ein Sonderheft in der deutschen Zeitschrift „Blutalkohol" herauszugeben, scheiterte. Immerhin: Nachfolgend wirksam blieb die noch Jahre später mit Heiterkeit weiter gegebene Geschichte, wie uns unmittelbar vor Eröffnung der Tagung *Gregor Gysi* mit kleinem Gefolge über den Weg lief. In kurzer Folge fanden wissenschaftliche Veranstaltungen in Schwerin, Düsseldorf, Berlin-West, Köln, Einbeck, Dresden (letzte Fachtagung der DDR-Fachgesellschaft) und Lübeck statt.

Der Berliner Kollege Volkmar Schneider[97], den ich Wochen vorher in Rostock näher kennen gelernt hatte, lud mich zu einem Gastvortrag ins Rechtsmedizinische Institut der Freien Universität Berlin (Dahlem) ein. Mein Vortrag „Der nichtnatürliche Tod: Reflexion und Realität in der DDR war sehr gut besucht. Die Diskussion fokussierte sich rasch auf die Opfer der Grenzzwischenfälle an Elbe und der Ostsee, was bei dem politischen Interesse an den Todesfällen der Berliner Mauer nahe lag. Eins lag mir besonders am Herzen: Die Berufsehre der DDR-Gerichtsmediziner. Dabei hatte ich dar-

---

97 Prof. Dr. med. Volkmar Schneider war von 1983-2006 Direktor des (westberliner) Institutes für Rechtsmedizin (FU); Ehrendoktor der Universitäten Budapest und Breslau. Er hat sich 1990 um die Einbeziehung der DDR-Gerichtsmediziner in die Deutsche Gesellschaft für Gerichtliche Medizin verdient gemacht und wichtige Beiträge zur Geschichte des Faches veröffentlicht.

zustellen, dass wir auf die weitere Verwendung unserer nach wissenschaftlichen Regeln erhobenen Untersuchungsergebnisse durch die „Untersuchungs- und Justizorgane“ keinen Einfluss hatten. Ich musste mich gegen den aufkommenden Vorwurf verteidigen, dass Gerichtsmediziner auf Druck der Staatssicherheit Sektionsbefunde manipuliert haben könnten. Der Verdacht einer Verfälschung oder Vertuschung von gerichtsmedizinischen Gutachten durch das MfS war nicht unbegründet. Der Vorwurf, dass die Staatssicherheit beschleunigte Feuerbestattungen zur Vernichtung von Beweisen veranlasst hat, durch existiert bis heute. Jedenfalls erstaunte mich das breite Echo auf diese Veranstaltung in den zahlreichen Printmedien der DDR.

Mit dem tiefsitzenden Misstrauen, nicht immer nach bestem Wissen und Gewissen gehandelt zu haben, wurden meine Mitarbeiter und ich noch Jahre nach dem Ende der DDR konfrontiert. 1992, über etwa drei Monate hinweg, stellten Mitarbeiter der Zentralen Ermittlungsstelle für Regierungs- und Vereinigungskriminalität (ZERV) im Archiv unseres Institutes Nachforschungen an. Die Beamten haben „jedes Blatt umgedreht“. Die Sektionsprotokolle mit Bezug zu den Todesfällen an der Grenze samt persönlicher Notizen fanden besondere Beachtung. Unregelmäßigkeiten und Beanstandungen wurden – zum Bedauern der eifrigen Fahnder? – nicht gefunden. Insofern war es für meine Mitarbeiter und mich wie die Befreiung von einer schwebenden Beschuldigung. Ein Fall machte mein sofortiges persönliches Erscheinen im Landeskriminalamt Schwerin erforderlich. Mit Herzklopfen und überhöhter Geschwindigkeit machte ich mich von Rostock aus auf den Weg. Vor Ort wurde mir in Anwesenheit von drei Personen ein kopierter Aktendeckel der Ablage eines Ertrinkungstodes im Grenzgewässer „Ostsee“ vorgelegt. Der mit der Archivierung beauftragte Sektionsassistent hatte mit seiner charakteristischen Handschrift unter die Sektionsnummer die Bemerkung „vmtl. Suizid" nachgetragen (was er selbstredend nicht hätte tun dürfen). Am Telefon befragt, erklärte er etwas beleidigt, dass er diese Information von einem Kriminalisten erhalten habe, sie könne vielleicht noch einmal von Bedeutung sein. Damit war der Sachverhalt aufgeklärt. Wütend fuhr ich zurück. Welch eine Lappalie!

Zum IV. Einbecker Workshop 1990 war ich als Gast der einflussreichen Deutschen Gesellschaft für Medizinrecht eingeladen. Als Gerichtsmediziner der DDR wurde ich beigezogen, um über meine Erfahrungen mit der Durchführung von Verwaltungssektion im Auftrag des Kreisarztes (heute: Amtsarzt) zu berichten. Eindringlich schilderte ich die Notwendigkeit der Obduktion bei den häufigen Fällen unklarer Todesursache und Todesart zunächst ohne Eröffnung eines polizeilichen Ermittlungsverfahrens. Bernd Brinkmann[98] aus Münster stellte den eigenen Daten aus dem Rostocker Institut die Ergebnisse mehrerer Studien aus der Bundesrepublik zur Seite. Diese Untersuchungen legten offen, dass die fehlerhafte ärztliche Leichenschau als wesentliche Ursache für das große Dunkelfeld von Tötungsdelikten zu sehen ist. Wie zu erwarten war, blieben die „Einbecker Thesen" zur Reform des Obduktionsrechts im Ungefähren.

Beim 1. Lübecker gesamtdeutschen Gespräch Norddeutscher Rechtsmediziner im Dezember 1990 ging es nun schon zum wiederholten Mal um die verschiedenen juristischen Aspekte der ärztlichen Leichenschau in Deutschland Ost und West. Der Lübecker

---

98 Prof. Dr. med. Bernd Brinkmann war von 1981 – 2007 Direktor des Institutes für Rechtsmedizin in Münster, Ehrendoktor der Universitäten Budapest und Coimbra und Mitglied der Deutschen Akademie für Naturforscher Leopoldina Halle. Als international renommierter Rechtsmediziner hat er die Ringversuche zur Validierung von DNA-Befunden an kriminalistischen Spuren etabliert.

Institutsleiter *Manfred Oehmichen*[99] hatte mich in die Vorbereitung einbezogen und als Co-Vorsitzender in einer Suite des Maritim-Hotels in Travemünde untergebracht. Ich wagte es kaum, meine Kongressmappe auf den offenbar kaum genutzten Schreibtisch mit einem Panoramablick auf die winterliche Ostsee abzulegen. Schon im Herbstsemester 1990 gab er mir die Gelegenheit, in Lübeck eine Vorlesung zur Forensischen Genetik zu halten. Das waren ermutigende Gesten. Ich spürte den Vertrauensvorschuss vieler Kollegen der alten Bundesländer und fühlte mich nach einem knappen Jahr in der „gesamtdeutschen" Rechtsmedizin angekommen. Für einen Moment waren meine Sorgen um die Zukunft des Rostocker Institutes in den Hintergrund getreten.

Inzwischen hatte ich etliche rechtsmedizinische Institutsgebäude kennen gelernt. Umso schärfer erkannte ich die Rückständigkeit meines Zuständigkeitsbereiches. Seit meiner Berufung 1987 war nichts passiert. Keine Computer, keine Kopierer, keine zeitgemäße Geräteausstattung für die Forensische Toxikologie und die sich entwickelnde Forensische Genetik und Spurenkunde, keine räumlichen Voraussetzungen für moderne Labore , schwierige Arbeitsbedingungen im Sektionstrakt. Sofort musste ein Computer her. 1989/1990 war der *Vobis Highscreen* nach dem Preis-Leistung-Verhältnis das Maß aller Dinge. Unter Begleitung eines Studenten mit fortgeschrittenen Computer-Kenntnissen fuhr ich zum Einkauf nach Lübeck. (In Eutin hatte mir meine Schwiegermutter ein Blanko-Check vorbereitet). Wir wurden in einem Computer-Shop sofort fündig. Ein Mitarbeiter brachte die Kartons in den Ausgangsbereich und stutzte,

99 https: //manfred-oehmichen.de: Prof. Dr. med. Manfred Oehmichen beeindruckte mich durch seine persönliche Zuwendung, die ich 1990 als Fachkollege benötigte. Hinter seiner Bescheidenheit stehen hochrangige wissenschaftlichen Leistungen zur Rechtsmedizin und weit über das Fach hinausgehende Publikationen zu geisteswissenschaftlichen Themen bis hin zur bildenden Kunst. Als Ruheständler wandte er sich der Malerei zu.

als er meinen geparkten PKW-Wartburg sah. Nach Umrundung des Fahrzeugs erkannte er mein Rostocker Kennzeichen. Kurzerhand trug er alles zurück. Nach den Vorschriften des CoCom[100] durften Computer nicht in den Ostblock exportiert werden. Also suchten wir einen anderen Computerladen auf und stellten das Fahrzeug blicksicher in einer Nebenstraße ab. Fußgänger wunderten sich, wie wir unbeholfen 4 Pappkartons mit uns schleppten. Bereits Wochen später, im März 1990, konnten wir unter Verwendung unseres Computers über erste Ergebnisse zur Verteilung von genetischen Merkmalen in verschiedenen Bevölkerungsstichproben berichten.

Bereits 1990 nutzte ich für die Vorlesung Havard Graphics[101]. Das Programm ermöglichte auch den Ausdruck von Vorlesungsinhalten für die Studenten. Bald zeigte sich mit Etablierung der Informationstechnik jedoch die auch die Kehrseite der Medaille. Die jüngeren Mitarbeiter, insbesondere die Computer-Freaks waren schneller und effektiver als ich. Das Zitat des englischen Philosophen und Staatsmannes Francis Bacon *„For knowlegdes itself is power"* (deutsch, verkürzt: Wissen ist Macht) schien mir von heute auf morgen hinfällig geworden zu sein. Ein Mehr an Wissen – das hatten schon mein Vater und mein Vorgänger gepredigt – ist die Voraussetzung für den Erfolg im Beruf. Geeignete Hilfsmittel hierzu waren ein Kugelschreiber und diskret im Arztkittel versteckte Spickzettel oder Notizhefte. Baldmöglichst nachlesen und einprägen. Diese alt hergebrachten Erfolgsrezepte galten nicht mehr. Meine Fremdwörterbücher und Lexika wanderten in den Keller.

---

100 CoCom (Coordinating Committee on Multilateral Export): Der Koordinationsausschuss für Ost-West Handel war in Zeiten des Kalten Krieges für die Regulierung des Exportes in den Ostblock zuständig. Es ging auf Betreiben der USA darum, den Transfer strategisch bedeutsamer Technologien in Länder unter sowjetischem Einfluss zu verhindern.

101 Havard Graphics: Präsentationsprogramm für die Darstellung von Texten und Diagrammen über einen Folienprojektor; später durch Power Point von Markt verdrängt.

Vor den Wahlen am 18.03.1990 beteiligten sich die Vertreter des Zentralen Runden Tisches an der Übergangsregierung der DDR von Hans Modrow, der seine öffentlichen Stellungnahmen mit der Redewendung „Ich gehe davon aus, dass [...]“ begann: Verkörperung seiner Übervorsicht und Verunsicherung. Staatliche Autorität war nicht mehr spüren. Auf der kommunalen Ebene spielte der „Runde Tisch“ eine große Rolle, häufig von politisch unbelasteten Pastoren moderiert. In kurzer Zeit begannen Gebrauchtwagen westlicher Herkunft die Zufahrtsstraßen in die Stadt zu überfluten. Jugendliche Kraftfahrer genossen die neue Freiheit durch waghalsige Überholmanöver. Der Verkehrspolizei war kaum noch präsent. Die Prostitution breitete sich in Wohnwagen neben den Landstraßen aus. Auf meinen Heimfahrten aus dem Institut belustigte mich ein Ort der schnellen, käuflichen Liebe auf einem straßennahen Parkplatz mit dem Werbeschild „Aerobic-Center“. Sollte das eigentlich „Erotik-Center“ heißen oder war das feinsinniger Humor?

Die Gerichtsbarkeit der DDR kam schrittweise zum Erliegen. Näher betrachtet, herrschte Anarchie (griechisch: Anarchie „Herrschaftslosigkeit“), wobei erstaunlicherweise die öffentliche Ordnung nicht vollständig verloren ging.

Bei einer Wahlkampfveranstaltung im März 1990 stellten sich die Kandidaten verschiedener Parteien einer öffentlichen Diskussion. Ein mir bekannter Fachkollege polemisierte als SPD-Wahlkämpfer gegen die Defizite der medizinischen Heilbehandlung. Bei Mangel an Devisen war eine Medizin im Sinne eine Maximalversorgung auf der Grundlage neuerster diagnostischer und therapeutischer Verfahren zweifelsohne nicht gewährleistet. Das traf uneingeschränkt zu. Allerdings seine pauschale Wahlkampfaussage „alle DDR-Errungenschaften müssen weg“ beunruhigte mich. Keine Polikliniken? Keine Kinderkrippen und Vorschulen? Keine „Gleichmacherei“? Er ahnte wohl selber noch nichts von kommerzialisierter Medizinwirtschaft und Zwei-Klassenmedizin. Beteiligt war auch ein Mitarbeiter aus unserem Institut, der wegen der Beteiligung am Wahlkampf seiner Partei – es war die DSU (Deutsche Soziale Union) – häufiger unentschuldigt nicht zur Arbeit erschienen war.

Wenige Tage vor dem Wahltag kündigte das Wochenmagazin „Stern“ die kostenlose Verteilung eines Sonderheftes mit den „Gesichtern und Programmen“ der Parteien auf dem Neuen Markt in Rostock an. Zur avisierten Zeit bahnte sich ein LKW mühsam einen Weg durch die wartende Menschenmasse. Als das Fahrzeug zum Stehen kam und die Schutzplane geöffnet wurde, gab es kein Halten mehr, geordnete Übergabe unmöglich. Das Gedränge wurde so bedrohlich, dass die Sonderausgaben von einer auf der Ladefläche stehenden Hilfsperson wie Frisbee-Scheiben in die Menge geworfen wurden. Die Szenerie zeigte den Hunger der Menschen nach freien Wahlen[102]. Mit Glück konnte ich gleich zwei Exemplare fangen. Zu Hause angekommen, war ich von dem Inhalt enttäuscht. Die Gesichter der Kandidaten waren mir bekannt. Die Programme der Parteien waren sehr allgemein abgefasste und voneinander kaum unterscheidbar. Für mich musste es die SPD sein, die Partei von meinem Urgroßonkel Adolf Hepner, von Willy Brandt und Helmut Schmidt. Ich war gefangen in meinen Vorurteilen.

Mehr noch: Am Vorabend der Wahl fuhr ich mit dem „Stern“ zu meiner 83-jährigen Mutter nach Teterow, um sie auf die Notwendigkeit ihrer Stimmabgabe für die SPD hinzuweisen. Sie wollte eigentlich nicht wählen und zeigte sich an meinen Ausführungen zum Wahlprozedere auch nicht sonderlich interessiert. Trotzdem verbrachten wir miteinander einen schönen Abend und redeten

---

102 *Wahlbeteiligung: 93,4 Prozent!; Ergebnisse CDU 40,8 Prozent; SPD 21,9 Prozent; PDS 16,3 Prozent, DSU 6,3 Prozent; FDP 5,3 Prozent*

über vergangene Zeiten. Am 18.03.1990 begleitete ich Mutter bis vor die Wahlkabine. Stolz verkündete sie mir, die SPD gewählt zu haben. Meine Mutter und hatten für den SPD-Spitzenkandidaten Ibrahim Böhme gestimmt. Den hatte man wenige Tage später als inoffiziellen Mitarbeiter des MfS enttarnt.

Der deutsch-deutsche Einigungsvertrag wurde unter enormen Zeitdruck innerhalb von sieben Wochen fertiggestellt. Ich hätte mir neben Wolfgang Schäuble einen anderen Verhandlungsführer als Günther Krause gewünscht. Er war Parlamentarischer Staatssekretär des Ministerpräsidenten der DDR, Lothar de Maizierè, und kraft Amt zum Verhandlungsführer der ostdeutschen Seite geworden. Seit 1975 war er Mitglied der DDR-CDU und hatte – am 18. März in die Volkskammer gewählt – als Diplomingenieur begreiflicherweise keinerlei Vorkenntnisse. Für die ostdeutschen Bürgerrechtler war er eine „Blockflöte“[103]; überdies galt er als Karrierist und überhaupt als windiger Typ. Leider wurde dieses allgemeine Vorurteil durch „Affären“ als Verkehrsminister, später als Politiker und Unternehmer mit nachfolgenden Insolvenz- und Strafverfahren bestätigt. Schnell hieß es: Krause hat sich über den Tisch ziehen lassen. Gleichwohl – und darin bestand das Dilemma: auch eine integre DDR-Persönlichkeit hätte den Gang der Dinge nicht beeinflussen können. Es war trotz der Unterzeichnung des Zwei-plus-Vier-Vertrages höchste Eile geboten[104]. Was wäre geschehen, wenn Michael Gorbatschow seine politische Macht schon 1990 verloren oder die britische Premier-

103 So nannte man in der DDR die Mitglieder der Blockparteien der „Nationalen Front“: CDU, LDPD, DBD, NDPD.

104 Der in Moskau am 12. September 1990 unterzeichnete Vertrag zwischen deutschen Staaten und den Siegermächten des 2. Weltkrieges war Voraussetzung für die deutsche Einheit. Er regelte auch die Friedensordnung mit Deutschland und markierte das Ende der Nachkriegszeit. Die diplomatische Meisterleistung von Helmut Kohl und Dietrich Genscher am Zustandekommen dieses Vertrages kann nicht hoch genug eingeschätzt werden.

ministerin Margaret Thatcher ihren Widerstand gegen die Einheit Deutschlands nicht aufgegeben hätte? Weshalb sollte die Bundesrepublik sich eine neue Verfassung geben, wie es der Runde Tisch noch einen Tag vor der Volkskammerwahl gefordert hatte? Ostdeutschland mit seiner ständig schrumpfenden Bevölkerungszahl war als Vertragspartner ein Zwerg. Allein Nordrhein-Westfalen hatte mehr Einwohner. Die Volkswirtschaft war am Boden zerstört. Er bestand keine andere Wahl, als nach Artikel 23 des Grundgesetzes der Bundesrepublik Deutschland beizutreten.

Für Sibylle und mich war die Wiedervereinigung ein Glücksfall. Wir wollten den 3. Oktober 1990 feiern. Die Idee eines rauschenden Festes zu diesem Anlass fand bei unseren Freunden kein Echo. So besuchten wir zu zweit das Rostocker Interhotel „Warnow". Es galt bis zum Mauerfall 1989 als das erste Haus am Platz. Danach war es als skandalumwitterte Absteige für devisenbringende Hotelgäste ins Gerede kommen, nicht zuletzt des Schleswig-holsteinischen Ministerpräsidenten Uwe Barschel. Er soll sich angeblich wegen dubioser Waffengeschäfte in den 80er-Jahren hin und wieder in Rostock aufgehalten und gute Verbindungen zur Waffenlobby gehabt haben. Am 2. Dezember 1989 entdeckten Einwohner von Kavelstorf nahe Rostock ein großes geheimes Waffenlager der DDR. Dass Barschel mit zwielichtigen Frauen im Hotel übernächtigt haben soll, interessierte uns nicht. Die Stasi-Überwachungskameras waren abgebaut. Livemusik in den Restaurants und Tanz in der „Newa-Bar". Der Abend erwies sich leider als sehr ernüchternd. Wir vermissten vertraute Rostocker Gesichter unserer Generation. Lediglich ein Student von Nebentisch rief mir zu, dass er ein von mir vergebenes Thema für eine medizinische Dissertation zurückgeben wolle. Schon vor Mitternacht machten wir uns auf den Heimweg und überquerten den nächtlichen Universitätsplatz. Dort umtanzten junge Leute mit

Bierflaschen in der Hand einen brennenden Müllcontainer. Für das Freudenfest der Wiedervereinigung hatten wir wohl den falschen Ort gewählt.

Meine Brüder waren wie ich – trotz ihrer grundverschiedenen Berufe – arrivierte DDR-Bürger. Die von den Eltern wie selbstverständlich eingeforderten Leistungen in der Ausbildung, erwiesen sich als Schlüssel für unseren Erfolg. Der berufliche Start in der Bundesrepublik Deutschland allerdings sollte sich für uns alle nicht einfach gestalten.

Wolfgang Wegener war ein herausragender Landschaftsmaler geworden, der über den Raum Potsdam hinaus eine große Anerkennung gefunden hatte. Ich bin einer seiner großen Bewunderer (was bei meiner brüderlichen Befangenheit hier nicht zählt). Mein Eindruck war, dass er nach der Wende zunächst nicht die Aufmerksamkeit erhielt, die er gewohnt war. In der Bildenden Kunst waren zunächst DDR-kritische Motive gefragt, die vor 1990 überwiegend im Verborgenen blieben[105]. Vermutlich hat er sich als Endfünfziger nicht mehr mit der Klaviatur des kommerzialisierten Kunstmarkes anfreunden können. Er teilte damit das Schicksal vieler DDR-Künstler seiner Generation.

Manfred Wegener traf es besonders hart. Er war bis Anfang 1991 Direktor der florierenden Industrie- und Hafenbau GmbH (IHAB). Die von ihm geleitete Firma konnte für 1990 eine Bilanzsumme von über 82 Millionen Mark auszuweisen, darunter mehr als 25 Millionen Guthaben und Forderungen an andere Unternehmen in Höhe von über 16 Millionen Mark. Nach Mauscheleien der Treuhand Rostock[106] erhielt der „Kaufmann" Christian T. den Zuschlag

---

105 hierzu: Hinter der Maske. Künstler in der DDR. 29. Oktober 2017 bis 4. Februar 2018. Museum Barberini Potsdam (Katalog).

106 Die Treuhandanstalt wurde am 1. März 1990 gegründet und sollte das Volkseigentum wahren und im Interesse der Allgemeinheit verwalten. Offenbar eine Quadratur des

für 3,75 Millionen in bar und die Garantie einer Sicherung von 436 Arbeitsplätzen für 2 Jahre. Bei nachfolgenden Ermittlungen in der Rostocker Treuhandniederlassung und in der Hamburger Wohnung des T. fanden sich keine Protokolle oder Notizen über den raschen Verkauf der IHAB-GmbH. T. hat sich auf dubiose Weise in Mecklenburg-Vorpommern einen kleines Bauimperium zusammengeklaubt[107]. Die Firmen gingen in die Insolvenz. Über das Ausmaß seiner persönlichen Bereicherung liegen mir keine Informationen vor. Gegen T. wurde ein Strafverfahren eröffnet. Der Zufall wollte, dass mich das Landgericht Stralsund mit der Erstellung eines Gutachtens zur Haftfähigkeit des T. beauftragte. Ich habe mit dem Argument der persönlichen Befangenheit gerne abgelehnt. Jahre später hat Manfred den „Abwickler" vieler Betriebe unbeschadet und unbeschädigt anlässlich einer Bootsmesse in Hamburg wiedergesehen. Mein Bruder fand schnell einen neuen Job als Niederlassungsleiter einer renommierten Baufirma.

Letztendlich haben meine Brüder und ich unseren beruflichen Weg fortsetzen können, wobei über mich noch zu berichten sein wird. Viele DDR-Bürger kamen jedoch mit den gesellschaftspolitischen und ökonomischen Umwälzungen nicht zurecht und sind auf der Strecke geblieben. Etliche von ihnen sollten in die Fänge demokratiefeindlicher Demagogen geraten. Die eigentümliche Melange von DDR-Verklärung und Rechtsextremismus besteht bis heute fort.

Kreises. Die Fehlleistungen der Treuhand trugen entscheidend zur Vertiefung der Gräben zwischen Ost- und Westdeutschland bei. Von den zahlreichen Betrugsfällen sind den Mecklenburgern die Privatisierung des Schiffbaukombinates mit Verschiebung in die Bremer Vulkan-Werft oder die Mitnahme von Fördergeldern für die Elbo-Baugruppe (Wohnungsbau- und Meliorationskombinate) durch betrügerische Unternehmer mit Verlusten von jeweils dreistelligen Millionensummen in schmerzhafter Erinnerung.

107 Träume in der Elbchaussee. Der Spiegel 45/1991

Widersinniges und Vernünftiges

Schon Anfang 1990 hielt ich das in unmittelbarer Nachbarschaft gelegene, inzwischen verlassene Hofgebäude der SED für geeignet, dort unsere Arbeitsbereiche für Toxikologische Chemie und Forensische Genetik unterzubringen. Mein Mitarbeiter, der sich als Wahlhelfer der DSU engagiert hatte, nahm die Arbeit im Institut wieder auf, nicht, ohne auf seine demokratischen Rechte zur Vorbereitung der Volkskammerwahlen hingewiesen zu haben. Von ihm erhielt ich den wichtigen Tipp, bezüglich der Liegenschaft „atomwaffensicherer Bunker der SED-Bezirksleitung Rostock“ mit der Treuhand Berlin Kontakt aufzunehmen. Sie schien über das gesamte Volkseigentum der DDR und über die Nachnutzung öffentlicher Gebäude nach Belieben zu verfügen. Hätte mir der Kollege nicht eine Telefonnummer eines „guten Freundes“ mitgeteilt, hätte ich wohl nicht den Mut gehabt, in dieser mächtigen Schaltzentrale anzurufen. Es wurde auf die Zuständigkeit einer Rostocker Niederlassung verwiesen. Dort fand ich Gehör; unser Interesse wurde schriftlich vermerkt.

Bei der ersten Besichtigung des massiv umbauten Kellergeschosses stolperten wir über Platten aus Styropor, die mit Sprüchen wie „Weg mit den Bonzen“, „Wir sind ein Volk“ beschriftet waren. Absurd. Wie mögen diese Relikte der Herbstdemonstrationen 1989 in dieses Gebäude gelangt sein? Ich sah sofort genügend Räumlichkeiten für Archiv- oder Asservatenräume. Zwei Stockwerke dieses Gebäudes erwiesen sich in vielerlei Hinsicht für unsere Zwecke als hervorragend geeignet. Ob bei den Gremien der Universität, dem Kreisarzt Hansestadt Rostock, bei einem Runden Tisch, der mich zur Einrichtung eines Frauenhauses nach häuslicher Gewalt angehört hatte, und bei Presseinterviews: Überall warb ich um Unterstützung für die Nutzung des Hofgebäudes durch die Rechtsmedizin. Die Treuhand mahnte zur

Geduld. Bald darauf wurde mir vom Baudezernent der Medizinischen Fakultät eine widersinnige Lösung offeriert. Das Institut könnte im Wasserturm der Rostocker Bahnhofsvorstadt untergebracht werden. Der neogotische Backsteinbau war ein architektonisches Wahrzeichen der Hansestadt Rostock, als Institutsgebäude jedoch völlig abwegig[108]. Um den Vorwurf mangelnder Kooperationsfähigkeit zu vermeiden, nahm ich die Planung zu diesem Umbauprojekt widerspruchslos hin und übergab den Vorgang einem Mitarbeiter.

Die überraschende Lösung brachte der „Aufschwung Ost“ in der Rostocker Innenstadt, wo Platz für eine *Shopping Mall* frei gemacht werden musste. In diesem traditionsreichen Areal befanden sich das Hotel „Rostocker Hof“, in dem die Gestapo bis 1945 ihr Unwesen trieb, das Geburtshaus von Gebhardt Leberecht von Blücher, dem Sieger in der Schlacht von Waterloo, und seit 1961 unsere Toxikologisch-Chemische Abteilung. Der Umzug musste 1991 ganz schnell abgewickelt werden. Nach kurzem Provisorium war durch Vermittlung der Treuhand und Finanzierung eines Bauinvestors ein moderner, gut ausgestatteter Arbeitsbereich entstanden.

Seit Frühjahr 1990 war ich stets auf der Suche nach „vielleicht nicht mehr benötigten aber noch brauchbaren Geräten“. Damit bin ich meinen westdeutschen Kollegen wohl ziemlich auf die Nerven gegangen. Bald nach der Deutschen Einheit wurden der Medizinischen Fakultät unerwartet „PDS-Gelder“[109] zugewiesen. Viel zu wenig, so

---

108 Nach fehlerhafter Sanierung des Wasserturms in den 90er-Jahren war Feuchtigkeit in das Mauerwerk eingedrungen. Mit hohem Kostenaufwand wurde des Gebäude 2018 restauriert. Es wird derzeit als Museumsdepot genutzt.

109 Am 10. Juni1990 wurde von der DDR-Volkskammer eine Kommission zur Überprüfung des Vermögens der SED, Blockparteien und Massenorganisationen berufen. Im Laufe der Jahre wurden Vermögenswerte von 1,6 Milliarden EUR sichergestellt. Die Gelder wurden u. v. a. für die Wissenschafts- und Wirtschaftsförderung zur Verfügung gestellt.

dass wir uns mit zwei Billig-Computern, einer Olivetti-Schreibmaschine und einem gebrauchten PKW „Wartburg" zufrieden geben mussten. Als erste Dienstfahrt mit diesem Auslaufmodell wurde ein schon abgeschriebenes Gerät zur Darstellung des Genetischen Fingerabdruckes aus Nordrhein-Westfalen transportiert.

Die sachgerechte Verwendung der gehorteten Devisen der SED-Devisen übertrug die Medizinische Fakultät einem „unabhängigen Experten". Bald kamen Gerüchte über Betrugshandlungen in Umlauf. Der Experte wurde im Alten Strom (Warnemünde) ertrunken aufgefunden. Unsere Chemiker stellten hohen Alkoholwerte und übertherapeutische Dosen von Medikamenten im Blut fest. Die frühen 90er-Jahre waren schon sehr bewegte Zeiten.

Aus der Wilhelm-Pieck-Universität Rostock wurde unversehens wieder die Universitas Rostochiensis. Man sang zur Immatrikulationsfeier in der Marienkirche das traditionelle Studentenlied *„Gaudeamus igitur"* (deutsch: Lasst uns also fröhlich sein). Der Rektor wurde mit *Magnifizenz*, der Dekan mit *Spectabilis* angeredet. Bald trugen die Dekane bei Festveranstaltungen wieder die Talare in den althergebrachten Farben der Fakultäten. Paradox: Die Wiederherstellung des Vergangenen war für mich aufregend neu; in der Generation der 68er in der Bundesrepublik war die Parole „Unter den Talaren – Muff von tausend Jahren" ein Protest gegen das Gestrige und das Spießertum. Mir gab die Renaissance von Traditionen der Alma Mater (hier: Volluniversität mit mehreren Fakultäten) ein Gefühl der Sicherheit. Die Universität war wie ein Flaggschiff der Hansestadt Rostock durch gute und schlechte Zeiten gesegelt.

Im Juni 1990 wurde ich von den Wahlberechtigten des Bereiches Medizin in den Fakultätsrat gewählt. Das Vertrauen überraschte mich. Offenbar war ich meiner kurzen Zeit als SED-Mitglied nicht negativ in Erscheinung getreten. Zum Dekan der Medizinischen Fakultät wurde der Anästhesist Gottfried Benad[110] gewählt, der um sein Amt nicht zu beneiden war. Konziliant aber souverän beherrschte er den Rat der Medizinischen Fakultät, obwohl anfangs vieles unklar war: Struktur der Medizinischen Fakultät? Stellenpläne? Verfahrensordnungen und Satzungen? Krankenhausfinanzierung? EDV? Welcher DDR-Professor konnte überhaupt zum HRG-Professor[111] werden? Zu allem wurde der Fakultätsrat gehört.

„Jedem Anfang wohnt ein Zauber inne"; das galt auch für die basisdemokratischen Debatten im Fakultätsrat. Manche hatten immer etwas zu anzumerken. Diese Diskutanten verkannten oder verdrängten, dass die relevanten Entscheidungen ohnehin in den zuständigen Ministerien des Landes Mecklenburg-Vorpommern getroffen werden. Ich habe das am eigenen Leibe erlebt. Der Dekan kam auf die nicht so gute Idee, mich – als Rechtsmediziner – mit der Vorlage einer „Klinikumsordnung" zu beauftragen. Es muss nicht betont werden, dass ich mit dem Verwaltungsrecht genau so wenig vertraut war, wie andere Mitglieder des Fakultätsrates. Kurzerhand wählte ich mir entsprechenden Satzungen von drei Universitätsklinika aus den alten Bundesländern aus, fügte sie zusammen und passte sie den Rostocker Gegebenheiten an. Der Fakultätsrat hatte meinem Entwurf zuzustimmen. Es folgten über Wochen hinweg aus dem Gremium zahlreiche, zum Teil einander widersprüchliche Hinweise. Nach der 11. Änderung des Entwurfes weigerte ich mich, weitere Änderungsvorschläge hinzunehmen. Im Ergebnis wurde unter Mitwirkung des Ministeriums eine Satzung empfohlen, die erkennbar aus Schleswig-Holstein stammte.

110 Professor Gottfried Benad: Catalogus Professorum Rostochiensum; cpr.uni-rostock.de

111 HRG (Hochschulrahmengesetz): Alle staatlichen Hochschulen unterliegen dem Landesrecht. Das HRG enthält Vorgaben zur bundesweiten Anpassung des Landrechtes und regelt grundsätzliche Aufgaben von Hochschulen. Die Steuerung der Hochschulen durch den Bund stieß stets auf den Widerstand der Hochschulen. Das HRG hat seine Bedeutung weitgehend verloren und sollte grundlegend reformiert werden.

Das Überleitungs- und Ehrenverfahren

Der lange Marsch zur Professur erfolgte gemäß Hochschulrahmengesetz nach der Überleitungsverordnung des Landes Mecklenburg-Vorpommern vom April 1991. In einem Vorverfahren wurde zunächst durch einen Vertrauensausschuss des Fakultätsrates eine Stellungnahme über die Leistungen eines etwaigen Antragstellers in Forschung und Lehre eingeholt. Dabei kam es schon zu Kontroversen, wie bei durchaus verdienstvollen dienstälteren Professoren das Fehlen von Publikationen in den vorangehenden Jahren zur werten sei. Das eigentliche Übernahmeverfahren wurde anschließend beim Rektor beantragt. Von erheblicher Bedeutung war dabei die Begutachtung der wissenschaftlichen Leistungen durch externe Gutachter der Bundesrepublik. Die Übernahmekommission wählte aus einer Vorschlagsliste zwei bis drei Professoren aus, die in den alten Bundesländern tätig waren. Am Ende der Prozedur stand die Empfehlung der Ehrenkommission, die anhand der Unterlagen der „Gauck-Behörde" Umfang und Art der Zusammenarbeit mit dem MfS sowie das Verhalten als SED-Mitglied zu berücksichtigen hatte.

Im Mai 1991 eröffnete der Dekan die Fakultätsratssitzung mit einer bedeutungsschweren Nachricht. Er habe vom Bundesbeauftragten für die Unterlagen des MfS Auskünfte über die Mitglieder des Rates der Medizinischen Fakultät erhalten. Dann verlas er in alphabetischer Reihenfolge unsere Namensliste, wobei er in einem Fall das Vorliegen von „Hinweisen auf eine Zusammenarbeit" verkündete. Stillschweigen und große Betroffenheit. Der mir bekannte Kollege war nicht zur Sitzung erschienen, offenbar war er schon vorab informiert worden. Für ihn bedeutete dieser Bescheid das Ende der Universitätszugehörigkeit mit Verlust des Arbeitsplatzes. Ein abgrundtiefer Einschnitt! Ich war heilfroh, als der Dekan beim Buchstaben

„Z“ angekommen war. Die ständig köchelnden Gerüchte über etwaige Verstrickungen von Universitätsmitarbeitern mit der Staatssicherheit verunsicherten auch mich. Nun hatte ich das Vertrauen der Fakultät.

Dessen ungeachtet musste ich mir im Oktober 1991 gemäß vorläufiger Ordnung der Medizinischen Fakultät auch von meinen 45 stimmberechtigten Mitarbeitern des Institutes ein Vertrauensvotum einholen lassen. Vor dem Hintergrund anlaufender Diskussion um die Planstellen des Institutes trieb mich die Sorge um, dass ich eine größere Anzahl Gegenstimmen erhalten könne. Seinerzeit sprachen mir 72 Prozent der Angestellten das Vertrauen aus. Nicht genug: Im November 1991 wurde durch das hauptberuflich tätige wissenschaftliche Personal meine Wahl zum Geschäftsführenden Direktor des Institutes durchgeführt. Von den 10 wahlbeteiligten wissenschaftlichen Mitarbeitern erhielt ich 9 Stimmen. Mithin beauftragte mich der Rektor der Universität der Weiterführung der Geschäfte bis zum Abschluss des Überleitungsverfahrens. Was wäre mit mir geschehen, wenn ich nicht die Mehrzahl der Stimme erreicht hätte?

Zeitgleich ließ ich eine Bekanntmachung der Ehrenkommission am Aushang des Institutes anbringen. Darin waren die Mitglieder der Universität aufgeführt, die beurteilt werden sollten. In der Auflistung fand sich auch mein Name. Ich sah dem Ehrenverfahren gelassen entgegen. Zur Sitzung der Kommission im Mai 1992 erwarteten mich zwei Personen: Ein pensionierter Richter aus Schleswig-Holstein und ein junger Mann mit Haarzopf, der sich an der Anhörung nicht aktiv beteiligte. Gleich die erste Frage sollte wohl eine Art von Gesinnungsüberprüfung sein. Er fragte mich doch tatsächlich, was ich von der Personalie Manfred Stolpe halte. Was hatte diese Frage mit meinem Ehrenverfahren zu tun? Ich erwiderte ziemlich verärgert, dass Konsistorialrat Stolpe als Kirchenjurist wohl von Amts wegen mit dem MfS zu tun hatte und ich zu der schwer durchschaubaren Grauzone der Zusammenarbeit zwischen den Kirchenvertretern der DDR und der Stasi kein Urteil abgeben könne[112].

Dann kam er zum eigentlichen Thema: Der Kommission sei die Information zugegangen, dass ich Präsentkörbe vom MfS angenommen und meinerseits zu Feierlichkeiten der Rostocker Dienststelle des MfS solche übergeben hätte. Zur Bekräftigung dieses gravierenden Vorwurfes las er auszugsweise aus einem handschriftlich verfassten Brief vor, den er vor sich auf den Tisch gelegt hatte. Den Absender hatte er zwar mit einer Hand abgedeckt, mir war jedoch die Schrift des langjährigen Mitarbeiters des Institutes sehr vertraut. Dilettantisch. Immerhin gab er mir genügend Zeit, meine Kontakte mit der Stasi zu schildern. Ich berichtete ihm von dem Besuch, den mir zwei Mitarbeitern der Bezirksbehörde des MfS abstatteten, nachdem ich 1987 Institutsleiter geworden war. Nach ihrer Gratulation zu meiner Amtsübernahme äußerten sie ihre Erwartung, „die vertrauensvolle Zusammenarbeit meines Vorgängers fortzuführen". Unter Hinterlassung von Namen, Telefonnummer und dem Hinweis, dass ich bei Problemen jederzeit anrufen könne, waren sie wieder gegangen. Ich habe diese im Sekretariat hinterlegten Telefonnummern niemals benutzt. Des Weiteren führte ich aus, dass alljährlich zum „Tag des Gesundheitswesens" am 11. Dezember in

---

112 Manfred Stolpe war von 1990-1992 Ministerpräsident des Landes Brandenburg. Unter der Regierung von Gerhard Schröder wurde der SPD-Politiker Bundesminister für Verkehrs-Bau und Wohnungswesen. Wegen der Beschuldigung der Gauck-Behörde, Stolpe sei als IM „Sekretär" ein wesentlicher Informant der Staatssicherheit gewesen, gab es später Rechtsstreitigkeiten, die zugunsten von Stolpe entschieden wurden. Zwei parlamentarische Untersuchungen des Landes Brandenburg zu seinen Stasi-Verstrickungen endeten kontrovers. Stolpe wurde vielfach geehrt: Darunter 4 Ehrenpromotionen und das Große Bundesverdienstkreuz mit Stern.

unserem Institut Vertreter staatstragender Behörden, wie Polizei, Bezirksstaatsanwaltschaft, Militärstaatsanwaltschaft und MfS erschienen. Dabei wurden „Kampfesgrüße" überbracht und DDR-typische „Präsentkörbe" übergeben. (Die Beschreibung des Inhaltes dieser konfektionierten Geschenke habe den beiden Zuhörern erspart). Diese Protokollbesuche waren Teil des Machtausübungs- und Kontrollsystems der Staatssicherheit. Sie konnten nicht abgelehnt werden.

Ebenso gehörten Gegenbesuche zu dem „Ehrentag der Staatssicherheit" am 08.Februar jeden Jahres auch zum Protokoll. Mein ehemaliger Chef schärfte mir ein, diese unbedingt wahrzunehmen. Folglich hielt ich es für geboten, am 08.02.1988 in Begleitung eines Mitarbeiters nach Terminvorgabe durch die Bezirksverwaltung an dieser Veranstaltung teilzunehmen. Nach Eintreffen geleitete uns ein Uniformierter in den großen Festsaal. Der Leiter[113] residierte an der Stirnseite einer reich gedeckten Tafel, umgeben von seinen Vasallen und von Personen der politischen Öffentlichkeit aus dem Bezirk Rostock. Die Stimmung war aufgeräumt; einige Gäste schienen schon leicht alkoholisiert zu sein. Wir wurden zu einer Gruppe von Besuchern geführt, die auf einer Stuhlreihe an einer Seitenwand des Raumes saß, gewissermaßen im zweiten Rang.

Ein Protokolloffizier informierte den Leiter über das Erscheinen der Genossen aus der Gerichtsmedizin. Er winkte gönnerhaft in unsere Richtung, um sich dann wieder seine Gesprächspartnern zuzuwenden. So ähnlich – das war mein Eindruck – könnte es bei Tafelrunden von Königen, Fürsten und sonstige Despoten der Vergangenheit zugegangen sein. Nach etwa 30 Minuten entfernten wir uns wieder. Am 8. Februar 1989 verbrachte ich mit meiner Familie unseren Winterurlaub im Altvatergebirge (damalige Tschechoslowa-

113 Generalleutnant Rudolf Mittag. Ich bin ihm nie persönlich begegnet.

kei). Ich hob hervor, den Termin gewählt zu haben, um mir einen wiederholter Besuch dieser obskuren Veranstaltung zu ersparen. Diese Zur-Schau-Stellung von Macht und Staatstreue war mir zuwider. Der Verfasser des als „Beweismittel" genutzten Briefes hatte diesen Protokolltermin des MfS am 08.02.1989 auf meine Bitte hin übernommen. Ich habe in meiner Anhörung verschwiegen, dass mir die Handschrift bestens bekannt war.

Schon eine Woche später erhielt ich die „Empfehlung der Ehrenkommission": Er wurde ein Fehlverhalten festgestellt und das Aussprechen einer Missbilligung empfohlen. Der Hauptvorwurf der Ehrenkommission betraf nicht meine Mitarbeit in der Abteilungs-Parteiorganisation der SED. *„Da kein konkretes schuldhaftes Verhalten nachzuweisen war, hat die Kommission das Fehlverhalten als geringfügig gewertet. und sieht keinen Anlass, allein deswegen irgendwelche Maßnahmen zu ergreifen"*. Dabei hätte ich einen stärkeren Schuldvorwurf erwartet und auch hingenommen. Die Mitgliedschaft in der SED wurde per se als festes Treuebekenntnis zum DDR-Staatsapparat gewertet.

Meine Prüfung der Kontakte zum MfS beginnt zunächst mit einer positiven Einschätzung. *„Die Ehrenkommission hat keinen Anlass zu zweifeln, dass der Verfahrensbeteiligte die von ihm geforderte gerichtsärztliche Tätigkeit unparteiisch nach bestem Wissen und Gewissen erbracht hat"*. Die Teilnahme an *Feierlichkeiten* zum „Tag des MfS" hingegen wurde missbilligt. *„Eine dienstliche Verpflichtung zu einer derartigen Jovialitätsbezeugung bestand für ihn als ordentlichen Professor für gerichtliche Medizin nicht. Er hätte sich der Teilnahme entziehen können und müssen"*. Der pensionierte Richter aus Schleswig-Holstein hatte sich wohl im Vorab seine Meinung gebildet und mir nicht zugehört.

Zum Glück wurde mein Fehlverhalten als nicht schwerwiegend eingestuft. Damit blieben meine Rechte auf weitere Mitwirkung in der akademischen Selbstverwaltung unberührt. Dennoch: Ich war so empört, dass ich sofort Widerspruch einlegte. Dabei war mir bekannt, dass gegen eine Empfehlung der Kommission keine Rechtsmittel eingesetzt werden konnten. Um den Arbeitsfrieden im Institut nicht zu gefährden, habe ich den „Briefschreiber“ in meinem Protestschreiben nicht benannt. Wochen später wurde von der Kultusministerin die Missbilligung *als aktenkundige Maßnahme* festgestellt. Sie alleine sei kein Ausschlussgrund für die Übernahme in den Hochschuldienst. Es sind aus der Rostocker Universität mehrere Ehrenverfahren bekannt, nach denen Professoren die Universität Rostock verlassen mussten. Dabei kamen auch juristisch schwer wägbare Kriterien wie „Staatsnähe“ oder „Mangende persönliche Eignung“ bei der Entscheidungsfindung zur Anwendung. Am 07.10.1992 wurde ich endlich über meine Übernahme als Universitätsprofessor gemäß Hochschulerneuerungsgesetz (HEG) informiert.

Als mein Freund Wolfgang Mayr von meiner Übernahme erfahren hatte, gratulierte er mich in seiner Wiener Schnoddrigkeit zur erfolgreichen „Entnazifizierung“. So richtig lachen konnte ich darüber nicht. Schließlich war mir stets gegenwärtig, mit welcher Halbherzigkeit und Verlogenheit mit den Verbrechen des Hitler-Regimes in Deutschland (und Österreich) umgegangen worden war[114]. Eine umfassende Hochschulerneuerung nach politischen und moralischen Grundregeln hat weder unmittelbar nach Kriegsende, noch in den Anfangsjahren der Bundesrepublik stattgefunden. Damals ging es um viel mehr als in den Ehrenverfahren meiner Universität:

---

114 Um Missverständnissen vorzubeugen: Die Nürnberger Prozesse gegen die Hauptkriegsverbrecher und die Nachfolgeprozesse, auch gegen Ärzte und Juristen, waren von historischer Bedeutung. Der übergroße Anteil von Straftätern blieb allerdings ungeschoren.

Mitschuld an Kriegsverbrechen, gezielten Tötungen aus rassistischer Motivation, Euthanasie und faschistische Terrorjustiz.

Das Instrument einer Ehrenkommission zur Begleitung des Prozesses zur demokratischen Erneuerung der Hochschulen der DDR hatte durchaus seine Berechtigung. Als Prüfverfahren zum Verbleib eines Mitarbeiters an der Universität war es hingegen ungeeignet. Für derartige Fragen waren die Arbeitsgerichte zuständig. Meine Familie hatte übrigens niemals ernste Zweifel an meiner Übernahme: „Wenn Du nichts Böses getan hast, werden sie Dir auch nichts tun". Sie hatten Recht. Ich bin mit einem blauen Auge davon gekommen. Meinen Groll über dieses Verfahren habe ich jedoch bis heute nicht verwunden.

Immer in Bewegung – überwiegend im Vorwärtsgang

Während ich anfangs durch die Veränderungen an der Universität viel mit mir selbst zu tun hatte, nutzte die Familie die neue Freiheit. Robert war froh, der Einberufung zum Militär entgangen zu sein und verrichtete seinen einjährigen Zivildienst in einem Rostocker Altenheim. Erst nach ausdrücklichem Befragen seine Arbeitsaufgaben räumte er mir gegenüber ein, auch Verstorbene in einen dafür vorgesehenen Raum gebracht zu haben. Er sah die Notwendigkeit dieses letzten Dienstes ein und erledigte ihn klaglos. Im Gegensatz zu mir – ich folgte ja der Berufsempfehlung meines Vaters – wählte er für sich frei von elterlicher Beeinflussung das naturwissenschaftliche Grundlagenfach Chemie in seiner ganzen Breite. Er entschied sich für ein Studium in Hamburg. Sibylle und ich freuten uns sehr darüber, als er 1991 in dem für uns in den 60er-Jahren unerreichbaren Westen seine akademische Ausbildung antreten konnte. Hamburg sollte uns eine vertraute Stadt werden.

Auch Susanne verließ 1991 das Elternhaus. Zuvor hatte sie uns über einen Schüleraustausch durch die Organisation „*Youth for Understanding*" informiert. Im Angebot war ein Schuljahr in der High School Beaverton, Michigan, USA. Unsere 16-jährige Tochter war Feuer und Flamme. Unseren Hinweis, dass sich diese Schule in einer winzigen Kleinstadt in einem ländlichen, eher zurückgeblieben Bundesstaat an der Grenze zu Kanada befinde, wischte sie beiseite. Die einjährige Trennung von den Eltern nahm sie in Erwartung eines großen Abenteuers gerne hin. Wir ließen sie mit erheblichen Bedenken abreisen. Als wir ihren Briefen entnahmen, dass sie ihre Gasteltern *Mom* und *Dad* nannte und schon nach wenigen Monaten in englischer Sprache geträumt hatte, waren wir einigermaßen beruhigt.

Zum Ende des Schuljahres besuchten wir voller Vorfreude und mit Herzklopfen unsere Tochter in den USA. Es war für uns ein langes Jahr. Telefonische Kontakte waren unerwünscht. Zum großen Glück des Wiedersehens gesellte sich bei Susanne eine gewisse Anspannung. Sie schien bei uns „unangemessenes" Verhalten zu befürchten. Nach der Ankunft – die freundlichen Gasteltern holten uns mit einem geräumigen PKW vom Flughafen ab – fuhren wir in ein MacDonald's-Restaurant. Ich gestehe ein. Nach der langen Flugreise hätte ich mir ein gemütliches Restaurant gewünscht, ich sehnte mich nach einem Glas Rotwein. Ein diskreter, aber deutlicher Fußtritt von Susanne signalisierter mir, dass Alkohol nicht erwünscht sei. Also Cola. Bei passender Gelegenheit flüsterte sie mir ins Ohr, dass ich mich nicht zur Todesstrafe in den USA äußern solle. In unserem ersten Gespräch zum Kennenlernen schwärmten Esther und Tom Rodabough von unserer großartigen, allseits beliebten Susi. Sie wünschten sich, uns am nächsten Tag ihrer Gemeinde vorzustellen zu dürfen.

Die Gasteltern waren *Seventh-day Adventist's*[115]. Am Folgetage besuchten wir die kleine Kirche in Beaverton. Susanne hatte auf einem Podest hinter einer Hammond-Orgel Platz genommen, flankiert von übergroßen Fahnen der USA und des Bundesstaates Michigan. Sie intonierte nach einem sakralen Vorspiel das weltberühmte Kirchenlied *Amazing Grace.* Die Gemeinde sang inbrünstig mit. Eine unwirkliche Situation: Unsere Tochter war integriert in das evangelikale, puritanische US-Amerika; dem unerschütterlichen Reservoir der Republikaner. Wie wirkungslos waren die sozialistischen Erziehungsprinzipien von Schule und Konservatorium geblieben. Susanne wurde von ihren Gasteltern liebevoll betreut, die uns im Folgejahr in Rostock besuchten. Eine Missionierung oder gar Manipulation hat offensichtlich nicht stattgefunden.

Unsere Tochter entschied sich 1993 für ein Medizinstudium und folgte ihrem Bruder nach Hamburg. Vermutlich nahm sie sich ihre Mutter zum Vorbild, die in der praktischen und wissenschaftlichen Arbeit als Transfusionsmedizinerin ihre berufliche Erfüllung gefunden hat. Nach dem überraschenden Ausscheiden ihres Vorgängers wurde meine Frau Direktorin des DRK-Instituts für Blutspende- und Transfusionswesen[116]. Ich beneidete sie um den abgesicherten Status dieser Einrichtung.

---

115 Die Siebenten-Tags-Adventisten werden den Protestanten zugerechnet. Diese Glaubensrichtung wurde 1863 in Michigan gegründet und ist mit etwa 20 Mio. Mitgliedern weltweit verbreitet. Die Adventisten glauben an eine baldige Wiederkehr von Jesus Christus. Sie halten den Samstag (Sabbat) für heilig und feiern den Sonntag als Tag der Wiederauferstehung. Die Glaubenstaufe fußt auf einer bewussten Entscheidung für Jesus Christus den Erretter und wird durch Untertauchen vollzogen. Da der menschliche Körper als Haus Gottes angesehen wird, spielt die gesunde Lebensführung eine große Rolle: Kein Alkohol, kein Tabak.

116 Prof. Dr. med. Sibylle Wegener: cpr.uni-rostock.de

Die Universität Rostock hingegen hatte 1992 mit existenziellen Schwierigkeiten zu kämpfen. Der erste Rektor der Universität nach der Wende, der Mathematiker Gerhard Maeß, klagte in der Wochenzeitung „*Die Zeit*" über den Stillstand in der Universität. Keine Neuberufungen, fehlende Sachmittel. Aus der Hochstimmung nach seiner demokratischen Wahl 1990 war Verbitterung geworden, wie aus nachfolgender Passage seines Interviews zu erkennen ist: „*Kultusminister in Mecklenburg war ein Pfarrer, der sich einer Wessi-Kamarilla aus der zweiten und dritten Beamtenliga zu Dank verpflichtet fühlte und hilflos in ihren Intrigennetzen zappelte*".

Mecklenburg-Vorpommern war – realistisch betrachtet – finanziell nicht in der Lage, zwei Volluniversitäten zu betreiben[117].

Anstatt die Universitäten Rostock und Greifswald in zwei einander ergänzende Campus-Bereiche zu teilen, traten die beiden traditionsreichen Lehranstalten mit einem vergleichsweise kläglichen Etat in die deutsche Universitätslandschaft ein. In der Folge waren ständig Kommissionen damit befasst, Planstellen und Strukturen einzusparen. Die entscheidungstragenden Ministerialbeamten kamen aus den alten Bundesländern und waren verbeamtet. Unter den in der Universität verbliebenen Professoren und Mitarbeitern machten böse Begriffe wie „Neokolonialismus" und „Buschzulage" die Runde. Da die Rechtsmedizin nicht zu den klassischen ärztlichen Disziplinen mit einem medizinischen Versorgungsauftrag für die Bevölkerung gehörte, wurde in Mecklenburg-Vorpommern die

117 *Die Volluniversität bietet das Studium der grundlegenden wissenschaftlichen Fachbereiche an: Geisteswissenschaften, Mathematik, Jura und Medizin. Dieses klassische Repertoire ist später u. a. durch die Naturwissenschaften, Ingenieurwissenschaften, sowie Wirtschafts- und Sozialwissenschaften erweitert worden. Im Zuge der Strukturreformen an der Universität Rostock wurde die nach der Wende wieder eröffnete Juristische Fakultät 2008 geschlossen.*

Existenzberechtigung von *zwei* Rechtsmedizinischen Universitätsinstitute in Rostock und Greifswald wiederholt in Zweifel gezogen. Dieses Problem sollte mich noch viele Jahre beschäftigen. In der DDR stand der Bestand Gerichtsmedizinischer Institute nie in Frage. Vielmehr wurde die Gerichtsmedizinische Versorgung durch die Errichtung von sechs Instituten für die Belange des öffentlichen Gesundheitswesens noch ausgebaut.

Die Schande von Rostock – Lichtenhagen

Schon im ersten Bundesligajahr 1991/1992 des FC Hansa Rostock hörte ich im Ostseestadion rassistische Parolen wie „*Fidschis, Kanacken* oder *Neger* raus". Irgendwann schrie dann jemand in eine Lärmpause hinein „*Juden* raus", was mit besonderem Beifall und Gelächter quittiert wurde. Die Fußballer asiatischer oder afrikanischer Herkunft waren gut auszumachen; aber Juden? Offensichtlich hatte diese männliche Person im Vokabular der Provokation die höchste Steigerungsstufe gesucht und gefunden. Jetzt durfte man ja wieder alles sagen.

Im Überwachungsstaat DDR wurden problemhafte Themen, wie Rassismus oder Antisemitismus unter der Decke gehalten. Wenige Jahre nach Gründung der DDR mit ihrer Staatsdoktrin vom Antifaschismus schien die Entnazifizierung beendet. Schon in der sowjetischen Besatzungszone wurden etwa 80.000 unliebsame Personen mit vermeintlicher Nazi-Vergangenheit in Straflagern interniert und von sowjetischen Militärtribunalen kurzerhand zu langjährigen Zuchthausstrafen oder in einigen Fällen zum Tode verurteilt. Danach wurden durch die DDR-Justiz die noch nicht abgestraften Häftlinge der Straflager in Schauprozessen der Öffentlichkeit vorgeführt, wobei sich die jüdische Kommunistin Hilde Benjamin als Vizepräsidentin des Obersten Gerichtes durch radikale Prozessführung und drakonischen Strafzumessungen besonders hervortat. Die historische Schuld des Nationalsozialismus wurde kurzerhand in die Bundesrepublik verortet. Deshalb nannte Walter Ulbricht 1961 die Mauer in Deutschland „antifaschistischer Schutzwall". Es war in der DDR ein gut behütetes Geheimnis, dass nicht wenige NSDAP-Mitglieder – aus welchen Gründen auch immer – nach 1945 ihr Parteibuch gewechselt hatten.

Nun aber war die Decke weggezogen worden. In etwa 20-30 Prozent der ostdeutschen Familien überlebten die Legenden von der schönen Hitlerzeit und der stolzen, erfolgreichen deutschen Wehrmacht. Belastbare statistische Angaben hierzu sind wohl nicht zu ermitteln. Die Gewaltausbrüche gegen die Asylsuchenden kamen also nicht von ungefähr. Schon vor den schweren Übergriffen in Rostock-Lichtenhagen[118] wurden in Mecklenburg-Vorpommern die Migranten in breiter Front von überwiegend jugendlichen neonationalsozialistischen *Skinheads* attackiert. Das Aggressionspotenzial war so groß, dass neben grober körperlicher Gewalt durch Faustschläge oder Fußtritte, auch Schusswaffen, Messer, Baseballschläger, Pflastersteine, Eisenketten und andere Tatwerkzeuge zur Anwendung kamen. Viele Gewalttäter zeigten offen ihre Gesinnung: *„Sieg Heil"* mit ausgestrecktem rechten Arm.

Schon 1991 dokumentierten Ordnungskräfte bei einer Kundgebung der *Republikaner* in Neubrandenburg das Tragen von Hakenkreuzfahnen. Wir fanden bei einer Obduktion auf dem Rücken des Opfers eines Gewaltverbrechens in Wismar ein eingeritztes Haken-

118 *https://de.wikipedia.org/wiki/Ausschreitungen_in_Rostock-Lichtenhagen (Zugriff 04.12.2021) hier auch ein umfangreiches Literaturverzeichnis zur Vorgeschichte, Hinweise auf Veröffentlichungen der Presse und auf Film- Fernseh- und Radiodokumentationen sowie eine Übersicht der wissenschaftlichen Aufarbeitung der Vorfälle*

kreuz.[119] Der Heranwachsende war in der Altstadt von Wismar von zwei etwa gleichaltrigen Jugendlichen niedergeschlagen und zu Tode getreten worden. Das Kennzeichen der NSDAP war in der Sterbephase oder kurz nach Eintritt Todes beigebracht worden. Triumph der Täter, Herabwürdigung des Opfers? Mich hat diese ungewöhnliche Begegnung mit dem Hakenkreuz sehr beunruhigt.

Durch die Ausschreitungen und Brandstiftungen vor dem *Sonnenblumenhaus* in Lichtenhagen erlangte die Hanse- und Universitätsstadt Rostock weltweit eine traurige Berühmtheit. Die internationalen Presse kam zu einem verheerenden Urteil: Die Nazis sind wieder da. Die Bilder eines ZDF-Fernsehteams, das anlässlich einer Reportage zufällig gemeinsam mit den Vietnamesen im brennenden Plattenbau eingeschlossen war, gingen um die Welt. Ein Foto des Kameramannes Martin Langer ist geradezu von ikonischer Kraft. Im Trikot der deutschen Nationalmannschaft hebt ein erkennbar angetrunkener Rostocker den Arm zum Hitler-Gruß; seine schlabberige Trainingshose ist urindurchtränkt. Dieses Bild des „hässlichen Deutschen" war eine unfreiwillige Selbstparodie. Die Frage ist eigentlich unwichtig, auf welchem Wege sich der Mann seinen Alkohol beschafft hat. Skandalös ist aber, dass erst während der Randale Imbissbuden und Getränkestände aufgestellt wurden. So wurde nicht nur eine schnelle D-Mark verdient, sondern die Stimmung auch angeheizt. Viele Zuschauer hatten ihren Spaß, als Pflastersteine

119 Nach 1945 wurde das nach rechts gewinkelte, um 45 Grad geneigte Hakenkreuz als Symbol der Verbrechensherrschaft der NSDAP in Deutschland verboten. Das Hakenkreuz ist einem noch heute verwendeten hinduistischen Glückssymbol, der Swastika, entlehnt. Ähnliche Zeichen wurden bei archäologischen Ausgrabungen in Asien, Europa, Afrika und Amerika gefunden. Seine Bedeutung ist je nach Zeitepoche und religiösem Gebrauch verschieden. Nach den hierzu nicht unumstrittenen Forschungsberichten von Heinrich Schliemann wurde im 19. Jhdt. die Swastika in der völkischen Rassenkunde als germanische Rune und zum Sinnbild der indogermanischen Rasse verklärt.

und *Molotow-Cocktails* gegen die Unterkünfte der ehemaligen vietnamesischen Gastarbeiter der DDR geschleudert wurden.

Die nach mehreren Jahren stattfindende strafrechtliche Verfolgung der Delikte wegen Landfriedensbruch, Brandstiftung und vereinzelt versuchten Mordes wurde durch den mutmaßlichen Alkoholeinfluss der häufig in der Gruppe handelnden Angeklagten erschwert. Höhere Konzentrationen von Alkohol im Blut führen bekanntlich nicht nur zu Störungen der Steuerungsfähigkeit sondern auch zur Beeinträchtigung des Erinnerungsvermögens. Die Angaben der Beschuldigten zu den Trinkumständen waren demzufolge – wenn nicht vom Recht zur Aussageverweigerung Gebrauch gemacht wurde- nur sehr vage. Hinzu kam, dass etliche Täter nach den Bestimmungen des Jugendstrafrechtes zu verurteilen waren. Lässt sich die Schuld eines Angeklagten nicht zweifelsfrei nachweisen, ist er freizusprechen *(juristischer Zweifelssatz aus dem römischen Recht, lateinisch: in dubio pro reo).* So sind die Regeln des Rechtsstaates. Folglich blieb die große Mehrheit der an den Ausschreitungen Beteiligten unbestraft.

Geradezu verstört war ich über das Versagen der verantwortlichen Politiker und Polizeibehörden. Der Rostocker Oberbürger Klaus Kilimann, seit 1990 SPD-Mitglied, hatte sich als Mitarbeiter der Universität Rostock über ein Thema der Theoretischen Physik habilitiert und war politikunerfahren. Vom Innenministerium in Schwerin allein gelassen und überdies schlecht beraten, ließ er zu, dass vor der Zentralen Aufnahmestelle für Asylbewerber (ZASt) auf der grünen Wiese vor den Augen vieler feindseliger Bewohner des Neubaugebietes Lichtenhagen bis zu 300 Asylbewerber, überwiegend Roma rumänischer Herkunft, kampierten. Dabei sollen – behutsam formuliert – auch Handlungen des menschlichen und zwischenmenschlichen Intimlebens zu besichtigen gewesen sein. In zunehmender Häufigkeit und Deutlichkeit wurde in den Rostocker Tageszeitungen auf die politische und soziale Konfliktlage hingewiesen.

Sie erhielten von einer „Interessengemeinschaft Lichtenhagen" mehrfache Anrufe mit der ultimativen Forderung es müsse „Ordnung" geschaffen werden, wenn die ZASt nicht bis zum 22./23.8.1992 geräumt sei. Nach Zögern und Zaudern der Behörden trat ein, was nicht hätte geschehen dürfen: In den frühen Abendstunden des 22. August fanden sich etwa 2000 Menschen vor der ZASt ein. Das Unheil nahm seinen bekannten Verlauf. Bereits am Mittag des folgenden Tages war eine illustre Gruppe von bekannten Rechtsextremisten aus der ganzen Bundesrepublik vor Ort. Diese Eruption von Fremdenfeindlichkeit, mitgetragen von der Zustimmung vieler nach der Wiedervereinigung zutiefst enttäuschter Bürger bot den Nationalisten eine große Chance, eigener politischer Ziele durchzusetzen. Die Erfolgsgeschichte rechtsextremistischer Gruppierungen und Parteien in den Neuen Bundesländern begann mit den rassistischen Unruhen der frühen Neunziger Jahre.

Eine Erklärung für die Tage andauernde Handlungsunfähigkeit der Polizeibehörden lag darin, dass nahezu das gesamte innenpolitisch und polizeilich verantwortliche Leitungspersonal in Mecklenburg-Vorpommern in den Bundesländern Schleswig-Holstein, Hamburg und Bremen beheimatet war. Trotz der sich abzeichnenden Konflikte waren die Verantwortungsträger, wie üblich, ab Freitagmittag zu ihrer Familie gereist. Aus der langen Liste abwesender Spitzenbeamten sei hier nur der Chef der Rostocker Polizeidirektion, Siegfried Kordus, genannt, der wenige Jahre später wegen einer Affäre im Rotlicht-Milieu zurücktreten musste. In der in der Presse kursierte sogar das Gerücht, dass man die Ausschreitungen *absichtlich* hingenommen habe, um die SPD zum Einlenken bei der geplanten Verschärfung der Asylgesetze zu zwingen. Die verantwortlichen Politiker auf Landes- und Bundesebene schoben die Verantwortung für die Geschehnisse in Rostock-Lichtenhagen dem jeweiligen politischen Gegner zu. Damals war mein Vertrauen in die freiheitliche demokratische Grundordnung stark erschüttert.

Von den Gefahren einer Erlebnisreise

In den Zeiten des Umbruches Ende 1992 überraschte mich Sibylle Ende 1992 mit dem Angebot einer außergewöhnlichen Urlaubsreise, das sie in der Wochenzeitung „Die Zeit“ gefunden hatte. Die Teilnehmerzahl war auf 12 Personen begrenzt. Bei der Route durch Ecuador mit der Altstadt von Quito, dem Amazonasbecken am Yuturi, der Allee der Vulkane bis zum Cotopaxi und den legendären Galapagos-Inseln konnte ich nicht widerstehen. Viele Eindrücke sind bis heute lebendig geblieben, einiges war zutiefst zwiespältig. Prächtige Bauten aus der Kolonialzeit, Kirchen mit überbordender Barockausstattung, luxuriöse Haziendas auf der einen und sprichwörtliche Bettelarmut auf der anderen Seite. Saßen wir in Außenrestaurants, wurden um Almosen Bittende durch Wachleute von uns ferngehalten. Auf einsamen Straßen wurde unser Kleinbus durch aufgespannte Stahlseile gestoppt. Kinder und Erwachsene kamen ins Fahrzeuginnere und forderten eine Spende. Auf dem berühmten Poncho-Markt in Ottavalo wurde Halt gemacht, um handgefertigte Tischläufer und Wandteppiche zu erstehen. Ich schämte mich fremd, als sich Mitreisende aus unserer Gruppe sich damit brüsteten; die Preise von 12 auf 4 Dollar herunter gehandelt zu haben. Sie waren als welterfahrene Touristen offenbar anders sozialisiert als ich. Die alltägliche Jagd nach dem Schnäppchen machte auch vor den indigenen Teppichweberinnen nicht halt. Eine von mir ausgelöste Diskussion wurde heftig und sogar persönlich. („Na ja, der weiß es nicht besser – kommt aus dem Osten“).

Später, das muss ich einräumen, habe ich bei Fernreisen das Phänomen gesellschaftlicher Not und Verelendung als gegeben hingenommen. Selbstdiagnose: Verwestlichung.

Die spät gewonnene Reisefreiheit beförderte meine Abenteuerlust. Von Natur aus vorsichtig, suchte ich wohl den *Kick.* Seit meiner Berufung 1987, verstrickt in administrative Aufgaben und belastet durch Selbstzweifel, wollte ich den Kopf frei bekommen. Obwohl ich mich noch nie auf größeren Höhen aufgehalten hatte, beteiligte ich mich an einer Tour in einem Jeep auf etwa 4500 m Höhe bis zu einer Gletscherzunge des Vulkans *Cotopaxi.* In Felldecken eingehüllt, erfassten uns Sturm und Eiseskälte mit aller Wucht. Aufziehende Wolken versperrten den Blick auf den Vulkangipfel. Da ein Teilnehmer unserer angeblich „kurzen und leichten" Bergwanderung sofort nach dem Ausstieg aus dem Fahrzeug über Schwindel klagte, fuhren wir rasch wieder abwärts. Beginnende Höhenkrankheit. Auch mir war mulmig. Ich war froh, glimpflich wieder nach unten gekommen zu sein.

In unserer Urwald-Lodge an einem Nebenfluss des Yuturi sprang ich mit einer Taucherbrille ausgestattet von einem Bootsanleger aus ins Wasser. Kaum unter Wasser begegnete mir ein Schwarm silbrig glitzernder, rotbäuchiger *Piranhas;* gemächlich glitten die etwa doppelte Handflächen großen Fische an mir vorbei. Jetzt überkam mich Angst. Ruhe bewahrend, schwamm ich zum Ausgangspunkt zurück. Das Schwimmen in diesem gefährlichen Fluss war Gespräch beim Abendessen. Dort erfuhren wir (zu meiner leichten Enttäuschung), dass die zahnbewehrten Piranhas in aller Regel friedfertige Fische sind. Potenziell gefährliche Kaimane wären hier bisher noch nicht gesichtet worden.

Bei dem Besuch der Galapagosinseln allerdings hätte mein Leben ein unrühmliches Ende nehmen können: „ Leichtsinniger deutscher Rechtsmediziner erleidet auf den Spuren von Charles Darwin den Tod durch Ertrinken". Unweit von der Insel Floreana findet sich ein versunkener Vulkankrater, der als Schnorchel- und Tauchrevier

Berühmtheit erlangt hat. Schon der Name *Corona del Diablo* hätte mir Warnung sein müssen. Zwischen den halbkreisförmig aus dem Meer hervortretenden Felsspitzen trifft man in einer faszinierenden tropischen Unterwasserwelt auf Seelöwen und Meeresschildkröten. Sibylle wollte sich das Abenteuer nicht entgehen lassen. Mit einem marineblauen und über der Wasserlinie gelb-rot gestreiften Holzboot fuhr uns ein wortkarger junger Mann über das leicht bewegte Meer direkt hinter einen steil aufragenden Felsen, um dort im Windschutz zu ankern.

Wir schnorchelten mit Sibylle und einem anderen Ehepaar der Reisegruppe zu viert, umgeben von den faszinierenden Galapagos-Fischen und uns beäugenden Seelöwen. Die elegant tauchschnorchelnde Sibylle fand bei den Meeressäugern offenbar besondere Beachtung. Ich war schon nach 30 Minuten etwas matt geworden und ließ mich an der Wasseroberfläche treiben. Tauchbrille beschlagen, Flossen zu eng. Unvermittelt zog mich eine starke Strömung ins offene Meer. Panisch geworden, versuchte ich gegen den Sog anzukommen. Der Abstand zum Boot wuchs ständig. Nachdem ich mich mühsam von den Tauchutensilien befreit hatte, schwamm ich seitwärts. Das war meine Rettung. Ich konnte die Strömungszone verlassen und brustschwimmen. Aus etwa 200 oder 300 Metern Entfernung sah ich die gelb-roten Streifen des im Wasser dümpelnden Bootes. Bei mühsamer Annäherung erkannte ich die Knie des Bootsführers, welche über die Bordwand herausragten. Der Kerl hatte ein Schläfchen gemacht. Meine Abwesenheit war unbemerkt geblieben. Kommentarlos zog er mich an Bord. Bald kam auch meine Frau heran geschwommen. Sie war geradezu euphorisch und berichtete, dass die Seelöwen mit ihr gespielt hätten. In unserem Reiseführer las ich später, dass dieses Areal nur erfahrenen Schwimmern vorbehalten ist. Plötzlich auftretende, starke Strömungen wären sehr gefährlich.

Angekommen in der Bundesrepublik Deutschland 1993 – 2005

Am 29.01.1993 wurde ich nach 5 Jahren und 4 Monaten zum zweiten Mal Direktor des Institutes für Rechtsmedizin. Die Ernennungsurkunde wurde den Professoren mit DDR-Vorgeschichte in der Aula des Hauptgebäudes der Universität durch den Rektor übergeben. Es war mir völlig gleichgültig, dass die überreichte langstielige Rose schon verwelkt und wegen meines „hohen Alters" von 49 Jahren eine Verbeamtung nicht erfolgt war. Ich empfand es als Privileg, im Rahmen einer Hausberufung, meine Arbeit als Institutsleiter unbefristet fortsetzen zu können. Nun konnte ich als Hochschullehrer, Rechtsmediziner und Abstammungsgutachter meine vertrauten Arbeitsaufgaben fortführen.

Die Wessis sind da

Die Neuen aus dem Westen kannten sich mit Verhaltensregeln und Gesetzlichkeiten der Bundesrepublik aus. Manche verstanden sich als Sieger der Geschichte und handelten nach ihren Wertvorstellungen. Viele hatten verdrängt oder vergessen, dass die Deutschen unter Adolf Hitler den Zweiten Weltkrieg *gemeinsam* angezettelt und *gemeinsam* verloren hatten. Sie verschwendeten keinen Gedanken daran, dass die Ostdeutschen die Folgen der sowjetischen Besatzung über 40 Jahre hinweg allein zu tragen hatten. Insbesondere die Typen in Anzug und Krawatte mit ihren durch ein Zahlenschloss gesicherten schwarzen Aktenkoffern waren suspekt. Stets in Eile und mit Handys telefonierend waren sie überall unterwegs, um Kontakte anzuknüpfen oder Behörden aufzusuchen. Permanent auf Akquise im „Haifischbecken Ost“: Grundstücke, Immobilien, Versicherungen, gebrauchte Kraftfahrzeuge, Presseerzeugnisse und Anderes. Viele Ahnungslose sind ihnen auf den Leim gegangen – mich nicht ausgeschlossen.

Andererseits gab es neu Angekommene, die mit Pioniergeist und Visionen Vieles zum Guten veränderten. Schon im Sommer 1990 wurden die „Festspiele Mecklenburg-Vorpommern“ auf den Weg gebracht. Mit den Klängen klassischer Musik wurden Parks, heruntergekommene Gutshäuser, Kirchen, Industriegebäude oder Scheunen zu neuem Leben erweckt. Es lag erst wenige Jahre zurück, dass ich bei einer Fahrradtour das Haupthaus des Schlosses Ulrichshusen rauchschwarz als Ruine vorfand. Anfangs wurde improvisiert; ab 1994 waren in der Feldsteinscheune der Schlossanlage Weltstars der Klassik zu Gast.

Die „Hanse-Sail“, im Juli 1991 unter Mithilfe von westlichem *Know-how* und vielen Betreibern von historischen Segelschiffen aus Europa in Leben gerufen, ließ historisch-maritimen Traditionen von Rostock wieder auferstehen. Die Großveranstaltung wurde zum Volksfest. Selbst von den Rostockern, die nach dem politischen Umbruch so ihre Probleme hatten, konnte sich keiner diesem Großereignis entziehen. Die Warnow gehörte wieder zur Innenstadt. Vorbei die Tristesse des Stadthafens, der bis zur Grenzöffnung zu einem großen Teil durch bewachte Drahtzäune abgesperrt war.

Die westdeutschen Fußballtrainern Uwe Reinders und Frank Pagelsdorf hatten einen großen Anteil daran, dass sich der „FC Hansa Rostock“ für die Bundesliga qualifizieren konnte und über längere Zeit vor der Zweitklassigkeit bewahrt wurde. In den westlichen Bundesländern wurde dieser sportliche Erfolg mit Erstaunen und nicht ohne Sympathie betrachtet; schließlich standen dem Club nur geringe finanzielle Ressourcen zur Verfügung. Alt eingesessene Rostocker und die Zugezogen aus dem Westen identifizierten sich gleichermaßen mit dem Verein. Für einige Neu-Rostocker wurde der Besuch der Bundesliga sogar zum Statussymbol. Es gehörte dazu – möglichst auf einem Logenplatz – den Bundesligaspielen zuzuschauen, obwohl man sich für den Fußballsport nicht sonderlich interessierte.

Das akademische Leben wurde durch die ständig wachsende Anzahl der Studenten aus den alten Bundesländern bereichert. Für sie war es üblich, in der Frontalvorlesung vorgetragene Sachverhalte zu hinterfragen oder gar anzuzweifeln. Sich daraus entwickelnde Dialoge waren manchmal erheiternd oder gar erhellend. Es war für mich neu, dass manche Studierende die Diskussion nach dem Kolleg fortführen wollten. Schnell hatte ich mich als Gesprächspartner daran gewöhnt, nicht mehr mit dem akademischen Titel „Professor" angesprochen zu werden. Ungewohnt war die Evaluierung der Vorlesung durch die Studierenden. Dabei wurde die Vorlesung nach Kriterien, wie Wissenschaftlichkeit, Aktualität, Didaktik etc. bewertet. In den „Goldenen Jahren" der klassischen Vorlesung vor dem Auditorium[120] konnte ich mich über volle Hörsäle und Vor-

120 Nach schrittweiser Einführung von deutschlandweiten Prüfungsstandards im Laufe der 90er-Jahre nahm das Interesse der Studierenden an der Hauptvorlesung durch die Direktoren von Medizinischer Einrichtungen naturgemäß ab. Prüfungsfragen, entwickelt durch das Institut für Medizinische Prüfungsfragen in Mainz, waren anzukreuzen. Durch diverse digitale Angebote zur Erarbeitung des Lernstoffes und zur Prüfungsvorbereitung verringerte sich das Interesse am Vorlesungsbesuch rapide. Die alte Regel „Tres faciunt collegium" – der Vorlesende und zwei Zuhörende müssen anwesend sein – soll wieder angewendet worden sein. Rechtsmedizinische Vorlesungen waren hingegen überall in Deutschland überdurchschnittlich gut besucht.

derplätze im Ranking freuen. Die Studenten sollen mich Napoleon genannt haben, was ich für mich als Kompliment reklamierte. Eines Abends rannte ich nach einer Theatervorstellung durch eine dunkle Seitenstraße, um in einem Restaurant einen freien Tisch zu ergattern. Hinter mir hörte ich näher kommende Laufschritte, die mich mehr und mehr beunruhigten. Als mein Verfolger auf gleicher Höhe war, rief er mir zu, ob er mir helfen könne. Sich für das Missverständnis entschuldigend gab sich er als Hörer meiner Vorlesung und als Düsseldorfer zu erkennen. Ich habe später darüber nachgedacht, ob ein Mecklenburger auch hinter mir hergelaufen wäre.

Mit den neuen Studenten waren auch die ersten Professoren aus den alten Bundesländern angekommen. Es ist nicht zu leugnen: Sie waren „Besserwessis". Vertraut mit dem Prozedere der Berufungsverfahren der Hochschulen in der Bundesrepublik Deutschland, ausgestattet mit einer größeren Anzahl englischsprachiger Publikationen, nicht selten aufgewertet durch Studienaufenthalte an US-amerikanischen Universitäten, geschult in Rhetorik und Kunst der Selbstdarstellung waren sie ostdeutschen Mitbewerbern weit überlegen. Hatten sie im Berufungsverfahren den ersten Platz der Bewerber erreicht, konnten sie mit den universitären Gremien und den zuständigen Ministerien über zuzuweisende Planstellungen, die bauliche Ausgestaltung und die Geräteausstattung ihres Zuständigkeitsbereiches verhandeln. Als erfahrene Netzwerker hatten sie sich bald ein Bild darüber gemacht, über welchen Sachverhalt mit wem zu welchem Zeitpunkt am günstigsten geredet werden könne.

Die Neuberufenen der 90er-Jahre waren durchweg aus bundesrepublikanischen Universitäten hervorgegangen. Nach wenigen Wahlperioden nahmen sie das Zepter in die Hand. Der erste, aus den alten Bundesländern stammende Dekan der Medizinischen Fakultät wurde im Jahr 2000 gewählt. Die erste Amtsperiode eines westdeutschen Rektors an der Universität Rostock begann 2002. Seither sind in den Leitungspositionen unserer Universität keine Professoren mit DDR-Herkunft zu finden. Einer Umfrage aus dem Jahre 2019 zufolge, kamen alle Rektoren der 87 deutschen Universitäten aus den alten Bundesländern. Diese schon so lange anhaltende und breite Dominanz ist erdrückend, zumal sie auf Bundesebene - Ausnahmen wie Angela Merkel oder Joachim Gauck bestätigen die Regel - auch in Politik und Wirtschaft anzutreffen ist.

Für mich war jede neue Berufung zunächst eine Verstärkung des Professorenkollegiums der medizinischen Fakultät – frei von Vorurteilen und Erfolgsneid. Manche Kollegen sind auf mich zugegangen, was mich erfreute. Andere haben mich ignoriert; was ich ohne Groll hinnahm.

Nähere persönliche Bindungen entwickelten sich rasch außerhalb des beruflichen Alltags. Der Pressesprecher und ein Sportwissenschaftler der Universität, beide aktive Tennisspieler aus Rostock, führten eine Gruppe von Tennisspielern zusammenzuführen. Wir waren Mitglieder der Universitätsverwaltung, der Medizinischen und der Juristischen Fakultät. Hinzu kamen zwei „Ehemalige der Universität", die in der freien Wirtschaft und in einem Ministerium tätig waren. Fair Play, Tagesform, Schlagtechnik und Platzierung des Balles auf dem gegnerischen Feld verwischten alle Unterschiede von Ost und West. Die soziale Bindungskraft einer Sportlergruppe ist nicht hoch genug einzuschätzen. Bei uns hält sie bis heute an.

Eine weitere prägende Erfahrung war für mich die Mitgliedschaft im Lions-Club Rostock, zu der ich 1993 nach den Regeln dieses Clubs explizit eingeladen wurde. Auf den ersten Blick erschien das ehrenvoll. Dennoch zögerte ich. Es war ein Herrenklub.[121] Vereinsmeierei auf amerikanische Art mit 14tägiger Präsenzpflicht. Als ich in die Liste der Klubmitglieder einsehen konnte, fanden sich dort auch Namen von Prominenten der Rostocker Kunstszene vor der Wende, die ich schon immer kennen lernen wollte. Ich sagte zu. In dem Klub kamen neben Universitätsangehörigen aus verschiedenen Fakultäten, Unternehmer verschiedenster Provenienz, Banker, Richter, Staatsanwälte und Journalisten zusammen, die – fast alle in leitenden Positionen – über die Problemfelder der sich neu entfaltenden Stadt sehr gut informiert waren. Das erlaubte mir Einblicke weit über den universitären Tellerrand hinaus. Allerdings sahen sich einige Geschäftsleute in ihren allzu hohen Erwartungen getäuscht und klagten über viele Hindernisse und Unwägbarkeiten.

Was im Sinne der Lions-Bewegung bedeutsam und motivierend war: Es konnten Projekte der Kulturförderung, der Obdachlosenhilfe und der Unterstützung zur Einbürgerung von Migranten auf den Weg gebracht werden.

Eine nicht unwesentliche Einnahmequelle war der Verkauf von Glühwein auf dem Rostocker Weihnachtsmarkt. Das Spendensammeln durch Ausschank von Alkohol – durch die Lions in der Vorweihnachtszeit deutschlandweit durchgeführt – hinterließ bei mir Unbehagen. So frequentierten mehrere angetrunkene Schweden wiederholt unseren Ausschank. Nachdem sie sich lärmend entfernt

121 *Der Lions Club wurde 1904 in den USA gegründet. Unter dem Motto „We Serve" sollten in der sozial tief gespaltenen amerikanischen Gesellschaft dort Hilfsprojekte auf den Weg gebracht werden, wo staatliche Unterstützung fehlt. Die Mitgliedschaft in diesem Herren-Klub war (und ist) sicherlich auch ein Statussymbol. Inzwischen agiert die „Lions Club Foundation international" zur Bekämpfung der Blindheit, in Projekten zur Erdbebenbekämpfung, zur Förderung der Persönlichkeit von Kindern und Jugendlichen und Menschen mit Migrationshintergrund u.v.a. Lions ist weltweit mit etwa 1,4 Millionen Mitgliedern die größte Service-Cluborganisation der Welt. In Deutschland gibt es etwa 1500 Klubs mit über 50.000 Mitgliedern.*

hatten, blieb einer zurück. Sturzbetrunken hielt er sich an der Tischplatte fest und fragte mich lallend, ob ich ihn ins Hotel bringen könne. Die Adresse konnte er nicht angeben. Kurzentschlossen zog ich ihm die Brieftasche aus der geöffneten Jacke und fand die Anschrift einer Pension in Rostock-Dierkow. Nun hatte ich den ersten Schritt getan und zerrte diesen hilflosen Mann in mein in der Nähe geparktes Auto. Alles ging gut. Der Frau an der Rezeption übergab ich erst die Brieftasche und dann den alkoholisierten Besucher des Weihnachtsmarkts. Sie übernahm den Gast und winkte nur resigniert ab: Jedes Jahr dasselbe. Nach diesem Vorfall war mir die Glühwein – Spendensammlung verleidet. Darf man unter Ausnutzung des missbräuchlichen Alkoholkonsums Gelder für einen guten Zweck beschaffen? Meine Bedenken wurden nicht geteilt.

Exkursionen, Kulturveranstaltungen, Weihnachtsfeiern und persönlichen Einladungen fanden im Beisein der Ehefrauen und Partnerinnen statt. Auf dieser sozialen Ebene entstand Offenheit, Vertrautheit und Freundschaft. Keineswegs alle zu uns nach Rostock Gekommenen, sahen sich als Gewinner. Manche waren dienstverpflichtet und sehnten sich nach Hause zurück. Andere waren mit ihren privaten oder beruflichen Lebensumständen unzufrieden und hatten sich einen besseren Neustart erhofft. Deshalb überraschte es mich nicht, dass einige Lions den Klub so schnell verließen, wie sie eingetreten waren. Mit den Gebliebenen verband uns das Selbstverständnis, im wiedervereinigten Deutschland zusammen zu gehören. In der ARD-Serie des Commissiario Brunetti aus Venedig spielte der Schauspieler Michael Degen den *Vice Questore Patta.* Seine parodistische Darstellung des selbstverliebten Fassadenmenschen, der die Wichtigkeit seines Lions-Club gerade bei unpassenden Gelegenheiten betont, hat mir sehr gefallen. Ich habe derartige Lions kennen gelernt. In unserem Klub spielten diese Eitelkeiten eine untergeordnete Rolle.

Neben- und Durcheinander im Beruf

Mit dem Zuwachs neuberufener Kollegen wurde ich 1996 nicht mehr in den Fakultätsrat gewählt. Die Professoren hatten sich in einander konkurrierenden Wahllisten positioniert. Ich war dabei durch das Raster gefallen. In Zeiten geringer Ressourcen hatte ich als Leiter eines Außenseiterfaches schlechte Karten. Aus der Rechtsmedizin waren Spitzenleistungen der medizinischen Forschung oder ein nennenswerter Beitrag zur Einwerbung von Drittmitteln nicht zu erwarten[122]. Insofern war ich über mein Ausscheiden nicht sehr überrascht. Mein Vorgänger, auch die Institutsdirektoren aus den alten Bundesländern, hatte mir den dringenden Rat gegeben, als Rechtsmediziner die Kontakte zur Medizinischen Fakultät zu pflegen. Dem bin ich gefolgt. Mit unserem Leistungsangebot in der „Klinischen Rechtsmedizin" konnten meine Mitarbeiter und ich den Fachkollegen vielerlei Hilfe anbieten. Im Laufe der Jahre wurde ich in der Fakultät Ansprechperson für problematische medizinrechtliche Fragen, wie bei Komplikationen der Heilbehandlung oder bei Fragen zum Therapieverzicht bei schwerstkranken oder suizidalen Patienten. Im Gegenzug fand ich fachkompetente klinisch-ärztliche Beratung bei der Bearbeitung von *„Kausalitätsgutachten"* bei Todesfällen im Zusammenhang mit der ärztlichen Heilbehand-

122 Die wissenschaftliche Leistung eines Institutes wird aus der Summe der persönlichen „Impact-Faktoren" seiner Mitarbeiter bemessen. Diese ergibt sich aus der Wertigkeit der Fachzeitschriften, in denen eine Publikation veröffentlich wird, der Anzahl der Publikationen und der Häufigkeit von Zitierungen. Das von deutschen Rechtsmedizinern herausgegebene „International Journal of Legal Medicine" ist zwar die weltweit wichtigste Zeitschrift dieses Fachgebietes, hat aber nur den vergleichsweise niedrigen „Journal Impact Factor" von etwa 2,7. Überdies sind Gerichtsärzte durch Sektions- und Gutachtenanforderungen durch die Justizbehörden stark belastet. Die Ladungen zur persönlichen Anhörung als Sachverständiger vor Gericht nimmt viel Zeit in Anspruch. Projektbezogene Fördermittel in größerem Umfang sind nicht zu erwirtschaften. Die Rechtsmedizin ist diesbezüglich gegenüber allen anderen Disziplinen der medizinischen Fakultät im Nachteil.

lung im Auftrag der Staatsanwaltschaften. Die Gutachtenerstattung derartiger Fälle erwies sich allerdings als kompliziert und äußerst zeitaufwändig[123].

Seit 1994 übernahm ich die Leitung von Ethikkommissionen der Landesärztekammer Mecklenburg-Vorpommern und der Medizinischen Fakultät der Universität Rostock. Diese Gremien befassen sich mit der medizinischen, rechtlichen und ethischen Prüfung von Forschungsvorhaben am Menschen. In unserer Ethikkommission arbeiteten neben Angehörigen den klinisch-medizinischen Fachdisziplinen auch ein Pharmakologe und ein Biostatistiker der Medizinischen Fakultät, zudem ein Mitglied der Juristischen Fakultät und als Theologe der Krankenhausseelsorger des Universitätsklinikums. Meine Rolle war die eines Moderators zwischen den Antragstellern und der Kommission, wobei auch zwischen den teilweise sehr unterschiedlichen Auffassungen der Kommissionsmitglieder ein Konsens hergestellt werden muss. Uns einte das Anliegen des Schutzes der Patienten, der Probanden und auch der Forscher. Unter dem Dach der Arbeitsgemeinschaft der öffentlich-rechtlichen Ethikkommissionen in Deutschland handelten wir zwar wir nach gemeinsam vereinbarten Verfahrensgrundsätzen, hatten jedoch einen eigenen, Ermessensspielraum bei der Zurückweisung von Prüfanträgen. Das geschah sehr selten. Ich erinnere mich an zwei Vorgänge. Dabei ging

---

123 *Den Begutachtungen von Behandlungsfehlern liegt eine Strafanzeige bei einer Staatsanwaltschaft zugrunde. Das Ergebnis ist in aller Regel für die klagenden Angehörigen enttäuschend. Bei Abwägung der Risiken einer ärztlichen Heilbehandlung ist nur sehr selten der Nachweis zu führen, dass ein Handeln oder Unterlassen des Arztes „mit an Sicherheit grenzender Wahrscheinlichkeit" zum Tode eines Patienten geführt hat. Schnell gerät man als Gutachter in ein Netz von Gegengutachten und Nachgutachten. Man muss als Gutachter mit dem landläufigen Vorwurf leben, dass „eine Krähe der anderen kein Auge aushackt". Es ist für mich unverständlich, dass für derartige – sehr langwierige und häufig verzwickte – Fälle vom Krankenhausträger oder durch den Staat keine angemessene Entschädigung vorgehalten wird.*

es eine Krebstherapie nach Anwendung eines pflanzlichen Heilmittels. Das Heilungsprinzip war wissenschaftlich nicht erwiesen. Das andere Projekt befasste sich mit den Auswirkungen des Passivrauchens in PKWs. Die Studie wurde durch eine Firma der Tabakindustrie gefördert. Hier lag der Verdacht eines Interessenkonfliktes nahe. Dennoch waren Neuregelungen des Arzneimittelgesetzes mit ihren vielfältigen Konsequenzen überfällig.

Mit zunehmender Internationalisierung der Arzneimittelforschung innerhalb der Europäischen Union wurde auf der Grundlage einer EU-Direktive ab August 2004 den Ethikkommissionen ein *Behördencharakter* zugewiesen. Die Zulassungsverfahren der Prüfungen von Arzneimitteln wurden europaweit standardisiert, präzise definiert und zeitlich befristet. Die Prüfpläne waren in einer Europäischen Datenbank zu hinterlegen. Unsere Ethikvoten konnten nun juristisch angefochten werden. Sollte verwaltungsgerichtlich festgestellt sein, dass durch Versäumnisse der Ethikkommission die Zulassung eines Arzneimittels verzögert wurde, standen – zumindest theoretisch – Schadenforderungen der Arzneimittelhersteller in Summen von Millionen Euro im Raum. Folglich musste jeder bewertende Kommentar der Ethikkommission vor Gericht Bestand haben[124]. Unversehens agierte ich als Leiter einer staatlichen „Quasi-Behörde“ im Ehrenamt. Die Haftungsfragen waren ungeklärt; die Verfahrensregeln der Kommission zu überarbeiten. Mein zeitraubender Arbeitsaufwand hat sich über die Jahre hinweg gelohnt. Die Rechtsmedizin wurde als wichtiger Partner für die forschenden Mitarbeiter der medizinischen Fakultät wahrgenommen. Ab 2004 wurde ich wieder in den Rat der Medizinischen Fakultät gewählt.

---

124 Hierzu: Dissertation Werner Krautschneider: Auswirkungen der 12. Novelle des Arzneimittelgesetzes auf das Prüfverfahren einer Ethikkommission. Med. Fakultät, Univ.. Rostock 2009

Ich empfand es damals als Defizit, dass in der Medizinischen Fakultät Rostock keine Leistungsangebote zur Fach „Medizinethik" vorhanden waren. Insofern ließ ich mich gerne von dem agilen und betriebsamen Krankenhausseelsorger überreden, als Sprecher in der Arbeitsgemeinschaft „Ethik und Recht in der Medizin an der an der Universität Rostock" mitzuwirken. In den von uns organisierten Veranstaltungsreihen hatte ich es mit Weihbischöfen, Moraltheologen, Kirchenrechtlern, Philosophen oder Alternsforschern zu tun, die eine ganz andere Sichtweisen auf die naturwissenschaftlich geprägte Medizin hatten. Mehr als mir lieb war, wurde ich in „interdisziplinären Vorlesungen" zu Fragen des Medizinrechtes und der Medizinethik in Anspruch genommen. Es fiel mir zunehmend schwer, den Studenten komplexe Themen mit den „ungleichen Schwestern Recht und Ethik" zu vermitteln. Spannend hingegen waren die gemeinsam mit Medizin-, Jura- und Theologiestudenten durchgeführten Seminare. Da prallten Welten aufeinander. Bei Vorstellung eines psychiatrischen Patienten verließ ein Studierender der Theologie nach einer flammenden Rede den Raum. Er erklärte die Behandlung psychiatrischer Krankheiten schlechterdings für unethisch.

Es war mir immer ein Anliegen, mit wissenschaftlichen Veranstaltungen den Blick auf das Rostocker Institut lenken. Die 81. Jahrestagung der Deutschen Gesellschaft für Rechtsmedizin (DRGM) in Rostock-Warnemünde im September 2002 war die wichtigste. Die Veranstaltung fand damals eine große Beachtung. So waren auch Wissenschaftler aus den USA unserer Einladung gefolgt, die zum *„Jahrhundert-Fall OJ Simpson"* Gutachten erstattet hatten oder die DNA-Identifizierung der Opfer des Anschlages vom 11- September 2001 auf das *World Trade Center* verantwortlich durchgeführt hatten. Zu dem Workshop „Operative Fallanalyse" (Täterprofiling) hatten sich namhafte Kriminologen und Kriminalpsychologen eingefunden. Damals stand mein Ausscheiden zwar noch nicht unmittelbar bevor; dennoch wollte ich frühzeitig Interesse für den Lehrstuhl „Rechtsmedizin“ des universitären Standortes Rostock wecken.

Sohn Robert, der als Naturwissenschaftler in der Atmosphäre Veränderungen der Luftqualität und des Klimas erforscht, hat meine vielfältigen, manchmal zerfasernden beruflichen Aktivitäten immer mit Interesse verfolgt. Für sich hatte er die Konsequenz gezogen: Die vielfältigen Messmethoden im Labor, gerade auch im Verbund mit internationalen Arbeitsgruppen, sind interessanter.

Ganz anders sieht das Tochter Susanne, die an einer Universität arbeitet. Für sie sind Ärztliche Tätigkeit, Forschung, Lehre und Mitwirkung in den Gremien einer Fakultät sehr wohl zusammenzubringen.

Abschied nehmen
2006 bis 2008

Im August 2005 musste ich mich einer Operation unterziehen. Seit Monaten bereitete mir eine „Tennisschulter" nächtliche Schmerzen und Schlaflosigkeit. Mein orthopädischer Fachkollege riet mir nach einer sehr schmerzhaften Innendrehung des rechten Armes zu einer Operation. Was ich ihm heute noch hoch anrechne: Er empfahl einen Oberarzt als Operateur. *„Der kann Schultern besser als ich"*. Gesagt, getan. Auf dem Transport zum OP bemerkte ich im medikamentösen Halbschlaf eine etwas größere Eskorte von ärztlichen Mitgliedern der Fakultät; als letztes hörte ich eine weibliche Stimme, dass ich wohl etwas „dehydriert" sei. Ich erwachte nach der Narkose völlig beschwerdefrei, wie nach einem erquickenden Schlaf. Wenige Stunden später setzten nagende Schmerzen ein. Ein ehemaliger Doktorand kümmerte sich als Dienst habender Assistenzarzt um meine schmerzstillende Infusion. Ich fühlte mich gut behütet.

Danach folgten mühsame Wochen mit einer „Schulter-Arm-Abduktionsorthese", die meine Frau und ich *Dudelsack* nannten. Die Rehabilitation gestaltete sich mühsam. Ein nachhandelnder Arzt empfahl sogar eine Re-Operation in einer Hamburger *Mayo-Klinik.* Mit Hilfe eines hervorragenden Physiotherapeuten war ich ab Januar 2006 wieder voll einsatzfähig.

Wenn es die Nachbehandlung zuließ, war ich stundenweise im Institut. Dennoch hatte diese mehrmonatige Auszeit etwas Überraschendes an mir bewirkt. Ich sehnte mich nach dem Ruhestand. Mit der ersten routinemäßigen Einladung beim Dekan der Medizinischen Fakultät zur Regelung meiner Nachfolge begann der schleichende Abschied von der Universität.

Meine Frau erkrankt an einem Hirntumor mit infauster Prognose

2006 verbrachten wir den Sommerurlaub in unserem Wochenendhaus, was bei uns erst in den vergangenen Jahren wieder zur Regel geworden war. Die große Faszination des Reisens waren der Realität des internationalen Tourismus mit allen Risiken und Nebenwirkungen gewichen. Wir freuten uns auf das gemeinsame Miteinander in Dierhagen-Neuhaus: Joggen vor dem Frühstück, Tennisspielen hinten den Dünen, Tagestouren per Fahrrad und Sonnenuntergänge am Strand.

Nach Ankunft am 21.07. spazierten wir mit einsetzender Abenddämmerung am Kurpark Dierhagen vorbei, der mit brennenden Fackeln erleuchtet war. Unvermittelt umfasste mich Sibylle; Tränen liefen ihr über da Gesicht. Ich wurde von diesem Gefühlsausbruch überrascht. Eigentlich bin ich derjenige, der in magischen Momenten von sentimentaler Freude übermannt wird. Schweigend gingen wir weiter.

Am folgenden Vormittag hatten wir um 10:00 Uhr auf dem Gelände des Hotels *„Fischland"* einen Tennisplatz gemietet. Gutes Wetter; leicht bewölkt, wenig Wind. Seit etwa 25 Jahren spielten wir einmal wöchentlich miteinander Tennis. Zu Beginn schlägt man sich gegenseitig den Ball zu, um sich aufzulockern. Anfangs belustigt, zunehmend mit Beunruhigung beobachtete ich, wie Sibylle mit dem Tennisschläger nicht mehr den Ball traf. Resigniert ließ sie das Racket fallen. Ich ahnte Ungutes und rannte zu ihr, um sie auf die Sitzbank neben der Seitenlinie zu begleiten. Dort gestand sie mir, dass sie – wie am Vorabend – nur noch *Doppelbilder* sehen könne. Schon im Studium hatten wir gelernt, dass beim Auftreten dieser Sehstörung eine Verursachung durch Hirntumoren dringend ausgeschlossen werden müsse.

Nachfolgendes kann ich wie aus einem Film abrufen. In 30 Minuten waren wir auf dem Weg zur Augenklinik der Universität Rostock. Eine uns befreundete Oberärztin hatte Dienst. Sie konnte nichts Auffälliges feststellen. Offenbar trat der Befund nur zeitweise auf. Ich konnte sie überreden, sofort eine Magnetresonanztomographie (MRT) des Gehirnes durchführen zu lassen. Es gelang mir, eine Kollegin zu mobilisieren.

Gegen 15:00 demonstrierte mir die Ärztin den Befund, ohne ihr Erschrecken verbergen zu können. Er übertraf meine schlimmsten Befürchtungen. Im oberen Bereich des Hirnstammes fand sich ein deutlich erkennbarer, etwa haselnussgroßer Tumor[125]. Ich war erstaunt darüber, dass bei gegebener Lokalisation und Größe nicht schon vorher Symptome aufgetreten waren.

Von Anbeginn wollte Sibylle *nicht* mit der grausamen Wirklichkeit der Erkrankung konfrontiert werden. An Details der Diagnose war sie nicht interessiert. Sie glaubte mit ihrem unzerstörbaren Optimismus fest an eine Genesung. Sollte ich ihr jegliche Hoffnung zerstören? Einmal damit begonnen, habe ich die *optimistische Lüge* bis zuletzt angewandt. Bald nach der verheerenden Diagnose erfuhr ich von der Möglichkeit einer stereotaktischen Bestrahlung. Dabei werden unter Bildkontrolle radioaktive Partikel mit einer Sonde direkt in den Tumor eingebracht *(Jod-125-seed-implantation).* Nachdem ein Neurologe uns die Vorzüge dieses Verfahrens erläutert hatte,

125 Der Tumor erwies sich als ein bösartiges Glioblastom, welches überwiegend zwischen dem 60. und 70.Lebensjahr auftritt. Es wird mit einer Häufigkeit von etwa 3 Neuerkrankungen auf 100.000 Fälle im Jahr diagnostiziert und hat je nach Behandlungsmethode eine mittlere Überlebenszeit von etwa 15 Monaten. Ohne Therapie versterben die Patienten nach wenigen Monaten. Im Fall von Sibylle kam aufgrund der Tumorlokalisation ein operativer Eingriff nicht in Betracht. Durch ein fortschreitendes (infiltratives) Wachstum bestand jederzeit die Gefahr, dass der Hirnflüssigkeit transportierende Kanal (Aquaeductus mesencephali) eingeengt oder verschlossen wird. Die tumorbedingte Erhöhung des Hirndruckes kann akut zum Tod führen.

stimmte sie voller Vertrauen zu. Der Eingriff war für den September 2006 in der Universitätsklinik Köln anberaumt. Die Hoffnung auf einen therapeutischen Erfolg ließ sie alle sich verstärkenden Symptome der Erkrankung tapfer ertragen. Es stellten sich jedoch zunehmend Beeinträchtigungen der Seh- und Hörfähigkeit ein. Nach dreiwöchigem Klinikaufenthalt wurde sie nach Hause entlassen. Das Reha-Programm in Rostock erschien ihr nicht ausreichend. Im Wohnzimmer turnte und balancierte sie täglich mit einem großen Gymnastikball; Musik musste dabei sein. Ich hatte ihr eine Kollektion von CDs ausgewählt. Sie hatte sich für die Diskette *„best-of Otis Redding"* entschieden, die sie jedes Mal abspielte. Höre ich Otis Redding, sehe ich Sibylle mit dem blauen Ball hantieren *„Sittin on the dock of the bay" oder „That's how strong my love is"* und so weiter.

Vielleicht hat der nachbehandelnde Rostocker Radiologe auch mich beeinflusst, wenn er in den Nachkontrollen der Tumorbilder wiederholt eine Verbesserung der Befunde beschrieb, wenngleich ich die nicht so richtig erkennen konnte. Jedenfalls erfüllte ich ihr im Frühsommer 2007 den sehnlichen Wunsch, noch eine Schiffsreise zu machen. Neue Eindrücke, neue Hoffnungen? Die schwedische Göta-Kanal-Kreuzfahrt auf der MS Juno, dem „ältesten registrierten Motorschiff der Welt", über vier Tage und drei Nächte glaubte ich, mit ihr noch riskieren zu können. Schon während Überfahrt mit der Autofähre ging es ihr nicht gut. Bei der ersten Besichtigung des nostalgischen hochbordigen Schiffes auf dem kleinen Passagierkai in Stockholm kamen mir Bedenken. Das Casino, so wurde der noble Essenraum mit seiner authentischen Ausstattung in Teakholz und Messing bezeichnet, lag über dicht über der Wasserlinie und war nur über eine sehr schmale Treppe zu erreichen. Der Weg zum Frühstück und zum Dinner wurde für uns beide zur Tortur. Um herunter zu kommen, musste ich sie teils stützen, teils tragen. Ganz sicher haben wir die mitreisenden Passagiere durch unsere bloße Anwesenheit belastet. Sibylle hat nie geklagt oder sich gar beschwert. Die Rückreise über die Ostsee von Stockholm nach Sassnitz endete gegen 02:00 Uhr. Übermüdet von der nächtlichen Autofahrt stellte ich das Gepäck in unsere Diele ab und bereitete die Nachtruhe vor.

Als ich am folgenden Morgen aus dem Fenster blickte, lagen unsere geöffneten Koffer und verschiedene Kleidungsstücke verstreut auf dem Rasen des Vorgartens. In dieser Nacht waren wir – zusammen mit 5 Familien der Nachbarschaft – von Einbrechern heimgesucht worden. Die Täter hatten sich professionell einen Zugang über die Terrassentür verschafft. Sie konnten nicht ermittelt werden. Für mich war dieser Vorfall wie ein Menetekel. Es kann nur schlechter werden. Mir war bekannt, dass bei einer Halbwertzeit der Jod-151-Seeds von etwa 6 Monaten die therapeutische Wirkung schwindet. Die entarteten Gliazellen werden weiter vordringen.

Im Spätsommer schloss sich eine Radio-Chemotherapie mit einem längeren stationären Aufenthalt an. Als erwartete Nebenwirkung kam es zum Haarausfall. Nach der Entlassung aus dem Krankenhaus machte sich die Rasur der Kopfhaare erforderlich. Tief betroffen beobachtete ich die Prozedur und versteckte klammheimlich eine Haarsträhne in einem Briefumschlag. Sibylle hingegen war mit dem Problem befasst, mit welchem attraktiven Chemo-Kopfwickel sie am besten *bella figura* machen könne. Ihre Hinfälligkeit nahm zu. Im Oktober 2007 musste die Strahlenbehandlung wiederholt werden.

Danach bat mich ihr behandelnder Arzt zu einem Gespräch. Er erläuterte mir, dass alle therapeutischen Möglichkeiten nun ausgeschöpft wären und eine palliative Betreuung von Sibylle im *Hospiz* anzuraten sei. Bei der Verabschiedung empfahl er mir, noch gleich bei einem befreundeten Neurochirurgen vorbei zu schauen, der mir aus Begegnungen in der Fakultät bekannt war. Er wartete schon auf mich und eröffnete das Gespräch ohne Umschweife. Ich wisse doch, dass es infolge einer plötzlichen Unterbrechung des Liquorflusses durch den Tumor zu einer lebensgefährlichen Erhöhung des Hirndrucks kommen könne. Vermutlich habe ich ihm zugenickt. Er fuhr fort. Bei sofortiger Ableitung des Hirnwassers könne man den akuten Tod wahrscheinlich verhindern. Nach längeren Pause fügte er mit Nachdruck hinzu. *„Ich rate aber dringend davon ab. Die Gefahr ist sehr groß, dass ihre Frau als langzeitbeatmete Koma-Patientin in einer Wachstation landet“.* Mit einem kräftigen Händedruck verabschiedete er mich wortlos.

Die wohlmeinenden Kollegen hatten meine psychische Belastbarkeit völlig überschätzt. Die nüchterne ärztliche Beschreibung des Sachstandes traf mich wie ein Schlag, obwohl ich eigentlich die Konsequenzen hätte voraussehen können. Mit letzter Kraft bewegte ich mich auf einen nahe gelegenen Parkplatz, um mich in meinem Auto zu verstecken. Ich drehte den Fahrersitz nach hinten – Kollaps in liegender Position. Ich konnte weder denken noch fühlen. Dieser schockartige Zustand mag 15 – 30 Minuten angedauert haben. Danach stellte ich mir Fragen: Wieso habe ich in Kenntnis des Krankheitsverlaufes nicht über alle Details des bevorstehenden Sterbevorganges nachgedacht? Soll ich sie sofort ins Hospiz bringen? Wie schaffe ich es, mit ihr über den Tod zu reden? Ich brauchte noch etwas Zeit. Vorzeitig zu Hause angekommen, verhielt ich mich so, als sei nichts geschehen. Unsere langjährige Haushaltshilfe war froh, sich schon am frühen Nachmittag verabschieden zu können. Sie hatte seit etwa einem halben Jahr, wie selbstverständlich, während meiner Abwesenheit Sibylle zur Seite gestanden.

Mir ging es schlecht. Aus den interdisziplinären Vorlesungen und dem Arbeitskreis „Ethik und Recht“ hatte ich mich zurückgezogen. Es war mir unmöglich, nunmehr als Betroffener über ethische und rechtliche Fragen am Ende des Lebens zu dozieren. Die Hauptvorlesung „Rechtsmedizin“ führte ich fort. Dennoch selbst im Kolleg waren meine Gedanken bei meiner Frau, wenn ich über den Vorgang des Sterbens zu reden hatte. Die Vorfreude auf eine Vorlesung war mir war mir abhanden gekommen. Den Vorsitz der Ethikkommission führte ich fort, um diese so wichtige Funktion für meinen Nachfolger am Institut zu halten. Sibylle war ein Pflegefall geworden. Morgens half uns eine kompetente Tagespflege. Tagsüber konnte sie nur noch stundenweise alleine gelassen werden. Es fiel mir immer schwerer, ihr beim An- und Umkleiden zu helfen. Zudem hatte ich mich um die Infusionen zu kümmern. Ich hatte mir in den Kopf gesetzt, den „finalen Umzug“ in das Hospiz erst nach dem Jahreswechsel in die Tat umzusetzen. Zu allem Unglück musste ich im Dezember meine Fahrerlaubnis bei der Polizei hinterlegen, weil ich Monate zuvor mit stark überhöhter Geschwindigkeit im Stadtverkehr ertappt worden war. Sibylles Wunsch „im Obergeschoss schlafen“ und „im Erdgeschoss wohnen“ war ohne Hilfe Dritter nicht mehr erfüllbar; die geschwungene Holztreppe war ein unüberwindbares Hindernis geworden.

Spätestens jetzt brauchte ich Hilfe meiner Kinder. Tageweise reiste Susanne mit ihren Kindern Stella und Jil aus Zürich an. Jil war gerade 4 Wochen alt. Robert kam alleine aus Aachen, da seine Frau ihr erstes Kind erwartete. (Seine Töchter Lina und Jonna sollten ihre Großmutter Sibylle nicht mehr sehen). Er hatte sich für mehrere Wochen frei genommen. Ohne seine Hilfe wäre ich wohl gescheitert. Er übernahm die anfallenden Stadtfahrten mit meinem PKW. Gemeinsam meisterten wir die Trage-Technik, mit der wir die im

Rollstuhl angegurtete Sibylle die Treppe auf – und abwärts transportierten.

Irgendwie gelang es Robert und mir, die Illusion eines friedlichen Weihnachtsfestes zu vermitteln. Über allem stand jedoch mein quälendes Problem: Wie bringe ich es ihr bei, dass es bald ins Hospiz gehen würde. Wiederholte, zaghafte Versuche, darüber ins Gespräch zu kommen, ignorierte sie. Am frühen Silvesterabend saßen wir in guter, alter Tradition vor dem Fernseher, um „*Dinner for one* oder der 90. Geburtstag“ anzuschauen. Sibylle schien sich wohl zu fühlen; für uns war die Situation beklemmend. Der Hirntumor hatte zu Veränderungen ihrer Persönlichkeit und zu einem Realitätsverlust geführt. Der Wille zum Leben blieb ihr erhalten. Die Überweisung in das Hospiz war für den 3. Januar 2008 vorgesehen.

In der quälend langen Nacht zuvor marterten mich Schuldgefühle. Weshalb ist es mir nicht gelungen, ihre Zustimmung ausdrücklich einzuholen? Wird sie sich widersetzen? Ich war völlig hilflos. Jahrelang hatte ich mich mit medizinethischen Fragen in einer Kommission der Bundesärztekammer und als Hochschullehrer an der Universität befasst. Alles Vorwissen gab mir keine Orientierung. Die „Kraftmeierei“ des Theoretikers war verflogen.

Ein vergleichbares Problem ereilte mich Ende 1993 vor dem Tod meiner Mutter. Sie überlebte meinen Vater um 20 Jahre, ohne jemals den Verlust verschmerzt zu haben. Mit der ihr eigenen Hartnäckigkeit wollte sie in dem Haus der glücklichen Nachkriegsjahre bleiben. Mit Sorge beobachtete ich ihre seit dem 85. Geburtstag sich verstärkende Altersdemenz. Nachts stiegen wieder die alten Ängste auf. Im Schlaf rief sie nach ihren deportierten Eltern. Anfang Januar 1994 erfuhr ich, nachdem ich sie am Wochenende zuvor noch gesehen hatte, dass sie ins Krankenhaus überwiesen worden war. Sie sei in der Nacht – nur im Hemd bekleidet – auf dem Grundstück umhergelaufen. Die behandelnden Ärzte in Teterow sagten mir zu, Mutter solange im Krankenhaus zu betreuen, bis ich eine „Lösung“ gefunden hätte.

Als Errettung aus der Notlage erwies sich ein frei gewordenes Krankenbett einer „Seniorenresidenz“ unweit unserer Rostocker Wohnung. (In der DDR hießen diese Einrichtungen Altersheim). Eine Heimkehr in das altvertraute Haus war unmöglich geworden. Als ich sie aus dem Krankenhaus abholte, blickte sie mich verängstigt an. Ihre Befürchtungen waren begründet. Während der Autofahrt fragte sie wiederholt, wie lange diese „ewige Fahrt“ noch dauern würde. Ich erwiderte mit der Unwahrheit, dass wir nun erst einmal nach Rostock in die Nähe unserer Wohnung fahren würden.

Nüchtern betrachtet, hatte ich sie „gekidnappt“. Bei Ankunft in der Seniorenresidenz hatte sie sich geradezu hellsichtig mit der neuen Situation schon arrangiert und stellte mich vor: „Das ist *einer* meiner drei Söhne“. Als meine Mutter im wenige Wochen später im Alter von 87 Jahren allein in der Seniorenresidenz verstarb, vergnügte ich mich auf einer Karnevalsfeier. Obwohl mein letzter Besuch 48 Stunden zurücklag und ihr naher Tod nicht absehbar war, empfand ich meine Abwesenheit als schändlich. Das alles durfte sich nicht wiederholen.

Nun erfolgte die Aufnahme von Sibylle in das in das Hospiz wiederum ohne eine durch sie zuvor erteilte Einwilligung. Als sie auf einer Liege in den Krankentransporter gehoben wurde, hatte sie die Augen fest geschlossen. Ich spürte: Sie *wusste*, dass sie nicht mehr zurückkommen würde. Es war mir nicht gestattet, sie im Transporter zu begleiten. Ich nahm mir etwas Zeit, um bei der stationären Aufnahme nicht anwesend sein müssen. Was sollte ich tun, wenn sie eine stationäre Aufnahme verweigert hätte? Bei meinem Eintreffen im Hospiz, bat man mich, noch einen Moment zu warten. Im Flur brannte ein große Kerze, die stets nach dem Versterben eines

Patienten angezündet wird. Die Fensterbänke waren vollgestellt mit Orchideen, welche Angehörige hinterlassen hatten. Eine Schwester führte mich zu ihrer Zimmertür, an dem ein – meiner Meinung nach – -viel zu großes Namensschild *Prof. Dr. Sibylle Wegener* angebracht worden war. Nachdem ich zaghaft die Tür geöffnet hatte, winkte sie mir freundlich aus ihrem Bett zu. Eine zentnerschwere Last fiel mir von den Schultern. Offenbar hatte sie sich ihrem Schicksal unterworfen.

Schon am nächsten Tag hatte das Personal auf ihre Bitte hin für *mich* ein zweites Krankenbett in den geräumigen Raum gerollt. Fensterblick auf Birkenstämme, die im Winde schaukelten. Nun mussten nur noch die grell-bunten Bilder mit den kantigen, abstrakten Motiven ausgetauscht werden, die sie als störend empfand. Bald darauf hängten stattdessen in Öl gemalte Landschaften meines Bruders an den Wänden. *„Jetzt ist es fast wie zu Hause"*. Ich war mir nicht ganz sicher, ob sie wusste, in einem Hospiz – der Herberge des Sterbens – untergebracht zu sein. Mein Tagesablauf wechselte zwischen *drinnen* und *draußen*. Hatte ich bei ihr geschlafen, nahmen wir im Hospiz das gemeinsame Frühstück ein. Am liebsten aß sie die von mir kleingehackten harten Eier, die ich ihr neben den Brothäppchen auf einem Betttisch servierte. Dann ging es ins Institut, um den täglichen Schriftverkehr zu erledigen. In Gedanken bei ihr, bemühte ich mich, so rasch wie möglich wieder im Hospiz zu sein. Konnte ich einen klaren Gedanken fassen, versuchte ich, mitgebrachte Gutachten zu medizinischen Behandlungsfehlern im Auftrag der Staatsanwaltschaften fertig zu stellen. Sie waren terminiert. Sibylle war alles genehm. Sie wollte nur, dass ich in ihrer Nähe bin. War sie am Abend eingeschlafen, schlich ich mich manchmal aus dem Zimmer. In unserem Haus war es kalt und dunkel. Zunehmend blieb ich auch über Wochenende im Hospiz.

Hin und wieder überraschte sie mich mit der Frage, warum ich so traurig und niedergeschlagen sei. Ich vermied es, darauf zu antworten. Bei mir überwog die Dankbarkeit, dass sie in Verkennung ihres nahenden Todes nicht von Ängsten und Depressionen geplagt wurde. Andere Angehörige mussten hinnehmen, nicht erkannt oder zurückgewiesen zu werden. Während des Besuches einer gemeinsamen Freundin lächelte Sibylle die ganze Zeit vor sich hin, ohne sich an unserem Gespräch zu beteiligen. Beim Weggehen sah mich die Besucherin an und bemerkte mitleidsvoll: *Philemon und Baucis*[126]. Das gab mir irgendwie Trost. Ihr Zustand verschlechterte im Februar zunehmend. In der letzten Februarwoche traten phasenweise Bewusstseinstrübungen auf, ihre Atmung wurde unregelmäßig. Ich fühlte, dass es bald zu Ende geht und benachrichtigte die Familien meiner Kinder, die auch nahezu vollständig anreisen konnten. Am späten Nachmittag des 29.02. 2008 versammelten wir uns an ihrem Bett. Wir spürten, dass sie sich gerade von uns und von ihrem Leben verabschiedet. Ab 20:00 Uhr blieb ich mit ihr alleine zurück, gegen Mitternacht lockerte sich ihr Händedruck. Es dauerte lange Stunden bis zum Atemstillstand. Ich hielt ihre Hand bis der Tod eingetreten war. Mir war es ein Bedürfnis, bei einsetzender Morgendämmerung alleine neben ihr zu sitzen. Nach Verzweiflung und Hektik der vergangenen 19 Monate kehrte in mir Ruhe ein. Es war hell geworden. Nun informierte ich die diensthabende Schwester und meine auf die Todesnachricht wartenden Kinder…

---

126 Philemon und Baucis sind in der griechischen Mythologie ein altes, bis zum Tod in Liebe verbundenes Paar. Es bewirtete den Göttervater Zeus und seinen Sohn Hermes mit allem von dem Wenigen, was sie hatten. In den Metamorphosen des Ovid erfüllt Zeus ihnen den Wunsch, gemeinsam zu sterben. Er verwandelt beide auf den Stufen eines Tempels in beieinander stehende Bäume; Eiche und Linde. In der europäischen Kultur wurde dieser Mythos Gegenstand von Gemälden, Kompositionen und literarischen Werken.

Schon in den Wochen der Betreuung und Fürsorge im Hospiz hatte meine Trauerarbeit begonnen. Das Verfassen einer Rede für die Trauergesellschaft hat mir dabei sehr geholfen. Robert hat sie genauso vorgetragen, wie ich es mir vorgestellt hatte. Meine Erfahrungen sollen auch als Empfehlung für ein begleitetes Sterben im Hospiz verstanden sein.

Der Tod meiner Frau fiel fast auf den Tag genau mit meinem 65. Geburtstag zusammen. Die zahlreichen Glückwünsche ließ ich unbeantwortet. Ein Abschiedssymposium hatte ich schon rechtzeitig storniert. Unser Traum von einem gemeinsamen Ruhestand in unserem Haus auf Brinckmanshöhe mit dem weiten Blick über das Warnowtal hinweg auf die Stadtsilhouette von Rostock erfüllte sich nicht. An dem Ort, den ich vor über 25 Jahren noch als *„Gefilde der Seligen“* betrachtete, konnte ich nicht bleiben. Die Erinnerungen an Sibylles letzte Monate waren zu schmerzhaft. Ich brauchte einen Neuanfang.

Die Uhr ist abgelaufen

Zu meinen privaten Sorgen und Ängste seit dem Sommer 2006 kam im Institut ein Tatbestand ans Tageslicht, der mir schlechterdings unmöglich erschien: Die seit Mai 1990 tätige Direktionssekretärin hatte über Jahre hinweg große Geldsummen, die aus den Nebentätigkeiten des Institutsleiters und seiner Mitarbeiter erwirtschaftet worden waren, betrügerisch veruntreut. Bereits im Jahre 2005 waren meiner Steuerberaterin in den von mir vorgelegten Abrechnungsunterlagen Unstimmigkeiten aufgefallen. Um diese auszuräumen, vereinbarten wir ein Gespräch im Beisein der Sekretärin. Sie hatte für die festgestellten Unstimmigkeiten viele Erklärungen parat, die allerdings nicht überzeugten. Mit meiner Forderung, die offenen

Fragen innerhalb von 2 Wochen auszuräumen, trennten wir uns. Die *überarbeitete* Version der Bilanzen wurde durch die Steuerberatung gebilligt. Ich war darüber erleichtert und glaubte, dass die lästige Angelegenheit bereinigt sei. Am 12.12.2006 wurde ich per Fax durch mein Steuerbüro darüber informiert, dass eine beträchtliche Steueranzahlung ansteht, weil über den Verbleib etlicher ausgezahlter Gelder kein Nachweis erbracht wurde. Die Sekretärin hatte nach 16-jähriger Tätigkeit zwei Tage zuvor erstmals eine Krankschreibung vorgelegt. Telefonisch war sie nicht erreichbar.

Es musste sofort gehandelt werden. Als ein Oberarzt und ich den Schrank mit einem Zweitschlüssel öffneten, fanden sich zahlreiche Belege ihres strafbaren Handelns: manipulierte und xerokopierte Auflistungen von Abrechnungen, seit längerem vermisste Auszahlungsbücher von Mitarbeitern, Rechnungen/Überweisungen zu Hotelübernachtungen, Weinbestellungen oder Überweisungen an ihre Familienangehörige und – was ich mich besonders ärgerte – Spendenaufrufe für „Not leidende Kinder in Afrika" oder „Ärzte ohne Grenzen". Selbst daran hatte sie sich bereichert. Sie hat auch von den Mitarbeitern gesammelte Gelder für Betriebsausflüge und Weihnachtsfeiern in ihre Taschen gesteckt. Ich erstattete unverzüglich Anzeige bei der Staatsanwaltschaft.

Meine Laxheit im Umgang mit Geldangelegenheiten und mein Vertrauen in diese Person wurden nun bitter bestraft. Ich hätte mich nicht auf die Kontrollpflichten der Buchhaltung der Fakultät – die 50 Prozent meiner Nebentätigkeit als „Nutzungsentgelt" entgegennahm -und der Steuerberatung verlassen dürfen. *„Der Feind in deiner Nähe"* ist ein beliebtes Sujet von Psychokrimis und auch Gegenstand kriminologischer Untersuchungen. Das Böse ist immer und überall. Das gilt unabhängig von Geschlecht und Sozialisierung. Die im Jahre 2008 strafrechtlich Verurteilte stammte aus der DDR.

Durch diesen Betrugsfall, der sich unter meiner Leitung ereignet hatte, fühlte ich mich in meiner Autorität schwer beschädigt. Insbesondere der Verdacht eines von mir sehr geschätzten Mitarbeiters, mit dieser Frau „unter einer Decke gesteckt zu haben", traf mich schwer.

Die Berufungsverhandlungen für meine Nachfolge verzögerten sich. Der Wunschkandidat der Berufungskommission – auch mein persönlicher Favorit – zog sich aus dem Verfahren zurück, nachdem er von einer Bayrischen Universität ein besseres Angebot erhalten hatte. Das hat mich schwer enttäuscht, ich wünschte mir eine rasche Neubesetzung des Institutes. Der damalige 905. Rektor der Universität – er hat wenig Spuren hinterlassen – lud mich im April 2008 zu einem „Abschiedsgespräch" ein, obwohl das Ende des Berufungsverfahrens für meiner Nachfolge noch überhaupt nicht absehbar war. Nach diesem Treffen wuchs bei mir die Sorge, dass bei langer Interimszeit bis zur Besetzung meines Lehrstuhles das Fortbestehen „meines" Lehrstuhles gefährdet sein könnte.

Zum guten Ende konnte 2009 ein Lehrstuhlinhaber aus den alten Bundesländern berufen werden. Die Zukunft des Institutes erschien gesichert. Allerdings wusste ich um überraschende Absagen *nach* der Ruferteilung auf einen Lehrstuhl. Ich bin deshalb meinem Nachfolger sehr dankbar, dass er mich nur Monate nach seinem Amtsantritt darüber informierte, einen Ruf auf den Lehrstuhl der Goethe-Universität Frankfurt/Main ausgeschlagen zu haben. Nach diesem Telefonat war ich beruhigt. Mein Rückzug aus dem 40-jährigen Berufsleben an der Universität Rostock erfolgte mit Wehmut, aber ohne Bitternis.

Ein Plädoyer für die Rechtsmedizin

In den alten Hochkulturen wurde der Tod als Wille der Götter oder als ein vom Schicksal herbeigeführtes Ereignis angesehen. Über Leichenuntersuchungen zur Aufdeckung von Todesursachen ist so gut wie nichts bekannt. Im 13. Jahrhundert sind in China und im europäischen Raum erste Quellen zur Durchführung von Leichenuntersuchungen aus rechtlichen Gründen zu finden. Schon seit 1209 war durch Papst Innozenz III. die Konsultation erfahrener Ärzte zur Untersuchung von unklaren Todesfällen im kanonischen Recht festgeschrieben.

1302 sezierte der Bologneser Stadtarzt und Professor der Universität Bologna *Bartolomeo da Varigagna* mit Hilfe von zwei Chirurgen den *„schwarzen Azzolino"* und verfasste hierzu den ersten erhaltenen Obduktionsbericht in Europa. Der Leichnam habe sich innerhalb von Stunden erst oliv und schwarz verfärbt, was auf einen Giftmord hingedeutet haben soll. Allerdings liegt die Vermutung nicht fern, dass die protokollierte Erweichung und Verfärbung der Leber eher Zeichen einer Verwesung gewesen ist.

Als Meilenstein für die Erstattung von Gutachten im Deutschen Reich gilt die „Peinliche Halsgerichtsordnung", die 1532 durch den römisch-deutschen Kaiser Karl V. *(Constitutio Criminalis Carolina)* auf dem Reichstag in Regensburg erlassen wurde. In diesem ersten deutschen Strafgesetzbuch wird die Zuziehung von sachverständigen Personen bei der Entscheidung medizinischer Fragen vor Gericht gefordert. Danach traten Ärzte, Bader (nichtnatürliche Todesfälle und Verletzungen) oder Hebammen (Kindstötung) als Prozessgutachter auf. Auch Fürstbischöfe und Päpste veranlassten im Rahmen ihrer hoheitlichen Aufgaben die Äußere *und* Innere Leichenschau.

So überrascht es nicht, dass der päpstliche Leibarzt *Paolo Zacchia* (1584 – 1659) mit seinen „Medizinisch-rechtlichen Fragen“ *(Quaestiones medico-legales)* in Europa eine erste systematische Überschau zur Gerichtlichen Medizin in sieben Bänden veröffentlichte[127].

Die moderne Gerichtliche Medizin (*Medicina forensis)* entwickelte sich in den deutschsprachigen Ländern erst im 19. Jahrhundert als eigenständiges Teilgebiet aus der „Staatsarzneikunde“. 1814 wurde an der Universität Wien für die Lehrkanzel „Gerichtliche Arzneikunde“ das weltweit das erste Institut für gerichtliche Medizin gegründet. 1833 folgte Berlin mit der „Praktischen Unterrichtsanstalt für die Staatsarzneikunde“. Die deutsche Gesellschaft für Gerichtliche Medizin formierte sich 1904 in Breslau. 1968 erfolgte in der Bundesrepublik die Umbenennung der Fachbezeichnung „Gerichtliche Medizin“ in „Rechtsmedizin“. Nach Auflösung der Gesellschaft für Gerichtliche Medizin der DDR 1990 arbeiten im wiedervereinigten Deutschland alle Fachvertreter unter dem Dach der „Deutschen Gesellschaft für Rechtsmedizin“.

Lagebericht zur Diagnostik der Todesursachen

Im Durchschnitt der vergangenen 5 Jahre sind in Deutschland etwa 950.000 Menschen verstorben; davon geschätzte 70 Prozent in einem Kranken- oder Pflegebett. Leider bietet das so gut organisierte Gesundheitswesen keine zuverlässige deutschlandweite Statistik für Sterbeorte an. Man könnte meinen, dass in den Krankenhäusern mit dem heutigen Stand der Diagnostik und der elektronischen Datensicherung die Todesursachen sicher bestimmbar sind. Das ist nicht der Fall.

---

127 hierzu u. v. a.: Esther Fischer-Homberger: Medizin vor Gericht. Gerichtsmedizin von der Renaissance bis zur Aufklärung. Huber, Bern, 1983

Die Fehlerquote wird auf mindestens 10 Prozent geschätzt[128].

Die korrekte Ausfertigung des Totenscheins dient nicht nur der medizinischen Statistik und der der Gesundheitsvorsorge sondern auch dem Patientenschutz. Immer wieder werden der entsetzten Öffentlichkeit Serientötungen von Patienten in Krankenhäusern bekannt, die erstaunlich schnell wieder in Vergessenheit geraten[129]. Als aktuelle Kasuistik sei an die Unzahl von Tötungen des Krankenpflegers *Nils H.* erinnert, dessen Verurteilung wegen Mordes schlussendlich am 11. November 2020 durch das Bundesgerichtshof bestätigt wurde[130]. Der Schuldspruch umfasste 85 Fälle; die tatsächliche Anzahl der Opfer dürfte wesentlich höher gewesen sein. 101 Patienten, die während der Dienstzeit von H. verstarben, waren feuerbestattet. Nach Exhumierung von 134 Leichen konnten in vielen Fällen aufgrund der fortgeschrittenen Verwesung keine Medikamenten-Spuren mehr nachgewiesen werden. So blieb ein Großteil der Verbrechen ungesühnt. Bei der kaum begreifbaren Dimension dieses Falles kam es auch zu Ermittlungen gegen Mitarbeiter der Klinika Oldenburg und Delmenhorst wegen „*Totschlag durch Unterlassen*". Bereits 2001 existierte eine Strichliste, die auf eine Häufung von Wiederbelebungen und Todesfällen während der Dienstzeiten des Nils H. hinwies. Durch Versetzungen vermied man öffentliches Aufsehen. Wurde es für den Serientäter brenzlig, wechselte er die Klinik.

---

128 Nach Untersuchungen der Deutschen Gesellschaft für Pathologie beträgt die Rate der Fehldiagnosen etwa 10 Prozent. Aufgrund der in Deutschland selten gewordenen „Krankenhaussektionen" (je nach Klinik 1 bis 6 Prozent der Verstorbenen) bleiben insbesondere akut auftretende Komplikationen – wie z. B. Lungenembolien, verschiedene Formen des akuten Herztodes, Schlaganfälle u. v. a. m. – unentdeckt. Bei den Todesfällen in den Pflegeeinrichtungen dürfte die Fehlerquote wesentlich höher sein.

129 H. Maisch: „Patiententötungen. Dem Sterben nachgeholfen", Kindler, 1997

130 Hierzu: https://wikipedia.org/wiki/Niels_Högel (Zugriff 18.02.2022).

Schlaglichtartig wird deutlich, wie sehr medizinische Einrichtungen auf ihre Reputation bedacht sind. Es besteht die böse Vermutung, dass auch die Kostenträger von Krankenhäusern aus Gründen der Gewinnmaximierung nichtnatürliche Todesfälle im Zusammenhang mit Medizinischen Heilbehandlungen nicht offenlegen wollen.

Über Mehrfach-Patiententötungen durch Mitarbeiter des Gesundheitswesens der DDR ist hingegen wenig bekannt. Ich hatte Ende der 70er-Jahre hierzu ein Gutachten zu erstatten. In einer chirurgischen Wachstation war der Krankenschwester aufgefallen, dass ein diensthabender Arzt bei schwerstkranken Patienten wiederholt Injektionen vorgenommen hat, die nicht verordnet waren. Das war außergewöhnlich. In der Regel sind es Angehörige des Pflegepersonals, die aus verschiedensten Motiven zu Serientätern werden.

Nach Information der Klinikleitung durch eine Nachtschwester übernahm die omnipräsente Staatssicherheit die Ermittlungen. Der Beschuldigte gestand die eigenmächtige Verabreichung von „Herzglykosiden" in Verbindung mit dem Elektrolyt „Kalium" in Überdosis. Der Schuldvorwurf betraf die Tötung von 7 Patienten, die nach schweren unfallbedingten Traumata sowie einer ausgedehnten Verbrennung *keine* realistische Überlebenschance hatten. Alle Leichenöffnungen waren in unserem Institut als „Klinische Sektion" vorgenommen worden. Es fanden sich durchgängig todesursächliche Befunde, weshalb routinemäßig auch keine Vergiftungsuntersuchungen durchgeführt wurden. Gezielte toxikologische Analysen der asservierten Blutproben und Körperflüssigkeiten ergaben in vier Fällen noch Hinweise einer Beibringung der Herzmittel. Die Gerichtsverhandlung fand nicht im zuständigen Bezirksgericht sondern in einem Nebengebäude der Staatssicherheit unter Ausschluss der Öffentlichkeit statt. Der Angeklagte wurde in Handschellen vorgeführt. Als Motiv seiner Tötungshandlungen gab er zu Protokoll, dass für ihn die Intensivtherapie ohne Chance auf Genesung sinnlos geworden sei. Ich konnte die Todeswürdigkeit durch unsere Obduktionsbefunde bestätigen.

Die Stasi tat alles, um diesen nach ihrer Sicht politisch hochbrisanten Fall geheim zu halten. Schließlich bestand gemäß Art. 35 der Verfassung der DDR für jeden Bürger das Recht auf Schutz der Gesundheit. Patiententötungen hatten im sozialistischen Gesundheitswesen nicht vorzukommen. Insofern schließt sich hier der Kreis zur Kasuistik des Niels H.

In Rückschau auf beide Fälle bleibt die ernüchternde Erkenntnis zurück, dass Obduktionen von Sterbefällen im Krankenhaus ohne routinemäßige Untersuchungen auf Arzneimittel unvollständig sind.

Ungefähr 30 Prozent der Verstorbenen werden zu Hause oder an sonstigen Orten tot aufgefunden. Es geht um die große Zahl von etwa 280.000 Besichtigungen von Leichen, die in Deutschland unter „ambulanten" Bedingungen durchgeführt werden müssen. Der klassische Hausarzt, der *seine* Patienten lebenslang bis zur Ausfertigung des Totenscheines begleitet, ist (nahezu) ausgestorben. Deshalb ist nicht nur erreichbare niedergelassene Arzt, sondern auch jeder Arzt im ärztlichen Notdienst zur *„unverzüglichen"* Vornahme einer Leichenschau *verpflichtet.* Rettungsärzte und Bereitschaftsärzte sind mit den anfallenden dringenden medizinischen Versorgungsaufgaben ohnehin stark belastet. Nicht selten sind Ärzte klinischer Disziplinen, wie Orthopäden, HNO-Ärzte, Urologen oder Frauenärzte – um nur einige zu benennen – vor Ort. Mit der Prozedur der Leichenschau sind sie nicht vertraut. Detaillierte und aktualisierte Behandlungsunterlagen sind auf die Schnelle häufig nicht verfügbar.

Wie soll der Leichenschauer bei bloßer äußerer Inspektion das akut zum Tode führende Ereignis bei älteren, chronisch erkrankten Patienten erkennen? Im Alter treffen nicht selten mehrere Krankheiten zusammen. *(sogenannte Multimorbidität)*. Bei Hochbetagten sind auch fahrlässige oder vorsätzliche Medikamentenüberdosierungen ins Kalkül zu ziehen. Der Leichenschauarzt hilft sich deshalb mit der Scheindiagnose „Akutes Herzversagen". Jeder Sterbeprozess geht ohnehin irgendwann mit dem letzten Herzschlag zu Ende. *„Plötzliche und unerwartete natürliche Todesfällen"* bei Verstorbenen unter 50 Jahre bieten an sich schon einen gewissen Hinweis auf einen nichtnatürlichen Tod. Spurenarme Tötungsdelikte, wie das Ersticken unter weicher Bedeckung oder vorsätzliche Vergiftungen können bei der äußeren Besichtigung unerkannt bleiben. Ich wage eine sehr behutsame Schätzung: In mindestens 25 Prozent dieser äußeren Leichenuntersuchungen ist es *objektiv unmöglich*, die konkrete Todesursache festzustellen. Das sind jährlich 70.000 Fälle oder mehr. Diese Dimension sollte beunruhigen.

Warum sind *externe* Leichenschauen für den klinisch tätigen Arzt so problembeladen? Die gründliche Leichenschau ist zeitaufwändig und soll am *vollständig* entkleideten Leichnam unter Inspektion *aller* Körperöffnungen bei guter Beleuchtung erfolgen. Allein die gründliche Suche nach Injektionsstichstellen braucht Erfahrung und Geduld. Besonders anfordernd ist die Leichenschau bei aufgrund überquellender Briefkästen oder starkem Leichengeruch Aufgefundener. Fortgeschrittene Fäulnis und Verwesung verursacht einen kaum erträglichen Gestank[131].

---

131 in der beeindruckenden Friedhofsanlage von Pisa (Camposanto monumentale) sind in dem Wandfresko „Triumph des Todes" geöffnete Särge Verstorbener mit verschieden starken Leichenveränderungen und die Reaktionen der Betrachter auf den Leichengeruch dargestellt (vmtl. Buonamico Buffalmacco; 1336-1341). Der ekelerregende Geruch entsteht bei der bakteriellen Fäulnis von Proteinen bevorzugt durch die freigesetzten biogenen Amine Cadaverin und Putrescin. Das „Leichengift" – wie gegen Ende des 19. Jh. angenommen – ist Legende.

Im Ergebnis der Leichenuntersuchung muss sich der Arzt mit dem unscharfen *juristischen* Begriff *„Todesart"* auseinandersetzen. Eine international einheitliche Klassifikation von Todesarten existiert nicht. Der *„natürliche Tod"* aus medizinisch-biologischer Ursache (Krankheiten und/oder Folgen des Alterns) ist von dem *„nichtnatürlichen Tod" abzugrenzen.* Letzterer umfasst mehr oder weniger deutliche Hinweise auf den Tod nach *äußerer* Einwirkung: Unfälle (auch meteorologisch bedingt), Selbsttötungen sowie Todesfälle, herbeigeführt durch fremde Hand (Tun oder Unterlassen). Auch tödliche Folgen der medizinischen Heilbehandlung und *Spätfolgen* äußerer Gewalt. sind zu dokumentieren.

Die Kategorie „Todesart ungeklärt" ist dann auszuwählen, wenn der Arzt weder Anhaltspunkte für einen *„natürlichen"* noch für einen „nichtnatürlichen Tod gefunden hat.

Mit dem Ankreuzen der Todesarten „unaufgeklärt/Verdacht auf nichtnatürlichen Tod" auf der Todesbescheinigung legt der Leichenschauarzt den Schalter für ein polizeiliches Ermittlungsverfahren zur Todesursache um. Seine Verantwortung ist riesengroß, zumal es nicht nur um Mord und Totschlag sondern auch um versicherungs- und versorgungsrechtliche Ansprüche von Angehörigen geht. Diese Verantwortung wird auch dadurch nicht vermindert, dass die spätere Frage der *Schuld* einer Handlung oder ein etwaiger *zivilrechtlichen Anspruch* nur durch Juristen geklärt werden kann!

Aufgrund dieser schwer überschaubaren medizinisch-juristischen Gemengelage, hat sich der Arzt ein Bild über die Auffindungssituation machen. Unversehens sieht er sich als Zuträger der Polizei. Wünschenswert wäre die Untersuchung Verstorbener nach einer *kriminalistischen Checkliste.* Wurde eine nichtärztliche Ersthilfe vorgenommen? Ist der Patient im Bett verstorben oder wurde er nach dem

Tod aufgebettet? Wie ist unter Berücksichtigung der Raumtemperatur die Todeszeit abzuschätzen? Stimmen die zeitlichen Angaben der Angehörigen mit den eigenen Beobachtungen überein? Finden sich Hinweise auf Alkohol- Drogen- und/oder Medikamentenmissbrauch? Gibt es in der Umgebung des Verstorbenen *Situationsfehler*, die auf *Einwirkungen Dritter* hindeuten? Die Vorbehalte der Ärzteschaft gegen eine Mitwirkung zur Abklärung für die Polizei relevanter Fragen sind weit verbreitet. Es ist schwer zu vermitteln, dass die gesetzlich gebotene Informationspflicht nicht im Widerspruch zur ärztlichen Schweigepflicht steht[132].

Mit der *pflichtgemäßen* Benachrichtigung der Polizei nach beendigter Leichenschau erwächst dem Arzt ein weiteres Problem. Der Polizeibeamte „am anderen Ende der Leitung" möchte gerne wissen, *welche Anhaltspunkte* für einen nichtnatürlichen Tod sprechen. Die Polizeibehörden sind vor dem Hintergrund tausender unklarer Fälle nicht sonderlich daran interessiert, bei ungeklärter Todesart *ohne konkrete Hinweise* eines nichtnatürlichen Todes ein *Ermittlungsverfahren* zur Todesursache zu eröffnen. Es ist nicht bekannt, wie viele „Leichenfälle" der Polizei beiseite gelegt werden. Wir wissen aber, dass Ärzte auf Druck von Polizeibeamten das Kreuz bei der Todesart „natürlich" gesetzt oder eine „neue" Todesbescheinigung ausgefertigt haben. Es ist paradox, wenn der Arzt den Verdacht eines nichtnatürlichen Todes begründen muss. Es sollte genau umgekehrt sein: Bei einem ungeklärten Todesfall hat die Polizei alle Zweifel an einem nichtnatürlichen Tod auszuräumen.

Generationen von Rechtsmedizinern haben die Fehler bei der Erstellung von Todesbescheinigungen durch zahlreiche Studien belegt.

---

132 Markus A. Rothschild: „Das Kreuz mit der Todesbescheinigung: Welche Todesart ist richtig?", Bayr. Ärzteblatt 11/2005, S. 754-756.

Die Spannbreite der nachgewiesenen Falschdiagnosen ist allerdings beträchtlich; was auch dem unterschiedlichen Datenmaterial geschuldet ist. Im Einzugsbereich des Rostocker Institutes für Rechtsmedizin zum Beispiel wurde eine Fehlerquote von etwa 30 Prozent ermittelt[133].

Der Autor zahlreicher rechtsmedizinischer Fachbücher *Burkard Madea* geht davon aus, dass selbst die Anzahl der nichtnatürlichen Todesfälle um 30 bis zu 50 Prozent zu niedrig angegeben ist, das sind 15.000 – 20.000 Fälle pro Jahr[134]. Die von ihm beklagte *Misere* der Leichenschau ist -genauer betrachtet – eine *Malaise* des Gesundheitswesens. Die gesetzlichen Regelungen sind von Bundesland zu Bundesland voneinander abweichend. Die Todesbescheinigungen unterscheiden sich formal *und* inhaltlich. In einigen Bundesländern fehlt die Qualifikation der Todesart „nicht aufgeklärt". Der zur Leichenschau verpflichtete Arzt fühlt sich zu recht allein gelassen.

Die weite Grauzone ungeklärter Todesfälle wäre durch verstärkte Nutzung rechtsmedizinischer Fachkompetenz drastisch zu verringern. Derzeit finden sich unter 400.000 Ärzten in Deutschland etwa 275 berufstätige Rechtsmediziner. Dieser Anteil von Gerichtsärzten

---

133 *F. Zack u. a. (2017): „Fehler bei der Ausstellung der Todesbescheinigung – eine Analyse von 10.000 Sterbefällen aus Mecklenburg", Rechtsmedizin 27: 516-527. Über 30 Prozent weisen zumindest einen schwerwiegenden Fehler (major mistake, class I) auf. Gemeint sind Fehldiagnosen, die die Hauptursache für den Tod eines Patienten nicht wiedergeben. Nicht dokumentierte Folgen von Familiengewalt, häuslichen Unfällen (Schenkelhalsfrakturen), Verkehrsunfällen (Schädel-Hirn-Traumata), Pflegeschäden wie Aufliegegeschwüre (Dekubiti) können von erheblicher forensische Bedeutung sein.*
Die Anzahl formaler Unkorrektheiten bei den Totenscheinen ist wesentlich höher. Der Unterschied von (medizinischer) Todesursache und (juristischer) Todesart bleibt unverstanden. Manchmal werden Diagnosen werden leichthin „erdacht".

134 *Burkhard Madea: Leichenschau in: „Rechtsmedizin" (Hrsg. Burkhard Madea), Springer, Berlin/Heidelberg/New York, 3. Auflage 2005.*

ist viel zu gering. Die Ursachen sind bekannt. Rechtsmedizinische Universitätsinstitute in Deutschland arbeiten defizitär. Gerichtliche Sektionen und qualifizierte Zweitleichenschauen werden nicht angemessen vergütet[135].

In vielen Ländern des ehemaligen *britischen Dominions* übernimmt der *Coroner* die Prüfung etwaiger juristischer Hintergründe bei gewaltsamen und *zweifelhaften* Todesfällen schon seit dem Mittelalter „im Namen *der Krone*". Häufig stoßen seine Nachforschungen ohne die Befunderhebung durch eine Sektion auf Grenzen. So überrascht es nicht, dass in England und Wales die Obduktionsquoten mit 20 – 30 Prozent der Verstorbenen etwa um das 8fache höher sind als in Deutschland. Deutschland hingegen dümpelt mit einer Gesamtzahl der gerichtlichen und klinischen Obduktionen unter 5 Prozent weit abgeschlagen auf den hinteren Plätzen der europäischen EU-Länder.

Es besteht unter allen deutschen Rechtsmedizinern Einvernehmen darüber, dass mit den Regelungen des Sektionswesens der DDR[136] die Anzahl unentdeckter Tötungsverbrechen in Deutschland wesentlich zu senken wäre. Der gallige Kommentar eines namhaften aus Westdeutschland stammenden Kollegen: „Deutschland ist im Vergleich dazu heute wirklich eine Bananenrepublik"[137]. Die Obduktionsrate aller Verstorbenen betrug in der DDR 30-40 Prozent, in der BRD deutlich unter 10 Prozent. Der klar definierte Indikationskatalog der *Verwaltungssektion* diente keineswegs nur dem zwanghaften Kontrollsystem eines Polizeistaates. Es ging auch um Fragen der Gesundheitsfürsor-

---

135 Bernd Thode: „Leichenschau: Gefahr durch Unterfinanzierung", Deutsches Ärzteblatt, 2019; 116 (27-28).

136 Anordnung über die ärztliche Leichenschau, 1978 , Gbl. der DDR.

137 Christian Beneker: „Todesursache bleibt zu oft im Dunkeln", www. ärztezeitung.de, 03.11.2017

ge (Krebsregister, Kinder- und Säuglingssterblichkeit, Erfassung von Infektionskrankheiten) und der Qualitätskontrolle medizinischer Maßnahmen. Verwaltungssektionen wurde bei *jedem* Verdacht eines nicht natürlichen Tod und bei *jedem* Todesfall unter 16 Jahren durchgeführt. Bei dieser rigiden Gesetzeslage kamen Tötungsdelikte und insbesondere tödliche Kindesmisshandlungen und -vernachlässigungen in der DDR wesentlich häufiger zu Tage als in der Bundesrepublik.

Wird der Rechtsmediziner zur Untersuchung von Todesfällen beigezogen, liegt in der Regel bereits ein *konkreter* Anfangsverdacht der Gewalteinwirkung Dritter vor. Die Mehrzahl von gewaltsamen Todesfällen bei der Leichenschau wird durch den „Nicht-Rechtsmediziner“ erkannt!

Die Gerichtlichen Leichenöffnungen sind erzwingbar und werden gemäß §§ 87 ff. der Strafprozessordnung angeordnet. Sie machen gerade einen Anteil von etwa 2 Prozent der Verstorbenen aus (etwa 18.000 Fälle). Das ist etwa nur die Hälfte der Todesfälle nach äußerer Gewalt.

Die Obduktionszahlen sinken weltweit. Die Hoffnung, Autopsie-Raten wieder anzuheben können, scheint vergeblich. Die öffentliche Akzeptanz einer Leichenöffnung ist gering. Die Sektion wird als Zerstörung körperlichen Integrität empfunden, welche nach Auffassung Vieler den Tod überdauert. Die derzeit zu einem Politikum hochstilisierten Diskussionen um die Impfpflicht gegen die Coronavirus-Erkrankung (Covid-19) zeigen beispielhaft, wie sehr individuelle Motive einem öffentlichen Anliegen entgegen stehen können.

Die Anzahl von *qualifizierten* Leichenschauen sollte bei Todesfällen *ungeklärter Ursache* verstärkt genutzt werden. Im Ergebnis würden auch die Obduktionszahlen steigen. Dafür wäre der Personalbestand der Institute deutlich zu erhöhen. Aufgrund der ständig geringer werdenden Sektionsraten in Deutschland leben wir mit einem großem Dunkelfeld von Tötungsdelikten[138]. Ich folge der mehrheitlich vertretenen Auffassung von Rechtsmedizinern, dass etwa *jedes zweite* Tötungsdelikt unentdeckt bleibt. In einem Kreuzverhör dazu befragt, bliebe mir allerdings nur das Eingeständnis: „Gerichtsverwertbare Aussage nicht möglich".

Das Interesse der *„großen Politik"* an diesem Thema ist gering. Voller Zynismus könnte man schlussfolgern: Mit dem Absinken der nachgewiesenen vollendeten Morde in den vergangenen 20 Jahren verringern sich auch die unentdeckten Mordfälle.

Die Anzahl der polizeilich erfassten Mordopfer beträgt 280 pro Jahr, was einer Mordrate von 0,3 pro 100.000 Einwohnern entspricht. Demzufolge wäre Deutschland eines der sichersten Länder der Welt (Stand: 2020). Ich bin mir da keineswegs sicher. Gleichwie: Jedes unaufgeklärte Tötungsverbrechen ist für die Hinterbliebenen eine schwere Heimsuchung und für den Rechtsstaat eine Niederlage.

Die Obduktion – Fakten und Fiktion

Zentrum rechtsmedizinischer Aufgaben ist die Leichenöffnung. Sie wird auch als Sektion, Autopsie, Obduktion oder Innere Leichenschau bezeichnet. Die Bezeichnungen sind gleichbedeutend und unterscheiden sich nur durch ihre sprachliche Herkunft[139]. Flankiert durch histologische, toxikologische und molekulargenetische Untersuchungen führt die Leichenöffnung *fast* immer zu einem

---

138 *Sabine Rückert: „Tote haben keine Lobby. Die Dunkelziffer der vertuschten Morde", Hoffma– und Campe, 2000*

139 *Sektion (lateinisch: Sectio, deutsch: Schnitt); Autopsie (griechisch: Autopsia, deutsch: eigenes Sehen); Obduktion (lateinisch: obducere, deutsch: nachträglich hinzuziehen)*

Ergebnis[140]. Das Obduktionsgutachten ist für die Eröffnung des Gerichtsverfahrens bei Tötungsdelikten *das* entscheidende Beweismittel. Verurteilungen bei „Mordfällen ohne Leiche“ stehen am Ende langer, komplizierter Indizienprozesse und bleiben die große Ausnahme. Allerdings ist die Tendenz zur beachten, dass Gerichtsverfahren auch dann eröffnet werden, wenn DNA-Spuren mit sehr hoher Beweiskraft vorliegen.

Bei Naturkatastrophen oder Massenunfällen – wobei das Schicksal auch Deutschland treffen kann – erlangt die rechtsmedizinische Expertise „Systemrelevanz“. Es sei an die Eisenbahnunfälle Langenweddingen bei Magdeburg 1967 (94 Tote), den Flugzeugabsturz (Interflug) bei Königswusterhausen 1972 (148 Tote) und den katastrophalen ICE-Anprall gegen die Brücke bei Eschede in Niedersachsen 1998 (101 Tote) erinnert; eine kleine Schar von Gerichts-/Rechtsmedizinern war bis zur physischen und psychischen Belastungsgrenze gefordert.

In realitätsfernen TV-Produktionen werden jährlich tausende Darsteller dahin gemeuchelt. Der Rechtsmediziner agiert fälschlich als Pathologe[141]. Er tritt häufig als verschroben-skurrile oder gar akzentuierte Persönlichkeit auf, hat aber meistens die Sympathie der Zuschauer. Ob im Sektionssaal frühstückend, klassische Musik hörend,

---

140 *Eine 100-prozentige Erfolgsgarantie kann kein Obduzent gegeben. Bei etwa 2-5 Prozent der Sektionen bleibt das akut zum Tode führende Ereignis unentdeckt. Herzrhythmusstörungen, Reflexmechanismen des vegetativen Nervensystems, Stoffwechseldysregulationen, Plötzlicher Kindstod, außergewöhnliche (ggf. instabile) Vergiftungsmittel u. a. hinterlassen häufig keinen morphologischen Befund. Es versteht sich, dass fortgeschrittene Leichenveränderungen oder massive Zerstörungen des Köpers eine Todesursachendiagnostik erschweren oder unmöglich machen.*

141 *Die Pathologie (altgriechisch: páthos und lógos, deutsch: Krankheit/Leiden und Lehre) befasst sich mit der Diagnostik von Krankheiten, nicht aber mit dem gewaltsamen Tod. Die Gemeinsamkeit mit der Rechtsmedizin besteht in der Durchführung einer Leichenöffnung. Der große Pathologe Rudolf Virchow hat die bis heute angewandte Sektionstechnik etabliert (Eröffnung aller Körperhöhlen, Reihenfolge der Organentnahme, Befundprotokoll).*

unwirsch oder geschwätzig daherkommend: Er ist *cool* und ohne Empathie. Mit der stark angewachsenen Anzahl von Frauen am Obduktionstisch wird an dem unkonventionellen Typ der TV-Rechtsmedizinerin noch gearbeitet. Unabhängig vom Geschlecht sind alle besonders schlau. Nach kurzer Betrachtung eines Befunddetails an der „Fernsehleiche" heißt es *Heureka:* Ich habe es gefunden. Mit diesem entscheidenden Hinweis wird der Fall schnell gelöst. Bis auf die am Verstorbenen befestigte Zehenkarte und den Transport in die Kühlzellen sind die TV-Inszenierungen im Sektionssaal *fake*.

In der Realität arbeitet der Rechtsmediziner im Team: Erster und zweiter Obduzent sowie der Sektionsassistent sind für den reibungslosen Ablauf der Sektion und die kontinuierliche Reinigung des Umfeldes ganz wichtig. Die Öffnung des Leichnams auf dem Stahltisch und die Präparation der herausgenommenen Organe auf dem – über die Füße des Leichnams gestellten – kleinen Organtisch wird von den Ermittlern der Mordkommission, den Vertretern der Staatsanwaltschaft und ggf. von Medizinstudenten beobachtet. Der Kriminaltechniker befasst sich mit der Spurensicherung auf der Kleidung des Verstorbenen, ein Polizeifotograf dokumentiert die Befunde. Es wird diktiert und miteinander kommuniziert; in einer permanenten Geräuschkulisse sind das Geräusch der Oszillationssäge zum Öffnen der Schädeldecke und das Klappern von Sektionsinstrumenten beim Ablegen auf Metalloberflächen hörbar. Bei den „herkömmlichen" Verdachtsfällen äußerer Gewalt allerdings ist neben dem Obduktionsteam nur ein Polizeibeamter anwesend.

Unbefugte und schon gar Angehörige haben den Sektionssaal nicht zu betreten. Allerdings waren in der DDR bei Tötungsdelikten immer Vertreter der Staatssicherheit dabei. Sie kamen und gingen wann sie wollten.

Das gesamte *gerichtsfeste* Ermittlungsergebnis setzt sich aus einem Puzzle zusammen, in dem sich die Obduktionsbefunde und die Untersuchungsergebnisse hochspezialisierter Forensiker[142] ergänzen. Der Umfang einer rechtsmedizinischen Begutachtung wird von der Staatsanwaltschaft vorgegeben. Änderungen können nur nach Absprache erfolgen. Der Rechtsmediziner kann und darf nicht auf eigene Faust ermitteln.

Leichenöffnungen nach *offenkundigem* Mord und Totschlag bestimmen *nicht* die Routine im Sektionsaal. Schon häufiger sind Folgen häuslicher Gewalt in allen Facetten, wobei Kinder (Misshandlung und/oder Vernachlässigung, Schütteltraumata) und pflegebedürftige Hochbetagte besonders gefährdet sind. Überwiegend werden Gerichtliche Sektionen nach den Unfällen in der Häuslichkeit (Treppensturz!), im Straßenverkehr und in der Freizeit (Ertrinken!) angeordnet.

Vor allem bei den ungeklärten Todesursachen warten auf den Obduzenten viele Überraschungen; hierzu drei eigene Fälle.

Nach einer heftigen, länger andauernden Rangelei von zwei 14-Jährigen auf einem Schulhof, die von Mitschülern noch angefeuert wurde, blieb ein Beteiligter regungslos auf der Erde liegen. Versuche der Wiederbelebung blieben erfolglos; er war plötzlich verstorben. Das Ereignis löste verständlicherweise heftige Diskus-

142 *Der Begriff leitet sich ab dem lateinischen „forensis" – zum Forum (Marktplatz) gehörig. im alten Rom wurden Gerichtsverfahren mi Befragungen von Experten und Urteilsverkündigungen in aller Öffentlichkeit auf dem Markt durchgeführt. Das Forum Romanum ist eine bedeutende Sehenswürdigkeit, die überdies als Multimediaprojekt aufwendig digital rekonstruiert worden ist. Die Bezeichnung „Forensiker" wird inzwischen inflationär genutzt. Sie umfasst alle Medizin-, Sozial-, Natur- und Technikwissenschaftler, die zur der Aufklärung von Straftaten beitragen: Rechtsmediziner, Psychiater, Fallanalytiker, Genetiker, Toxikologen, Biologen, Schusswaffenexperten, EDV-Spezialsten, Wirtschaftswissenschaftler, Techniker zur Erfassung von Form- und Faserspuren u. v. a.*

sionen aus. Bei der Sektion fand sich ein knapp erbsengroßer, gestielter Tumor in einer Hirnkammer, der von der Deckschicht eines Adergeflechtes ausgeht *(Plexuspapillom).* Der seltene Tumor hatte die Zirkulation des Gehirnwassers (*Liquor)* akut unterbrochen. Daraus entwickelte sich eine tödliche Erhöhung des Hirndruckes. Mit Kenntnis des Sektionsergebnisses konnten – bei aller Tragik des Geschehens – die Akten geschlossen werden.

Ein 72-jähriger Mann wird zu Hause bekleidet, auf dem Fußboden liegend, in einer ausgedehnten Blutlache tot aufgefunden. Überall blutige Tropf- und Wischspuren. Blutaustritt aus dem rechten Gehörgang. Hände blutverschmutzt. Die Tür der Etagenwohnung war angelehnt. Der Verstorbene lebte zusammen mit seinem Enkelsohn in einer „prekären sozialen Situation". Er sei flüchtig, Fahndung schon eingeleitet. Nach Eröffnung des Schädels fand sich eine *natürliche* Ursache der Blutung. Ausgehend vom rechten Mittelohr hatte sich eine sogenannte Zwiebelgeschwulst *(Cholesteatom)* entwickelt, die über Jahre hinweg starke Schmerzen verursacht haben muss. Ohne ärztliche Behandlung zerstörte die verhornende Wucherung von gut 3 cm Durchmesser die Wand eines Blutgefäßes. Das Ermittlungsverfahren und die Fahndung nach dem Enkel wurden eingestellt

Ein 45 Jahre alt gewordener alleinstehender Mann wurde in seiner Wohnung tot aufgefunden. Der Leichenschauarzt fand in seinem Nachtisch Behandlungsunterlagen und Medikamente, die auf wiederholte Therapieversuche wegen eines grippalen Infektes hinwiesen. Bei der Sektion ergab sich anhand auffälliger Veränderungen der Milz der Verdacht einer *Malaria tropica,* der durch feingewebliche Untersuchungen abgesichert werden konnte. Die behandelnden Ärzte hatten 1980 nicht im Entferntesten daran gedacht, nach einem Aufenthalt in Afrika zu fragen. Der Patient hatte – aus welchen Gründen auch immer – verschwiegen, sich in einem Malaria-Risikogebiet aufgehalten zu haben. Sein Tod hätte abgewendet werden können.

Die Auflösung von fragwürdigen Todesfällen durch überraschende pathologisch-anatomische Befunde dient nicht nur der Rechtssicherheit sondern vermindert auch die Fehlerquote der Diagnostik von Todesursachen. Die Verbesserung des Sterberegisters ist ein gemeinsames Anliegen von Pathologen und Rechtsmedizinern. Um das Bild abzurunden: Neben den Pathologischen Instituten haben auch die Institute für Rechtsmedizin in Deutschland am Covid-19 Obduktionsregister mitgearbeitet. Danach sind 86 Prozent der Patienten „mit Covid" ursächlich an den Folgen dieser Pandemie verstorben[143]. Damit sollte eigentlich die polemische Diskussion um die Gefährlichkeit der SARS-2-Pandemie beendet sein.

Für die Frage, wie ich mit der Bürde der Obduktionstätigkeit fertig werde, habe ich mir die lateinische Spruchweisheit „*Alea iacta est*" (deutsch: Die Würfel sind gefallen) zurecht gelegt. Mit der nachfolgenden Erläuterung, dass ich nicht in der Haut eines Arztes stecken möchte, der seinen Patienten über die Diagnose einer fortgeschrittenen oder unheilbaren Krebserkrankung aufklären müsse, ist das Gespräch meistens beendet.

Das allerdings ist das die halbe Wahrheit. Man begegnet als Rechtsmediziner Fallkonstellationen, die einen selbst oder die Familie betreffen könnten. Insofern war ich im Berufsleben nicht frei von eigenen Ängsten und von Empathie für die Hinterbliebenen. Das betrifft insbesondere meine Eindrücke in den 70er- und 80er-Jahren als Leichenschauarzt und Obduzent bei tot aufgefundenen Säuglingen. Die Eltern können Unvorhersehbarkeit und Endgültigkeit

143 Obduktionsregister COVID 19. Pressekonferenz 18.02.1922. www.aerzteblatt.de

des Geschehens überhaupt nicht begreifen. Hinzu kommt eine zusätzliche psychische Belastung durch die Anwesenheit der Kriminalpolizei. Die Ermittler prüfen, ob das Kleinkind Opfer einer Tötung gewesen sein könnte. Dieser Anteil beträgt etwa 5 Prozent (Stand 1985)[144]. In der großen Mehrheit versterben die Kinder an einem „Plötzlichen Kindstod" (SIDS - *sudden infant death syndrom*)[145].

Nachfolgende Fälle sollen die Traumatisierung der Eltern verdeutlichen.

Eine betroffene Mutter forderte mich auf, die Untersuchung des Leichnams zu beenden. Sie habe das Kind getötet. Leichenschau und Sektion ergaben dafür keinerlei Indizien. Die Selbstbezichtigung war unbegründet. Wegen der Gefahr eines Suizids wurde die psychisch traumatisierte Frau in eine Klinik überwiesen.

Nach Beendigung der gerichtsmedizinischen Leichenschau hob der Vater – er war Mediziner – seinen 3-monatigen Sohn aus dem Bettchen und legte ihn mir wortlos in die Arme. War es eine Kurzschlusshandlung? Wollte er mir bedeuten, besonders gründlich nach der Todesursache zu forschen? Irritiert legte ich die Kindesleiche in Erwartung des Bestattungstransportes in das Bett zurück. Durch die Sektion konnte auch nach umfassenden feingeweblichen Untersu-

---

144 Bernd Weigel: „Plötzlicher Kindstod. Gerichtsmedizinische Aspekte der Untersuchung plötzlicher Todesfälle im Kindesalter", Dissertationsschrift zur Form B, Leipzig, 1985.

145 R. Wegener und F. Zack: „Der Plötzliche Kindstod: Alte Fragen – neue Antworten" in F. Häßler, R. Schepker, D.Schläfke (Hrsg.): „Kindstod und Kindstötung", MWV Medizinisch Wissenschaftliche Verlagsgesellschaft Berlin, 2008. Der Plötzliche Säuglingstod hat mit allgemeiner Kenntnis der Risikofaktoren einen starken Rückgang erfahren. Trotz einer Häufigkeit von 0,15 ‰ (Promille). In den entwickelten Industrieländern ist es der häufigste Tod von Kleinkindern jenseits der Neugeborenenperiode. Eine konkrete Todesursache hat man auch nach 50-jähriger intensiver Forschung, an der auch Rechtsmediziner beteiligt sind, nicht gefunden. Man wird sie vor dem wissenschaftlichen Hintergrund multifaktorieller Einflüsse am Todesgeschehen auch nicht finden. Das Sudden Infant Death Syndrome (SIDS) bleibt eine Ausschlussdiagnose.

chungen *keine* Todesursache festgestellt werden: Wie erwartet, lag ein „Plötzlicher Kindestod" vor.

Wenige Stunden nach meiner Leichenschau eines tot aufgefundenen Säuglings suchte mich in den 80er-Jahren ein evangelischer Pfarrer im Institut auf. Er bat mich im Auftrag der Eltern inständig, die vorgesehene Sektion des Säuglings nicht durchzuführen oder zumindest zu verschweigen. Einem Impuls folgend, habe ich die zuständige Staatsanwältin angerufen. Unter der Maßgabe, einen ausführlichen Befund der Leichenschau mit der Einschätzung zuzusenden, dass keinerlei Hinweise von Gewalteinwirkungen vorliegen, verzichtete sie auf die Übersendung eines Obduktionsberichtes. Der Pfarrer dankte und verabschiedete sich, sichtlich erleichtert. Am Folgetag wurde von den Eltern ein üppiger Blumenstrauß für mich im Sekretariat abgegeben. Ich hatte die Vorbehalte der Angehörigen gegen eine Obduktion respektiert. Vermutlich habe ich gegen das Berufsethos eines Gerichtsmediziners verstoßen.

Mit dem bis heute andauernden eigentümlichen Interesse an Angst, Schrecken und Verstörung wird im Genre von Kriminal-, Horror- oder gar *Splatter*-Filmen viel Geld verdient. Darstellungen von Leichen sind erwünscht. Obduktionen können im Online Stream angesehen werden[146]. Aus medizinhistorischen Publikationen ist bekannt, dass Schausektionen insbesondere in Zeiten der *Renaissance (15.-16. Jhd.)* in eigens eingerichteten *anatomischen Theatern* in vielen europäischen Universitätsstädten ein gefragtes und gut dotiertes Spektakel gewesen sind. Gelegentlich musste das andrängende Publikum durch Saalwachen ferngehalten werden. Die Leichenöffnungen fanden in der kalten Jahreszeit statt. Die katholische Kirche hatte offenbar das Öffnen des toten Körpers – je nach Gegebenheit

146 RTL Plus; True Crime Dokumentationen mit Michael Tsokos und Jan Josef Liefers, 2021/2022.

– gestattet oder verboten. Die Heroen der italienischen Hochrenaissance *Leonardo da Vinci (1452 – 1519)* und *Michelangelo Buonarotti (1475-1564)* haben wohl nicht nur aus anatomischen, sondern auch aus künstlerischem Interesse obduziert. Sie mussten die Leichenöffnungen unter hohem persönlichen Risiko heimlich durchführen. Der Begründer der neuzeitlichen Anatomie, *Andreas Vesalius*[147] *(1514 – 1564),* führte 1540 in Bologna eine „öffentliche Anatomie" durch, bei der 200 Künstler und Ärzte anwesend gewesen sein sollen. Er war zeitlebens wegen seiner Sektionstätigkeit schweren Verleumdungen ausgesetzt. Als Leibarzt des spanischen Königs Philipp II. habe er eine Pilgerreise nach Jerusalem antreten müssen, weil er angeblich eine Leiche bei lebendigem Leibe seziert haben soll. Vesalius erkrankte auf dem Rückweg und verstarb auf der griechischen Insel Zakinthos.

Was hervorzuheben ist: Vesalius war auch Chirurg und obduzierte selbst. Viele Professoren ersparten sich das *„fürchterliche Tun"* der Leichenöffnung. Das anatomische Theater hatte gewöhnlich drei Beteiligte: Den Chirurgen am Seziertisch, den Demonstrator, der mit der ausgestreckten Hand auf den entnommenen Körperteil zeigte, und der – meistens in gehörigem Abstand auf einem bequemen Stuhl thronende – Professor, der Texte einer Autorität des Faches vorlas oder rezitierte[148]. Die Universitäts-Professoren waren die Stars im *Theatrum anatomicum.*

---

147 Andreas Vesalius gilt als Begründer der modernen Anatomie und der Erforschung von Organfunktionen. Sein Hauptwerk „Sieben Bücher vom Bau des menschlichen Körpers" (De humane corporis fabrica libri septum) mit über 200 Abbildungen, darunter 14 ganzseitige Abbildungen von den „Muskelmännern" war über lange Zeit das künstlerische und wissenschaftliche Standardwerk der Anatomen. Als das Buch 1543 in Basel erschien war er 29 Jahre alt.

148 Hierzu Jean-Pierre Jenny: „Vom Segen des Sezierens", Neue Zürcher Zeitung, 24.03.2019.

Auch im weltberühmten Gemälde von Rembrandt von Rijn (vollendet 1632)[149] wird der Standesunterschied zwischen dem dozierenden Anatomen Dr. Tulp – hervorgehoben durch einen federgeschmückten schwarzen Hut – und den sieben weiteren Angehörigen der Amsterdamer Gilde der Barbiere und Chirurgen sichtbar. Diese folgen den Ausführungen des Dr. Tulp mit höchstem Interesse. Die Mitglieder der Gilde, die das so wichtige „blutige Handwerk der Sektion“ verrichten, sind mit diesem *Auftragswerk* aus ihrer Anonymität hervorgetreten. Es versteht sich, dass die prominenten Begründer der *Medicina legalis* im deutschsprachigen Raum ebenfalls auf die Mitwirkung der Chirurgen und weiterer Hilfspersonen angewiesen waren. Als anatomisches Objekt der „ Anatomie des Dr. Tulp“ soll übrigens der Leichnam eines 28-jährigen Korbmachers gedient haben, der wegen eines versuchten Raubmordes 1632 gehenkt wurde. Für anatomische Obduktionen wurden in aller Regel die Körper von Verstorbenen genutzt, die durch verbrecherisches Handeln ihre „Ehre“ verloren hatten. Das mag begründen, weshalb damals öffentliche Leichenöffnung ohne Skrupel durchgeführt wurden.

Der „Bedarf“ an anatomischen Objekten war mit Entwicklung einer naturwissenschaftlich orientierten Medizin riesengroß. In Schottland wurden 1827/1828 aus finanziellen Motiven zahlreiche Menschen getötet, um sie als Anatomieleichen an das *Edinburgh Medical College* zu verkaufen[150]. Ganz nebenbei: Es existieren allerdings wenig bekannte Berichte von deutschen Medizinstudenten aus dem 16. Jahrhundert, die sich Leichen aus Friedhöfen selbst ausgegraben

149 Hierzu Sabine Schuchart: „Körperbilder – Rembrandt (1606-1669) Öffentliche Anatomiestunde“, Deutsches Ärzteblatt, 2015; 112(11)

150 wikipedia.org/wiki/West-Port-Morde (Zugriff 16.12.2021): Den Tätern William Burke und William Hare wurden 16 Morde angelastet. Aufgrund einer Kronzeugenregelung wurde nur Burke hingerichtet. Dem öffentlichen Erhängen wohnten Tausende Zuschauer bei. Die Mordserie wurde Gegenstand von mehrfachen Geschichten und Verfilmungen.

haben[151]. Ein dunkles Kapitel der Medizingeschichte. Heutzutage kann jedermann den menschlichen Körper in allen erdenkbaren Schichtungen dreidimensional im Internet betrachten.

Auch in der Rechtsmedizin bestehen seit etwa 30 Jahren Forschungsprojekte zur Fortentwicklung bildgebender Verfahren, die die herkömmliche Autopsie in Zukunft vielleicht ersetzen könnten. Die computertopografische Darstellung des Körperinneren geht nicht mit der Zerstörung der inneren Organe einher. Die forensische Untersuchung des unversehrt bleibenden Leichnams würde bei den Angehörigen auf geringeren Widerstand stoßen und könnte den Rechtsmediziner von der physischen und psychischen Belastung der inneren Leichenschau befreien. Die Rechte auf den Markennamen Virtopsie® hat sich der Berner Rechtsmediziner *Richard Dirnhofer* vor etwa 20 Jahren gesichert. Er bedient sich der Verknüpfung der Begriffe „virtuell" und „Autopsie". Unstrittig ist, dass die Bildgebung wertvolle *ergänzende* Informationen zur klassischen Obduktion liefert. Noch allerdings ist die herkömmliche Leichenöffnung mit der unmittelbaren Betrachtung und Bewertung von Befunden unersetzbar. Nur sie ermöglicht die gezielte Entnahme von Organproben und Körperflüssigkeiten für mikroskopische Untersuchungen und Giftanalysen.

151 Aus Vogtländers Quellenbücher, Bd. 59. Hrsg. Horst Kohl. Vogtländer Verlag Leipzig, 1913

Meine Fälle

Die ausgewählten Kasuistiken stammen aus dem Zeitraum zwischen 1970 und 2005. Sie haben sich – aus ganz verschiedenen Gründen – fest in mein Gedächtnis eingegraben. Ich beschränke mich auf die Tatbestände „Mord und Totschlag“, jeweils fünf Fälle aus der DDR und fünf aus der Bundesrepublik. An dieser Stelle sei meinen Mitarbeitern Winfried Wolf, Peter Stöhlmacher, Jörg Rummel, Ulrich Krüger, Ulrich Hammer und Fred Zack gedankt, die mich bei meiner Obduktionstätigkeit mit Sachkunde und Engagement begleitet haben.

Die Namen der Täter und Opfer wurden verändert. In den Fällen *(6)*, *(9)* und *(10)* habe ich die Klarnamen der Beteiligten verwendet. Über sie ist seinerzeit vielfach in den Medien berichtet worden. Mir ist es trotz großer zeitlicher Distanz nicht immer leicht gefallen, über die Fälle emotionslos und in gebotener Sachlichkeit zu berichten.

Ob *vor* oder *nach* der Wiedervereinigung, in den Gerichtsverhandlungen bin ich fast ausschließlich am Leben gescheiterten männlichen Tätern begegnet. Ihre Vorgeschichten sind ähnlich: häusliche Gewalt und Benachteiligung seit früher Kindheit, schulische Probleme, nicht erfüllte Erwartungen, Brüche in der Lebensgestaltung, finanzielle Schwierigkeiten. Selbstunsicherheit und anhaltende Frustration, nicht selten im Alkohol oder Drogenmissbrauch endend. Konflikte in Familie, Beruf oder sozialem Umfeld führten zum Ausbruch lange aufgestauter Aggressionen.

Die Spruchweisheit des römischen Schriftstellers und Philosophen *Seneca (etwa 1 – 65 n. Chr.)* bringt es auf den Punkt: „Gewalt ist immer nur ein Zeichen von Schwäche“.

Opfer werden überwiegend Frauen und Kinder. Den „geborenen Verbrecher", welcher wegen seiner *ererbten* Anlagen – wie Mordlust und Gefühlskälte – tötet[152], habe ich vor Gericht nicht getroffen.

Das Dilemma der Strafjustiz in der DDR begründete sich auf der marxistischen These, dass Kriminalität Folge der Ausbeutung durch das Privateigentum an Produktionsmitteln sei. Gleichwohl wurde auch nach Etablierung des Volkseigentums gemordet und getötet. Wer Schwerverbrechen beging, hatte gegen die Regeln des sozialistischen Zusammenlebens in der DDR verstoßen. Jedes Tötungsdelikt war immer auch ein Politikum.

Ich habe 1971 als Assistenzarzt die Verkündung eines Todesurteils im Bezirksgericht Rostock miterlebt. In der nicht öffentlichen Gerichtsverhandlung wurde mir nach Ausweiskontrolle der frei gewordene Platz eines an der Teilnahme verhinderten Obduzenten aus unserem Institut zugewiesen. Zum Tathergang: Der Angeklagte war an einem späten Abend mit der Absicht eines Diebstahls in das Haus eines Rentnerehepaares eingedrungen. Das kleine ländliche Anwesen lag in einsamer Gegend unweit der Westgrenze. Der überraschte Bewohner wurde mit einem Holzpfosten getötet; die schwer verletzte Frau verstarb wenig später. Der Fall blieb zunächst ungeklärt. Monate darauf wurde die Enkeltochter auf dem Heimweg eines Tanzabends von dem Täter überfallen und vergewaltigt.

152 Der italienische Psychiater, Anthropologe und Gerichtsmediziner Cesare Lombroso postulierte in seinem Hauptwerk „Der kriminelle Mensch", 1876 (it. L'Uomo Delinquente), dass Verbrechen vererbbar sei. Kriminelle wären auf einer primitiven Stufe der Evolution stehen geblieben. Man könne den Verbrecher schon an seinen äußeren Merkmalen (Stigmata) erkennen. Er hat diese Doktrin später relativiert. Obwohl seine biologische Kriminalitätstheorie von Anfang an umstritten war, hat sie der Vorverurteilung und gnadenlosen Bestrafung von Gewalttätern Vorschub geleistet. Diese Ideen wurden durch das nationalsozialistische Deutschland wieder aufgegriffen und wurden im Zuge der Eugenetik und sogenannten Rassenhygiene auf das Unmenschlichste missbraucht.

Das Verbrechen kam zur Anzeige. Im Zuge der Nachermittlungen gestand er auch die die Tötung der Großeltern.

Die Richterin verlas die Urteilsbegründung mit leiser Stimme und stellte dabei den politischen Kontext her. Das *Westfernsehen* habe den Angeklagten zum verbrecherischen Handeln angestiftet. Der Mord sei wenige Wochen nach dem Tag der Republik am 7. Oktober begangen worden. Die sexuelle Gewalt an der Enkeltochter vor dem Kampftag der Werktätigen am 1. Mai erfolgt. Die etwa 30-minütige Verlesung des Urteils endete kurz und bündig: *„Dem Angeklagten werden alle Bürgerrechte der DDR entzogen. Er wird im Namen des Volkes zum Tode verurteilt"*. Absolute Stille im Gerichtssaal. Man hätte eine Stecknadel auf den Boden fallen hören. Ich war erschrocken und beobachtete den Verurteilten in Erwartung einer starken emotionalen Reaktion. Der schien sich der Konsequenz des Urteils nicht bewusst zu sein. Er lächelte böse in das Publikum und drohte, sich an der Enkeltochter zu rächen. In den Regionalzeitungen der Stadt und des Bezirkes Rostock wurde über dieses Verbrechen Stillschweigen bewahrt. Die Vollstreckung des Todesurteils erfolgte am 28. April 1972 durch einen „überraschenden Nahschuss". Für mich war und ist die Todesstrafe als extreme Form staatlicher Gewalt mit den Menschenrechten unvereinbar.

Die Todesstrafe wurde erst 1987 abgeschafft. In den vierzig Jahren der DDR-Justiz sind 166 Todesurteile vollstreckt worden. Betrachtet man allerdings die etwa 50.000 Todesurteile in den zwölf Jahren des Nazi-Regimes, davon 16.000 durch zivile Strafgerichte, ist diese Anzahl gering. Erich Honecker hat seit 1973 alle Todesurteile nach schweren Gewaltverbrechen „im Gnadenwege" in eine lebenslange Freiheitsstrafe umgewandelt. Bei politisch motivierten Straftaten, wie Spionage oder Landesverrat, hat er hingegen der Vollstreckung von Todesurteilen bis 1981 zugestimmt.

Meine Erfahrungen als Sachverständiger vor DDR-Gerichten lassen sich schnell zusammenfassen: Zwischen Staatsanwaltschaft und Gericht bestand Einvernehmen. Der Staatsanwalt dominierte das Geschehen, während dem Verteidiger nur eine nachgeordnete Rolle zukam. Der Angeklagte konnte kein Verständnis erwarten. Die Beweisaufnahme verlief in den Hauptverhandlungen in aller Regel zügig, streng geplant. Meine gerichtsmedizinischen Gutachten wurden nur sehr selten kritisch hinterfragt und nie grundsätzlich angezweifelt.

Mit der Wiedervereinigung 1990 wurden Strafgesetzbuch und Strafprozessordnung der Bundesrepublik auch in der ehemaligen DDR angewandt. Die Todesstrafe war von den Vätern des Grundgesetzes 1949 abgeschafft worden. Über die Jahre hinweg vollzog sich in der Bundesrepublik eine Liberalisierung des Strafrechtes. Bei Tötungsdelikten, zu DDR-Zeiten begangen und noch nicht abgeurteilt, durfte das Gericht bei unterschiedlicher Strafhöhe nach dem Recht der DDR und der Bundesrepublik das *mildere* Gesetz anwenden. Der Angeklagte wurde über diesen verzwickten juristischen Sachverhalt informiert. Es war naheliegend, dass er sich in aller Regel – dem Rat seines Rechtsanwaltes folgend – für das geringere bundesrepublikanische Strafmaß entschied. Ebenso wurde er vor der Vernehmung ausdrücklich auf sein Recht hingewiesen, *nicht* zur Sache auszusagen. Das war für mich neu.

Der Beschuldigte hatte nach 1990 einen *Verteidiger* an seiner Seite, der den Verlauf der Verhandlung zu seinen Gunsten durchaus beeinflussen konnte. Der Täter war nicht mehr die scheinbar teilnahmslose und schicksalsergebene Person, wie ich sie aus den Bezirksgerichten der DDR kannte. Bereits die Besetzung der großen Strafkammer des Landgerichtes mit drei Berufsrichtern und zwei Schöffen zeigte die Stärke der neuen (alten) Gerichtsbarkeit. Die

Richter steuerten den Ablauf der Beweisaufnahme. In freier Ausübung der Verfahrensrechte vor Gericht kam es zu Wortgefechten, bevorzugt zwischen Anklage und Verteidigung. Die Öffentlichkeit der Verhandlungen führte auch zu Störungen der Beweisaufnahme. Wiederholte Zwischenrufe wurden mit Ordnungsgeld geahndet. In einem der frühen Rostocker Prozesse nach der Wiedervereinigung – es ging um die Tötung eines Mitglieds rivalisierender Banden aus dem Rotlicht-Milieu – musste sogar die Polizei in das Gerichtsgebäude gerufen werden, um die zunehmende Aggressivität zwischen Zuhörern und Zeugen zu stoppen. All das hatte ich in 20 Jahren vor Gerichten der DDR nicht erlebt.

Anfang der 90er-Jahre brauchte ich einige Zeit, um mich an die freiheitliche Gerichtspraxis zu gewöhnen. In der Verhandlung einer Jugendkammer erlebte ich einen mehrfach vorbestraften, demonstrativ an der Beweisaufnahme desinteressierten Angeklagten mit einem schräg aufgesetztem *baseball cap,* den Kopf durch beide Hände abgestützt. Das erschien mir eine Verletzung der Würde des Gerichtes zu sein.

Ich empfand es auch als völlig unangemessen, als der Vorsitzende einer Strafkammer einem heranwachsenden Angeklagten zu Beginn der Hauptverhandlung das „Du" anbot. Er hatte einen alkoholisierten Obdachlosen getötet, indem er einen 20 kg schweren Betonbrocken auf dessen Schädel fallen ließ. Das war mir ein Zuviel der Zuwendung für einen Beschuldigten.

Die ruhigen Jahre des Sachverständigen im Auftrag der Staatsanwalt waren vorbei. Manche Verteidiger stellten meine Kompetenz *a priori* in Zweifel, weil ich in der DDR ausgebildet worden sei. Insbesondere bei Tötungsdelikten mit dem Hintergrund „Organisierte Kriminalität" hatte ich stets mit spitzfindigen oder böswilligen Angriffen von Strafverteidigern zu rechnen. Zunächst musste ich damit umgehen, derartige Attacken nicht persönlich zu nehmen. Gegen unwissenschaftliche Einwände meiner Gutachten hatte ich mir irgendwann ein probates Mittel zurecht gelegt. Ich bat den Verteidiger um Offenlegung der Quelle seines Widerspruches. Wenn der Vorsitzenden Richters meinem Wunsch entsprach, war nicht selten von mündlichen Informationsquellen die Rede: beispielsweise „mein Hausarzt", „mein Optiker" oder „meine Frau, die hat Zahnmedizin studiert". Ich lernte aber daraus, alle Sachverhalte der Begutachtung mit wissenschaftlichen Literaturangaben jederzeit belegen zu müssen.

(1) Nichtiger Anlass eines Doppelmordes

Mein allerererstes Tötungsdelikt, an dem ich als Gerichtsmediziner – seinerzeit als 2. Obduzent – beteiligt war, ereignete sich im Januar 1970. An einem Nachmittag verließen zwei Mädchen, 9 und 10 Jahre alt, in Groß-Kaliß, unweit von Dömitz (Elbe), die elterliche Wohnung. Sie beabsichtigen, in einem nahe gelegenen Nebengewässer der Elde Schlittschuh zu laufen. Mit anbrechender Dunkelheit suchten die besorgten Eltern nach ihren Kindern. Um 19:45 Uhr, es war schon Nacht, wurden die Mädchen in einem Lagerschuppen tot aufgefunden.

Aus Rostock kommend erreichten wir nach zweistündiger Autofahrt über vereiste Straßen am Morgen des folgenden Tags den Auffindungsort. Am Eingang einer ehemaligen, geräumigen Scheune erwartete uns schon die Mordkommission. Eine einsame Gegend, sonst war kein Mensch zu sehen. In einer der beiden Torflügel befand sich eine Schlupftür. Beim Eintreten in den Lagerraum wurde im Halbdunkel neben allerlei Gerümpel eine größere Anhäufung von Brikettbruchstücken sichtbar, die irgendwann von einem Fahrzeug abgeschüttet worden waren. Hinter einer Zwischendecke verbarg sich ein Raum, über eine Leiter und eine Luke zu betreten. Nach Ausleuchtung der angehäuften Kohle kamen die grausamen Details zur Darstellung. Die getöteten Kinder waren bäuchlings nebeneinander abgelegt worden, notdürftig mit verschmutzten Stofffetzen bedeckt. Daneben hingeworfen die Schlittschuhe. Blickdiagnose: „Beilhiebe".

In meiner Unerfahrenheit traf mich diese Szenerie tief. Ich bewunderte die Selbstverständlichkeit, mit der sich mein Kollege und ein Kriminaltechniker an die Untersuchung der Leichen und des Tatortes machten. Bei Abfahrt in den Sektionssaal machten wir an der sonnenbeschienenen, spiegelglatten Eisfläche des kleinen Sees an der Elde einen kurzen Stopp. Gut erkennbar waren die letzten Lebenszeichen beider Mädchen: teils geschwungene, teils zerkratzte und unterbrochene Laufspuren von Schlittschuhen.

Die Obduktionsergebnisse waren eindeutig. Antje wurde durch einen Hieb mit Eröffnung des Hirnschädels getötet, Silke durch eine scharfe Durchtrennung der Halsschlagader links. Aus der Blutarmut der inneren Organe war herzuleiten, dass beide Kinder die tödlichen Verletzungen noch kurze Zeit überlebt hatten. Das Verletzungsbild zeigte ein Nebeneinander von zahlreichen Hieb-, Schnitt- und Stichverletzungen, teilweise durch die Kleidungsstücke hindurch. Der Täter muss in rasender Wut gehandelt haben. Anhaltspunkte für sexuelle Gewalt fanden sich nicht. Hautabschürfungen an den Extremitäten ließen vermuten, dass die Opfer auf den Briketthaufen gezogen worden waren.

Ein mutmaßlicher Täter wurde rasch gefunden. Der 15-Jährige kannte beide Opfer, was in dem kleinen Dorf nicht verwundert. In seiner polizeilichen Vernehmung schilderte er die Ereignisabläufe in vielen Einzelheiten: Er habe die Mädchen vor der Eisfläche getroffen und beim Anlegen der Schlittschuhe „geholfen". Nachdem er den beiden noch eine Weile zugesehen hatte, beschloss er, nach Hause zu gehen. Am „Schuppen" vorbei kommend wollte er dort noch einmal *„rumstöbern"*. Die Tür sei nicht verschlossen gewesen. Über Leiter und Bodenluke sei er in den Abstellraum oberhalb der Zwischendecke gestiegen. Dort habe er zufällig ein Messer gefunden. Plötzlich wären die Mädchen herein gekommen. Er habe sie durch die Luke beobachtet. Nun hätten die Mädchen ihn beschimpft: „Miststück", „Mistschwein". Daraufhin sei er hinunter gestiegen. Die Beiden hätten nicht aufgehört, ihn zu ärgern und mit Kohle zu bewerfen. Unten angekommen, habe er sich ein dort abgestelltes Beil gegriffen, wütend den Schuppen verlassen und die Mädchen neben der Tür erwartet. Zuerst sei Antje herausgekommen. Er habe, das Beil in beiden Händen haltend, mit voller Wucht zugeschlagen. Danach wäre Silke in gebückter Haltung herausgekommen. Auch bei ihr habe er mit dem Beil zugeschlagen. Anschließend habe er die Mädchen auf dem Kohlehaufen abgelegt. Dort will er noch mehrfach mit dem Beil zugeschlagen und mit dem Messer „gestochen" haben.

Der Tatablauf in seiner nüchternen Abscheulichkeit wurde durch die Obduktion im Wesentlichen bestätigt. Die Beschreibung des Tatherganges machte plausibel, wie er *alleine* handelnd *beide* Mädchen töten konnte. Die Vollendung seiner Tötungshandlung durch den tiefen Schnitt in die Halsweichteile von Silke – vermutlich vor dem Ablegen auf die Briketts – verschwieg der Täter allerdings. Schon deshalb war anzuzweifeln, dass seine Aussagen vollständig waren. Vor allem: Warum sind die Mädchen in den Lagerraum gekommen? Waren dem Täter die Werkzeuge Beil und Messer wie zufällig in die Hände geraten?

Die Aussagen des Tatverdächtigen und das Verletzungsmuster der getöteten Mädchen machten es leicht, das Tatgeschehen aus gerichtsmedizinischer Sicht zu rekonstruieren. Der forensische Psychiater hingegen hatte es nicht so einfach. Der Jugendliche war wohl intelligenzgemindert und habe den Leistungsanforderungen der Eltern nicht entsprochen. Psychische Störungen von Krankheitswert wären nicht festgestellt worden. Der Beklagte sei schuldfähig gewesen. Der Sachverständige beurteilte die Tat als Affekthandlung *ohne Krankheitswert*. Bei hochgradiger Erregung habe sich die Aggression explosionsartig entladen. Ob ein Gutachter mit heutigen Erkenntnissen zu einem anderen Ergebnis gekommen wäre, muss ich offen lassen. Der Jugendliche wurde zu einer 15-jährigen Freiheitsstrafe verurteilt. Über seine Lebensumstände nach Haftentlassung ist mir nichts bekannt. Wird ein Mensch *ohne* psychopathologischen Befund als „tickende Zeitbombe" und *ohne* nachvollziehbarem Grund zum Gewalttäter? Ich kann es mir bis heute nicht vorstellen.

(2) Duell an der Westgrenze

Eine Stunde nach Dienstschluss am 7. November 1971 erhielten wir einen Anruf von der Bezirksverwaltung der Staatssicherheit Schwerin. Wir hätten unverzüglich bei dem Leiter[153] zu erscheinen. Es ginge um einen Grenzzwischenfall im Kreis Gadebusch. Mit ungutem Gefühl machte ich mich mit dem zweiten diensthabenden Kollegen auf den Weg. Als unser Kraftfahrer mit dem alten PKW „Moskwitsch" vorfuhr, erwartete uns schon ein Uniformierter. Ohne Prüfung unserer Papiere führte er uns über menschenleere Korridore und durch Sicherheitsschleusen bis zum

---

153 Generalmajor Werner Korth residierte von 1968 bis 1989 in einem 1916 fertiggestellten Gerichtsgebäude in Schwerin, Demmerplatz, Er führte die Bezirksverwaltung der Stasi nach dem Prinzip der „militärischen Einzelleitung" und war für die staatliche Sicherheit im gesamten Bezirk Schwerin zuständig. Von Amts wegen war er auch Mitglied der SED-Bezirksleitung Schwerin.

Dienstzimmer des Generalmajors. Auf seinem, wie leergefegten Schreibtisch standen mehrere Telefone. Nahezu zeitgleich erschien eine Sekretärin mit zwei Tassen Kaffee. Ein überaus freundlicher Empfang. Während er uns begrüßte, kämpfte ich mit dem ersten Schluck des brühheißen Kaffes. Nach einem durchdringenden und prüfenden Blick auf uns äußerte er die Erwartung, dass wir unsere Arbeit sorgfältig durchführen und das Sektionsgutachten bitte schnell erstellen mögen. Schließlich sei ein Zwischenfall an der Westgrenze aufzuklären. Mit der Bitte, die Angelegenheit *„nicht an die große Glocke zu hängen"* wünschte er uns eine gute Weiterfahrt. Offensichtlich wollte er uns verdeutlichen, dass er den Fall zur dringlichen Chefsache gemacht hat.

Nach dieser kafkaesken Begegnung setzten wir die Fahrt fort. Unser Dienstwagen war nebst Kraftfahrer in Grenznähe abzustellen. Unter „Begleitschutz" durch bewaffnete Soldaten gingen wir auf einer schmalen Asphaltstraße zum Ereignisort, der von Scheinwerfern hell ausgeleuchtet war. Von den Schutzanlagen der Grenze war nichts zu sehen. Sie sollen etwa 200 m entfernt gewesen sein. Uns wurde mitgeteilt, dass gegen 16:35 Uhr im Standort der „Grenzkompanie Thurower Horst", der sich unmittelbar Nähe befindet, mehrere Schüssen gehört worden waren. Man habe die Betroffenen unmittelbar darauf aufgefunden. Mittlerweile war es 23:30 Uhr.

Quer zur Fahrtrichtung der Straße sahen wir in Rückenlage die Leichen zweier Grenzsoldaten in Felddienst-Uniform der NVA. Abstand von Schuhsohle zu Schuhsohle etwa 100 cm. Soldat Dressen (D.) lag mit dem Oberkörper neben der Fahrbahn auf dem bewachsenen Seitenstreifen; auf dem Asphalt Soldat Berner (B.). Unter seinem Körper hatte sich eine große Blutlache ausgebreitet. Die Tatwaffen waren bereits von den Grenzern entfernt worden. Es soll sich um *Kalaschnikows (MPi-K)* gehandelt haben[154]. Nach groborientierender Untersuchung der Uniformen und der Schussverletzungen ergaben sich keine Hinweise auf Schusseinwirkungen durch Dritte. Gegen 2:00 Uhr morgens waren wir zu Hause, um nach kurzem Schlaf am Vormittag des 08.11. im Sektionssaal des Kreiskrankenhauses Gadebusch mit der Sektion zu beginnen. Bei Leichenöffnung waren „einige Genossen des MfS“ und ein Militärstaatsanwalt zugegen.

Der Grenzsoldat B. wurde durch *einen* Durchschuss des Brustkorbes getötet. Anhand von Splitterverletzungen der Finger 2-5 an der linken Hand war anzunehmen, dass das tödliche Projektil zunächst den Plastik-Handschutz seiner Waffe touchiert hat, die er *im Anschlag* mit der linken Hand vor dem Oberkörper gehalten hat. Die Patrone (7,62 mm Durchmesser) erreichte mit ungebremster Durchschlagskraft den Brustkorb von vorn und verursachte Zerreißungen der rechten Herzkammer sowie der benachbarten Gewebepartien von Lunge und Leber.

Unabhängig von der tödlichen Schussverletzung fanden sich bei ihm an der rechten Schläfe sowie am linken Rand der Augenbraue und am Oberlid links Blutunterlaufungen und Schürfungen, wie nach mäßiger stumpfer Gewalt.

Der Grenzsoldat D. hingegen wurde von *sieben* Streif- und Durchschüssen getroffen: Gesäß-Region beidseits, Vorderseite der Unterschenkel beidseits, Außenseite der Oberarme beidseits, oberflächli-

---

154 wikipedia.org/wiki/Kalaschnikow (Zugriff 20.03.2022): Diese 1943 entwickelte Maschinenpistole wurde nach dem „Großen Vaterländischen Krieg der Sowjetunion“ in den Waffen-Bestand der Roten Armee übernommen. Sie hat wegen ihrer einfachen Herstellung und Robustheit bis in die Gegenwart eine traurige Berühmtheit erlangt. Nicht nur in der DDR, sondern auch in 24 anderen Ländern weltweit wurde dieses Sturmgewehr in zahlreichen Varianten als Tötungsmaschine importiert oder nachgebaut.

che Schürfung im Gesicht über dem rechten Jochbein. Alle Schüsse erreichten ihn in aufrechter Körperhaltung; von links seitlich-hinten abgegeben. Der *achte* zum Tode führende Durchschuss traf den Brustkorb ebenfalls von vorn. Er führte zu Zerreißungen des Herzens, der großen Körperschlagader, der Lungen und der Speiseröhre.

Bei den chemischen Untersuchungen *beider* Uniformen werden keine Pulver- und Schmauchbestandteile nachgewiesen. Folglich muss der Abstand zwischen Laufmündung der gegnerischen Waffe und Textilgewebe jeweils mindestens 80-100 cm betragen haben. Nach Angaben von Untersuchern der Grenzkompanie fehlten in den Magazinen bei B. zehn Schuss und bei D. fünf Schuss Munition. Hinzuzufügen ist, dass alle Schüsse durch Einzelauslösung abgegeben worden sind.

Der Ablauf des Geschehens ließ sich aus den gerichtsmedizinischen Befunden, wie folgt, herleiten: D. wollte in den „Westen" fliehen, B. ihn daran hindern. Wahrscheinlich hat D. (nach einem eskalierenden Streit?) B. zwei Faustschläge gegen den Kopf versetzt. Daraufhin schoss dieser zunächst mehrfach auf D., schwerwiegende Verletzungen vermeidend. Er wollte ihn vermutlich *fluchtunfähig* schießen. Dann geschah das Unglaubliche. Der schon mehrfach getroffene D. wandte sich B. zu und traf ihn ins Herz. *Zeitgleich* erreichte ihn der von B. abgegebene finale Herzschuss. Beide Grenzsoldaten waren nach dem Brustdurchschuss nicht mehr in der Lage, einen gezielten Schuss abzugeben.

Die Synchronität der Schussabgabe besiegelte das Schicksal beider. Unbedingter Freiheitswille einerseits und feste Staatstreue anderseits: diesem Widerspruch sind nicht wenige Menschen an den DDR-Grenzen zum Opfer gefallen.

(3) Ganz gewöhnliches Ertrinken

Die „Außentouren“ unseres Sektionsteams dienten der Erledigung aller extern durchzuführenden Sektionen. Beim Eintreffen am Nachmittag des 09. Februar 1972 in Plau am See hatten wir bereits zwei Obduktionen durchgeführt. Jetzt war noch rasch die Verwaltungssektion eines 45-jährigen ertrunkenen Mannes zu erledigen.

Am Vortage hatte der Bootsführer eines an dem Flüsschen Elde liegenden Schleppers die auf der Wasseroberfläche treibende, bekleidete männliche Leiche vorgefunden. Die Erde war zugefroren. Nur in Schleusennähe war durch die verstärkte Strömung die Eisdecke aufgebrochen. Bereits unmittelbar nach der der Bergung wurden Identität und einige Informationen zum Verstorbenen bekannt. Er soll Alkoholiker gewesen sein.

Die zu Leichenschau herbeigerufene Ärztin sah vom Entkleiden des Leichnams ab. Sie wollte ohnehin eine Verwaltungssektion bei dem Kreisarzt beantragen. Auf dem Totenschein nahm sie bereits das gerichtsmedizinische Untersuchungsergebnis vorweg. *Todesursache: Selbstmord durch Ertrinken. Begleitende Krankheit: Tablettenabusus (Codeinsucht).* Sie schien den Patienten gekannt, vielleicht sogar behandelt zu haben.

Schon beim Entkleiden des Leichnams quoll durch Druck auf den Brustkorb reichlich Schaum aus Mund und Nase. Daraus gab sich war ein deutlicher Hinweis auf einen Ertrinkungstod. Befunde der Lungen und ein wässrig-schaumiger Mageninhalt bekräftigten den Anfangsverdacht. Herr Schweizer (S.) war ertrunken. Oberflächliche Läsionen der Haut am Rücken könnten durch das Hantieren des auffindenden Bootsführers mit seinem Bootshaken entstanden sein.

Verwachsungen und krankheitsbedingte Veränderungen der Bronchien, des Lungengewebes, der rechten Herzklappe sowie ausgeprägte Einengungen der Herzkranzgefäße deuteten auf einen schlechten Gesundheitszustand dieses Mannes im mittleren Lebensalter hin. Zeichen von Gewalteinwirkungen zu Lebzeiten waren nicht auffindbar. Blut, Urin sowie Gewebsproben aller Organe wurden routinemäßig entnommen.

Wir hatten den Zeitplan eingehalten und bereiteten uns auf die die Abfahrt vor. Der Sektionsassistent verstaute unser „Gepäck“ in den Kofferraum. Unvermutet stellte sich ein Dienstfahrzeug der Kripo Schwerin quer vor unseren PKW. Staatsanwalt und Chef der Mordkommission waren sichtlich erleichtert, uns noch angetroffen zu haben. Es müsse alles noch einmal *ganz genau* untersucht werden. Es gäbe Gerüchte, dass beim Ertrinken von Herrn S. „nachgeholfen“ worden sei. Die nun angeordnete Gerichtliche Sektion erforderte nach den Regeln der strafprozessualen Beweisaufnahme mit einer umfassenden Beschreibung der durchfeuchteten Bekleidung in dem Zustand *vor* der Entfernung. Alles unbeschädigt. Selbst die Sockenhalter waren angelegt und hatten die handgestrickten Strümpfe in Position gehalten. Jede noch so geringfügige Hautverfärbung wurde fotografiert und auf Blutungen in der Tiefe untersucht. Zur Enttäuschung der Ermittler erbrachte die aufwändige Nachsektion keine neuen Erkenntnisse.

Vor diesem Hintergrund erwarteten wir die Ergebnisse der Vergiftungsdiagnostik mit besonderer Spannung. Unsere Chemiker wiesen Alkoholkonzentrationen von 2,0 Promille im Blut und 2,6 Promille im Urin nach. Folglich dürfte S. über mehrere Stunden hinweg größere Mengen von Alkohol zu sich genommen haben. Darüber hinaus konnte der Wirkstoff des Schlafmittels *Benedorm®*

(Wirkstoff Didropyridin) im Mehrfachen der Maximaldosis nachgewiesen werden. Die Substanz wurde im Mageninhalt, Herzblut, Lebergewebe und Urin aufgefunden. Daraus ergab sich, dass das Medikament eine längere Zeit vor dem Tode *oral* aufgenommen wurde und in Kombination mit dem Alkohol und zu einer tiefen Bewusstlosigkeit geführt haben muss. Nun hatten Kriminalpolizei und Staatsanwaltschaft genügend Argumente für den Einstieg in ein Ermittlungsverfahren wegen Mordes.

Der Verstorbene war seit vielen Jahren dem Alkohol verfallen und mehrfach vorbestraft. Während er sich in Haft befand, zog ein „Freund der Familie" S. in die gemeinsame Wohnung ein. Er war eine sexuelle Beziehung mit der Ehefrau eingegangen und wollte sich sogar um den gemeinsamen Sohn des Ehepaares kümmern. Als S. im Dezember 1971 überraschend aus der Haft entlassen wurde, wollte der neue Partner seinen Platz nicht räumen. Bei überstarkem Alkoholkonsum aller Beteiligten war die Katastrophe vorgezeichnet. Am 4. Februar 1972 war wiederum „gesoffen" worden. Der „Hausfreund" M. wollte Nachschub beschaffen. Auf dem Weg nach Hause begegnete ihm überraschend S., der bis zu den Schultern im eiskalten Wasser der Elde stand. Widerstrebend ließ er sich – lebensüberdrüssig und alkoholisiert – von M. und einer Hilfsperson aus dem Wasser bergen und nach Hause begleiten. Dieser öffentlich gewordene Versuch einer Selbsttötung[155] weckte bei M. und Frau S. den Entschluss, den lästig Gewordenen aus dem Wege zu räumen.

---

155 *In meiner Kindheit wurde ich in der Badeanstalt Teterow Zeuge, wie ein stadtbekannter Alkoholiker voll bekleidet und sturzbetrunken in den See gegangen ist, um sich zu ertränken. Er wurde unter Gejohle neugieriger Kinder ins Wasser begleitet Sie riefen ihm zu: „Meinst du es dieses Mal ernst?". Tatsächlich kaum er bald, heulend und vor Kälte zitternd an das Ufer zurück. Einige Psychotherapeuten bewerten einen selbstzerstörerischen Alkoholkonsum als „chronischen Suizid".*

Bereits zwei Tage später bot sich eine günstige Gelegenheit. S. kam am 06.02 nachmittags nach Hause. Es war der Tag der Lohnauszahlung und der Tag vor dem Geburtstag seiner Frau. Er hatte eine 0,7 Liter Flasche Weinbrand-Verschnitt mitgebracht. Weil *„Schnaps ohne Bier nicht schmeckt"*, folgte er gerne der Empfehlung seiner Ehefrau und holte noch 10 Flaschen Bier. In der Strafakte zu diesem Fall finden sich alle Einzelheiten dieses alkoholgeschwängerten Abends. M. hatte dem stark angetrunken S. einen *„Grog"* zubereitet und dem Trinkbecher 10 Tabletten Benedorm hinzugefügt. So unglaublich es auch klingen mag: Zeugen aus der Wohnung gegenüber haben über eine schmale Straße hinweg den Ablauf der „Feier" in dem hell erleuchtetem Zimmer von 22:30 Uhr bis 04:00 beobachtet. Sie sahen, wie M. die Tabletten aus einem Knäuel Stanniolpapier in den Becher hineinschüttete.

Nachdem S. fest eingeschlafen war, schulterte M. den vermutlich Bewusstlosen, trug ihn auf der leicht abfallenden Fahrbahn zur Elde. Dort ließ er ihn an einer offenen Wasserstelle in den Fluss gleiten. Die nahezu leere Flasche Weinbrand warf er hinterher[156].

Ähnliche Szenarien sind aus der Kriminalliteratur bekannt. *Claude Chabrol* verwandte dieses Sujet für seinen Filmklassiker „Die Unschuldigen mit den schmutzigen Händen" aus dem Jahre 1974. Der – allerdings steinreiche – Ehemann wurde vom Geliebten der Ehefrau durch einen Cocktail von Whiskey und Schlafmitteln eingeschläfert und in das nahe Meer verbracht.

Todesfälle im Wasser stellen für den Rechtsmediziner immer eine besondere Herausforderung dar. Ohne Kenntnis aller Begleitumstände

---

156 Hierzu Rudolf Wegener: „Der Tote im Wasser – Anatomie eines Tötungsverbrechens" in: „Die unglaublichsten Fälle der Rechtsmedizin" (Hrsg. Markus A. Rothschild), Militzke Verlag, Leipzig, 2004.

kann auch nach der Obduktion vieles offen blieben. Exemplarisch sei hier der *„Fall Uwe Barschel"* erwähnt. Der CDU-Politiker wurde 1987 in einem Genfer Hotel tot in einer Badewanne aufgefunden. Zahlreiche Wissenschaftler wurden mit diesem Fall befasst. Bis heute ist umstritten, ob er durch Selbsttötung oder durch Fremdeinwirkung zu Tode gekommen ist.

(4) Auslöschung einer Familie

Eine Ursache der Tragödie könnte die zu früh geschlossene Ehe gewesen sein. Die Mutter war 19 und 21 Jahre alt, als sie die Kinder auf die Welt brachte. Der Vater soll häufig abwesend gewesen sein. Es gab ständig Streitigkeiten. Das Ehepaar verständigte sich auf eine Trennung. Im Vorfeld einer Scheidung bestand der Ehemann auf das Sorgerecht für eines der gemeinsamen Kinder. Bei einem gemeinsamen Termin beim „Referat für Jugendhilfe" am 22.04.1975 – *es war* in der DDR für das Kindeswohl *und* die Voraussetzungen für eine sozialistische Erziehung der Kinder zuständig – zeichnete sich ab, beide Kinder der Mutter zuzusprechen. Paartherapie? War damals nicht bekannt und hätte wahrscheinlich auch nicht geholfen.

Die zerstrittenen Eltern fuhren nach dem Beratungstermin getrennt in die gemeinsame Wohnung zurück. Beide trafen gleichzeitig ein. Wohl auf eine Besänftigung der angespannten Situation hoffend, hatte der Ehemann zwischenzeitlich eine Flasche Sekt und Bier besorgt. Die Ehefrau jedoch packte demonstrativ die Kindersachen zusammen und teilte ihm mit: *„Die Kinder siehst du jetzt nicht wieder"*. Nun habe er seine Beherrschung verloren und seine Frau gewürgt. Als ihr Gesicht blau angelaufen war, prüfte er Puls und Herzschlag. Es war 15:30 Uhr; sie sei schon tot gewesen. Um ein Erdrosseln *vorzutäuschen (!?),* holte er einen Pullover aus dem Schank und verknotete einen Ärmel fest um den Hals. Anschließend ging er in die Küche und machte sich einen Kaffee. Dort saß sein ahnungsloser Schwiegervater auf seinem Küchenstuhl.

Es war Zeit, die Kinder aus der Krippe zu holen. Die Leiche seiner Frau *verstaute* er in einen engen Kleiderschrank. Das gelang ihm problemlos. Die Totenstarre war noch nicht eingetreten. Sie sollte 48 Stunden später totenstarr in hockender Haltung mit eng angewinkelten Beinen aus dem Schrank geborgen werden.

Das Geschehen nahm seinen weiteren, verhängnisvollen Lauf. Nachdem er seine Kinder von der Krippe abgeholt, nach Hause gebracht und beim Spielen betrachtet hatte, fasste er den Entschluss, seine Kinder und sich selbst töten. Erst einmal weg. Mit aufgetanktem Fahrzeug machte sich Lange (L.). auf den Weg nach Berlin. Er hatte vor, seinen Plan in der Wohnung einer Freundin zu Ende bringen. Sie hatte eine Wohnung mit Küche und Gasherd[157] und arbeitete abends in einer Gaststätte. Unterwegs auf der Landstraße F104 hinter Stavenhagen kam ihm der Gedanke, die Kinder schon jetzt zu töten. Er bog in einen Waldweg ein und stoppte nach etwa 150 Metern. Dort legte er den 9 Monate alten Säugling *Marina* und ihren 2-jährigen Bruder *Andy* in einen Kinderwagen. Zuerst erdrosselte er *Andy*, dann *Marina*. Um den Hals des Jungen hatte er einen Schal geschlungen, der vorne dreifach verknotet war. Als Drosselwerkzeug für das Mädchen nutzte er seine Krawatte, die er an der Halsvorderseite ebenfalls mit einem Knoten befestigte hatte. Beide Leichen wurden am 23.04. im Kinderwagen unter einem Bettchen und einer Decke liegend aufgefunden. Die Identifizierung wurde dem Großvater zugemutet. Die getöteten Kinder waren bei einer Liegezeit von 24 Stunden von den Tieren des Waldes noch verschont geblieben.

---

157 In den Siebziger Jahren war das Stadtgas noch nicht entgiftet. Es enthielt Kohlenmonoxid (CO) in tödlichen Konzentrationen.

Der Versuch des Täters, sich mit dem Abschleppseil des PKW zu erhängen, sei misslungen.

Nach seiner Weiterfahrt am Abend in Berlin angekommen, traf er seine Bekannte überraschend in ihrer Wohnung, die sie wegen einer Erkältung nicht verlassen hatte. Die Selbsttötung konnte er nun nicht mehr durchführen. Am Folgetag stellte ihn die Bekannte wegen seiner Unruhe und Verstörtheit zur Rede. Daraufhin öffnete er sich ihr und gestand das Vorgefallene; auch die Absicht, sich zu töten. Sie wollte, dass er die Wohnung unverzüglich verlasse und begleitete ihn mit ihrem PKW bis zur polnischen Grenze. Nach einer längeren Irrfahrt mit Aufenthalten in mehreren polnischen Ortschaften wurde L. aufgrund eines Fahndungsersuchens am 24.04. an der polnisch-tschechischen Grenze festgenommen. Er war voll geständig.

Bei der Gerichtlichen Sektion von Frau L. noch am Abend des 24.04 wurden neben den typischen Zeichen des Erdrosselns (Aufdunsung , Blaufärbung und zahlreiche punktförmige Stauungsblutungen des Gesichtes) und auch geformte Blutungen im Bereich der Drosselmarke am Hals nachgewiesen. Sie sprachen für ein vorangegangenes Würgen. Hinzu kamen auch Merkmale einer (zumindest) vierfachen stumpfen Gewalteinwirkung gegen das Gesicht. Es dürften gezielte Faustschläge gewesen sein. Auch eine kratzerartige Hautläsion am Fingerdrücken des linken Zeigefingers sowie Unterblutungen beider Ellenbogen (Zurückweichen oder Hinfallen) deuteten darauf hin, dass der Tötung ein gewaltsamer Angriff vorangegangen war.

Der Täter hat bei späteren Vernehmungen geradezu darauf bestanden, *Ehefrau und beide Kinder bis zum Eintritt des Todes* gewürgt zu haben. Beim Erwürgen wird die Tötung durch die Kompression der Blutgefäße des Halses mit den Händen herbeigeführt; beim Erdrosseln nimmt der Täter ein „Werkzeug“, wie einen Strick oder ein Tuch zur Hilfe. In einem ergänzenden Gutachten hatte ich zur Unterscheidung der Obduktionsbefunde „Erdrosseln“ *versus* „Erwürgen“ Stellung zu nehmen. Bei Frau L. könnte ein Würgegriff mit der rechten Hand zur Bewusstlosigkeit geführt haben. Die blasse, breite Drosselmarke mit der Anordnung der Stauungsblutungen spricht sehr für eine zum Tode führende Drosselung. Bei *Andy* und *Marina* haben wir *keine* Hinweise für ein Erwürgen gefunden (Fehlen von Kratzern, Abdrücken von Fingernägeln, herdförmigen Einblutungen in Hals- und Nackenmuskulatur u. a. m.). Allerdings ist nicht auszuschließen, dass bei fehlendem Widerstand der Kinder und geringem Umfang des Halses ein Umgreifen ohne Würgemale möglich ist.

Letztendlich konnte ich die Tötungen durch Erwürgen nicht vollständig widerlegen. Ich rätsele bis heute: Weshalb hat der Täter die Drosselwerkzeuge angelegt, wenn ihm der *Modus operandi* „Würgen“ so bedeutsam war? Hat er sich nach dem missglückten Suizidversuch zu einem späteren Zeitpunkt getötet?[158]

(5) Der Hammermörder[159]

Der 15-jährige Helmut Albrecht (H. A.) kam am 24.06.1975 in Rostock gegen 12:00 Uhr aus der Schule nach Hause. Nachdem er bis 14:30 Uhr gelesen hatte, verließ er die Wohnung. Um den Eltern Glauben zu machen, dass er von 15 bis18 Uhr in einem Sportklub sein Pflichttraining ableisten wird, nahm er seine Trainingsjacke mit. Er hatte die Absicht, ein Mädchen zu finden und zu vergewaltigen.

---

158 Leider wurde mir 47 Jahre nach Tatbegehung von der Staatsanwaltschaft Rostock die Akteneinsicht aus Gründen des Datenschutzes nicht gestattet.

159 Ostseezeitung vom 20.05.2015 „Auf den Spuren des Hammermörders von Rostock

Aus dem Abstellraum holte er sich sein Fahrrad; zudem steckte er sich einen Hammer in seinen Sportbeutel. Er radelte in Richtung Zoo, um im umgebenden Barnstorfer Wald einen geeigneten Ort ausfindig zu machen. Auf einem schmalen Waldweg begegnete ihm eine jugendliche Fußgängerin. Er hatte gefunden, was er gesucht hatte. Um die entgegenkommende Frau abzufangen, änderte seine Fahrtrichtung. Im dichten Gesträuch am Wegrand fand er Sichtschutz, er konnte dort auch sein Fahrrad verstecken. Es war ihm wichtig, nicht erkannt zu werden. Als die junge Frau an seinem Versteck vorbeigegangen war, folgte er ihr. Sie schaute sich kurz um, ohne von ihm weitere Notiz zunehmen. Nun nahm er den Hammer aus dem Beutel und schlug ihr auf den Rücken. Das Opfer fiel vornüber. Sie wendete sich ihm zu und fragte ihn: *„Bist du verrückt?"* Damit war geschehen, was er unbedingt vermeiden wollte. Sie hatte ihn gesehen und könnte ihn anzeigen.

Er schlug ihr mit dem Hammer von hinten gegen den Kopf, bis sie zu Boden ging. Danach umfasste er die schon Bewusstlose an den Beinen und schleifte sie durch das Gesträuch bis zu einer Böschung. Sexuell erregt, riss er ihr den BH und die Hosen herunter. Danach legte er sich mit heruntergelassener Hose auf das Opfer, um es zu missbrauchen. Unerwartet gab das Mädchen ein Ächzen und Stöhnen von sich. Daraufhin ließ der Täter von ihr ab und zog sich die Hose wieder an. Er durchsuchte die Handtasche der jungen Frau und nahm das vorhandene Geld an sich. Um den Tod mit Sicherheit herbeizuführen, ergriff er erneut den Hammer und traf mit großer Gewalt Gesicht, Oberkörper und Genitalregion. Nach der Tat zog er das Opfer in eine nahegelegen kleine Sandgrube, wo er den Körper notdürftig mit Ästen, Tannenzweigen und Sand abdeckte. Nachdem er die Schleif- und Blutspuren mit einem belaubten Zweig verwischt hatte, fuhr er mit seinem Rad nach Hause. Zuvor hatte er in einer

Kleingartenanlage den Hammer „entsorgt". Spaziergänger entdeckten die Leiche bereits am gleichen Tage gegen 17:30 Uhr. *Renate N.* traf ihren Mörder auf den Weg zu ihrer Arbeitsstelle, Der Tod könnte gegen 16:00 Uhr eingetreten sein.

Der Abgleich der Angaben des Beschuldigten mit den Befunden der Sektion vom Folgetag ließ keine Widersprüche erkennen. Die insgesamt 12 (bis 14) Einwirkungen stumpf-kantiger Gewalt erfolgten durch *ein* Werkzeug. Wir konnten uns aufgrund mehrerer ausgeformter Brüche im Schädeldach auf einen im Haushalt gebräuchlichen Hammer festlegen (Hammerbahn quadratisch mit abgeschrägten Ecken, Kantenlänge 2,8 mm – Tatwerkzeug später vorgefunden).

Der Tatablauf erfolgte in zwei Phasen: Zunächst 3 Schläge von hinten bzw. seitlich auf das gehende oder stehende Opfer von rechts; nachfolgend 9 (bis 11) Schläge auf die rücklings Liegende ins Gesicht, auf den Hals, auf den Brustkorb, gegen den Unterbauch und die entblößte Schamregion.

Die Polizei veröffentlichte in der *Ostseezeitung* am 26. Juni eine 1975 Täterbeschreibung nebst Phantombild. Diese war nach Strafanzeigen wegen vorangegangener sexueller Angriffe zwar vor längerer Zeit angefertigt, nicht aber in der Tagespresse veröffentlicht worden. Bekanntlich wurden in der DDR derartige Gräueltaten – wenn möglich – verheimlicht. Wahrscheinlich fand gerade deshalb dieses Hilfeersuchen der Polizei besondere Aufmerksamkeit. Der schnelle Ermittlungserfolg überraschte. Prompt erkannten mehrere Geschädigte und Mitschülerinnen den Tatverdächtigen, der am 28. Juni 1975 unweit des Tatortes in einer Milchbar festgenommen werden konnte.

Die Gerichtsverhandlung fand einige Monate später statt. Die Ermittlungen brachten zutage, dass der Angeklagte vor der Ermordung von *Renate N.* mindestens in *neunundvierzig* Fällen in Erscheinung getreten war. Von Mitschülerinnen wird berichtet, wie er sie schon als 12-Jähriger geschubst oder übergriffig bedrängt hat. Mit zunehmendem Alter entwickelte er ein Handlungsmuster von Gewalt und Sexualität, welches er in Parks oder an sonst wo geeignet scheinenden Orten auslebte. Die Mehrzahl seiner sexuell motivierten – auch exhibitionistischen – Handlungen wurden von den Betroffenen *nicht* angezeigt. Kurze Zeit vor dem Mord verstärkte er die Gewaltintensität, um seine Opfer gefügig zu machen. H. A. begann *Tatwerkzeuge* einzusetzen: Knüppel, eine sandgefüllte Glasflasche, schließlich den inkriminierten Hammer. Er wurde mit der höchstmöglichen Jugendstrafe von 15 Jahren Haft verurteilt. Nach seiner Haftentlassung beging erneut Sexualstraftaten (Vergewaltigungen und Entblößungen). Der Jugendliche war zu einem erwachsenen *„Triebtäter"*[160] geworden.

(6) Chaos auf dem Bahnhof Bad Kleinen

Am 27.06.1993 gegen 18:00 Uhr telefonierte ich mit Robert, der seinerzeit in Hamburg studierte. Das Gespräch am Sonntagnachmittag war zur Routine geworden. Während ich weit ausholend die Erlebnisse des zu Ende gehenden Wochenendes schildern wollte, unterbrach er mich: *„Hast du kein Radio gehört? Wieso bist du nicht*

---

160 Der Begriff „Triebtäter" ist aus dem wissenschaftlichen Schrifttum verbannt worden. Er wird umgangssprachlich verwendet, um eine männliche Person zu beschreiben, die zur Befriedigung ihres Geschlechtstriebes eine Straftat begeht. Therapeuten weisen darauf hin, dass dieser Begriff der differenzierten Ausprägung eines abweichenden Sexualverhaltens nicht gerecht wird und eine pauschalisierende Vorverurteilung bedeutet. Das mag in vielen Fällen zutreffen. Im Fall des A.H. verdeutlichen hingegen die bereits vor der Tötung über Jahre hinweg statt gefundene Eskalation der Gewaltintensität und die wiederholten Straftaten nach der Haftentlassung, dass der Verurteilte zu sexualisierten Gewalthandlungen geradezu angetrieben wurde. Leider führen bei etwa 30 Prozent der Sexualstraftäter medikamentöse und/oder begleitende therapeutische Maßnahmen nicht zu einem dauerhaften Erfolg.

in Bad Kleinen?" Ich hatte keine Ahnung. Wir beenden das Telefonat rasch, weil ich mich sachkundig machen wollte. Die Schießerei in Bad Kleinen war *die* Top-Meldung im Rundfunk. Es war geplant, in einem GSG-9[161] Einsatz auf dem Bahnhof zwei bewaffnete Mitglieder der Roten Armee Fraktion (RAF) festzunehmen. Der Zugriff von Wolfgang Grams (G.) und Birgit Hogefeld (H.) sollte nach Verlassen der Bahnhofsgaststätte gegen 15:15 Uhr erfolgen. Während H. überwältigt wurde, konnte G. aus der Unterführung über eine Treppe auf die Bahnsteige 3/4 fliehen. G. – bereits durch einen „Schusswechsel" verletzt – soll den ihn verfolgenden dem GSG-9-Beamten Michael Newrzella (N.) erschossen haben. Danach habe *G.* Suizid begangen. Den Medienberichten zufolge waren Grams mit einer Schussverletzung am Kopf ins Universitätsklinikum Lübeck und der an der Brust getroffene Newrzella in eine Klinik nach Schwerin transportiert worden. Beide verstarben noch am Nachmittag an den Folgen ihrer Verletzungen[162]. Es war naheliegend, dass auf uns ein Sektionsfall mit hoher politischer Brisanz zukommen würde.

In Erwartung einer Obduktionsanordnung durch die Staatsanwaltschaft Schwerin, war ich am Folgetag früh im Institut und ließ alle Termine stornieren. Bei den sich überschlagenden und teilweise widersprechenden Nachrichten aus dem Radio machte ich mir Aufzeichnungen zur *Strategie* der Befunddokumentation und der Asservierung (lateinisch: *asservare*, deutsch: aufbewahren, bewachen)

---

161 https://de.wikipedia.org/wiki/GSG-9: (Zugriff am 03.04.2022): Die Grenzschutzgruppe 9 der Bundespolizei ist als Antiterror-Einheit nach dem Attentat von palästinensischen Terroristen während der olympischen Sommerspiele 1972 in München gegründet worden. Die Sicherheitskräfte des Bundes waren damals völlig unvorbereitet der Situation nicht gewachsen gewesen. Einer großen Öffentlichkeit wurde sie im Herbst 1977 durch die Geiselbefreiung des von Palästinensern entführten Lufthansa-Flugzeugs „Landshut" in Mogadischu bekannt.

162 https://de.wikipedia.org.wiki/GSG-9-Einsatz_in_Bad_Kleinen: (Zugriff am 03.04.2022)

von Kleidungsstücken und Gewebeproben nach Schussverletzungen. Ich hatte Zeit, denn ich wartete vergeblich auf Anrufe. Gegen Mittag fragte ich behutsam bei der Staatsanwaltschaft an, ob eine Obduktion durch das Institut für Rechtsmedizin Rostock vorgesehen sei. Das würde zeitnah durch das Bundeskriminalamt (BKA) entschieden. Am späten Nachmittag wurde ich über die Anordnung einer Leichenöffnung für den 29.06. informiert. Zwischenzeitlich hatte ich von der Kripo Rostock erfahren, dass ihre Unterstützung bei den Spurensicherungen auf dem Bahnhof Bad Kleinen nicht erforderlich sei. Es würde alles von einer *Sonderkommission des BKA* erledigt.

Die Sektion am 29.06. in Schwerin fand unter außergewöhnlichen Umständen statt. Die „Spezialisten" vom BKA hatten vermutlich noch keiner Obduktion beigewohnt. Informationen zum Ereignisort, zur Auffindungssituation von N. oder den verwendeten Handfeuerwaffen konnten sie nicht geben. Der Verbleib der Kleidung des Verstorben mit Schussdefekten oder Auftragungen von Blut war ihnen nicht bekannt (Diese Spurenträger sind gerade für die Abschätzung von Schussentfernungen sehr wichtig). Den ärztlichen Bericht zur Notoperation hatten sie nicht mitgebracht. Voller Erstaunen fragten die *BKA-Experten nach,* weshalb wir über die Hände des Verstorbenen Plastiktüten gezogen hatten. Es war eine Vorsichtsmaßnahme: Vielleicht könnten sich trotz der Not-Operation noch Untersuchungen auf Mikrospuren nach Schussabgabe erforderlich machen. Die Spezialisten zeigten sich für jeden Hinweis zur Fotodokumentation dankbar. Die bei der Sektion entnommenen Geschosse wollten sie mit einer Metallpinzette greifen. Offenbar hatten sie auch keine Erfahrungen im Umgang mit Patronen und Projektilen (Kratzer und Metallabrieb!).

Der Leitende Oberstaatsanwalt übernahm freundlicherweise den „Telefondienst". Journalisten bemühten sich, an brandaktuelle Informationen *direkt und live* aus dem Sektionssaal heranzukommen. Kaum zu Hause angekommen, klingelte es gegen am 29.06. gegen 20:30 Uhr an der Haustür. Als ich öffnete, stand vor mir ein dreiköpfiges Fernsehteam. Höflich aber bestimmt bat ich, das Grundstück zu verlassen.

Am nächsten Tag, mit Beendigung meiner Vorlesung, waren *„Die Drei"* wieder da. Sie hatten auf das abschließende Klopfen der Studenten gewartet. Dann zwängten sie sich an den herausgehenden Studenten vorbei, um mich im Hörsaal abzufangen. Das Medieninteresse war riesengroß geworden. Es war durchgesickert, dass der Zugriff nicht wie geplant, sondern durch eine *missverstandene* Funkdurchsage in der Unterführung des Bahnsteiges mit allen fatalen Folgen ausgelöst worden war. Ich verweigerte auch jetzt ein Interview, obwohl sich schon Forensiker und Fachkollegen zu den Vorfällen in Bad Kleinen geäußert hatten. Schon zu DDR-Zeiten hatte ich mir zu eigen gemacht: nur die Ermittlungsbehörden sind auskunftsberechtigt. Die Journalisten zogen unverrichteter Dinge ab.

In den nächsten Tagen wurde aufgrund von Zeugenaussagen der Verdacht laut, dass Wolfgang Grams von GSG-9- Beamten regelrecht hingerichtet worden sei. Das Nachrichtenmagazin der *„Der Spiegel"* machte daraus bereits am 05. Juli 1993 eine Titelgeschichte. Nun stand die rechtsmedizinische Begutachtung der Spurenanhaftungen am Einschuss des Kopfes und der Schusshand von *G.* im Fokus. Jedoch noch *vor* der Obduktion durch die Rechtsmedizin in Lübeck waren auf *Anordnung des BKA* der Kopf von *G.* gesäubert und Haare abgeschnitten worden. Zudem hatte man die Hände der Leiche gereinigt, um durch Fingerabdrücke die Identität des Verstorbenen zu sichern. Experten ohne Expertise. Bei der Spurensicherung des Ereignisortes wurden Geschossteile und Patronenhülsen „übersehen". Das tödliche Projektil, welches den tödlichen Kopfschuss von *Grams* verursacht haben soll, wurde nicht gefunden. Derartige Fehlleistungen bestätigten meine unguten Eindrücke, die ich bereits bei der Sektion in Schwerin gesammelt hatte. Sie trugen dazu bei, dass die Umstände des Todes von Wolfgang Grams auch nach zahlreichen, voneinander abweichenden Gutachten lange offen blieben. Die Streitfrage *„Exekution durch GSG-Beamte oder Suizid"* führte neben weiteren Fehlern und Unzulänglichkeiten der in Bad Kleinen eingesetzten Bundesbeamten zu den Rücktritten des Bundesinnenministers Rudolf Seiters und des Generalstaatsanwalts Alexander von Stahl.

Unser Sektionsgutachten des N. ist ohne Beanstandungen durch viele Hände gegangen. Der tödliche Schuss durch den Brustkorb, ein Steckschuss des rechten Unterschenkels, ein Durchschuss des linken Oberschenkels und ein Streifschuss der linken Gesäß-Region waren nach Anordnung und Verlauf von links oben und links beim Laufen mit leicht nach von gebeugtem Oberkörper abgegeben worden sein. Die Schüsse waren nicht aus größerer Nähe abgegeben worden. Newrzella rannte Grams ohne schussbereite Waffe hinterher. Wir blieben wir von Anfragen zur Schussentfernung verschont. Da unser Sektionsprotokoll auch an Journalisten weiter gegeben worden war, erhielten wir ein Lob von unerwarteter Seite. *„Wie Tote behandelt werden, deren Identität vorläufig feststeht, können wir aus der Obduktion des GSG-9-Beamten Michael Newrzella in Rostock lernen. Nachdem auch dessen Identität nur vorläufig feststand, wurde mit der Obduktion begonnen. Eine endgültige Identifizierung sollte durch eine Gegenüberstellung erfolgen"*[163]. Das trifft zu. In Todesfällen nach

163 *Wolfgang Landgräbe, Ekkehard Siekier, Gerhard Wisniewski: „Operation RAF. Was geschah wirklich in Bad Kleinen?", Drömersche Verlagsanstalt Th. Knaur Nachf, München, S. 181.*

Gebrauch von Schusswaffen steht die Spurensicherung zunächst im Vordergrund.

Im Frühjahr 1995 war ich zur Erstattung meines Sachverständigengutachtens in das Oberlandesgericht Frankfurt geladen. Vor Betreten des Gerichtssaales wurde ich einer Leibesvisitation in nie erlebter Gründlichkeit unterzogen. Selbst die Kappe von meinem Filzstift wurde entfernt. Beim Betreten des Gerichtssaales schritt ich durch den einen schussfesten Tunnel aus Acryl-Glas. Der Vorsitzende Richter nickte mir ermutigend zu. Bei der Darlegung meiner Befunde – es war früher Nachmittag – hatte er mit seiner Müdigkeit zu kämpfen. Die Beklagte *Birgit Hogefeld* war hinter einer schützenden Scheibe mit ihrem Verteidiger in ein freundliches Gespräch vertieft. Mit ihrem in die Haare gedrehten verspielten Zopf sah sie nicht so aus, als gehöre sie zur „Kommandoebene der dritten Generation der RAF". Das offenkundig geringe Interesse an meinen Ausführungen wertete ich als Erfolg. Die Gerichtsbeteiligten hatten keine Fragen an mich. Keine Angriffspunkte. Erleichtert fuhr ich zurück nach Rostock.

Zurück blieb die Erkenntnis: Jede rechtsmedizinische Sektion ist wie ein Abenteuer. Der kleinste Fehler bei der Sicherung oder Bewertung von Beweismitteln kann zu schwersten Konsequenzen führen. Es muss nicht immer eine „Staatsaffäre" sein, wie beim Fall Wolfgang Grams.

(7) Kommissar Zufall

Der Mord an der 15-jährigen Antje S. beschäftigte die Ermittlungsbehörden in Rostock länger als ein Jahrzehnt. Spaziergänger hatten die Leiche am 07.07.1996 entdeckt. Bereits vor unserem Eintreffen war ein „Spurenvernichtungskommando" (Kripo-Jargon) vor Ort gewesen. Zahlreiche Beamte der Polizei hatten sich einen Pfad durch das Gesträuch gebahnt, um den Auffindungsort in Augenschein zu nehmen. Es hatte ein Sexualmord voller Abscheulichkeit stattgefunden. Der Leichnam befand sich in Rückenlage und war teilweise entkleidet. In der linken Halsseite steckte eine horizontal unter die Haut geschobene Tischgabel, die vier Zinken wölbten sich von unten hervor. Aus einem Hautdefekt neben dem After ragte das Ende eines frisch abgebrochenen Zweiges hervor. Der Kopf war mit einem links gewendeten Pullover bedeckt. Daneben – ebenfalls die Innenseiten nach außen gekehrt – eine Jeanshose, eine Ledergürtel, und ein Schuh. Auf den Zweigspitzen eines benachbarten Strauches hing ein zerfetzter BH. Der Täter hatte seinem Opfer offenbar die „Kleider vom Leib gerissen". Im näheren Umfeld wurden mehrere persönliche Gegenstände von Antje geborgen.

Den Ermittlungen zufolge hatte der mutmaßliche Mörder Antje am 06.07. nach 23:30 Uhr auf einem Fußgängerdamm in seine Gewalt gebracht, die Böschung hinunter ins Strauchwerk gezogen und dort sexuell missbraucht. Die junge Frau hatte eine frequentierte Großraumdiskothek verlassen, um alleine nach zu Hause zu gehen. Auf dem Heimweg war sie kurz zuvor von Passanten gesehen worden, bald darauf hätten diese Schreie und ein „Gekreische" gehört. Eine sofort durchgeführte Suche von mehreren Passanten, darunter zwei Bekannten von Antje, blieb bei Dunkelheit in dem dicht bewachsenen Waldstück erfolglos. Ein Notruf bei der Polizei wurde verabsäumt.

Aus der Vielzahl der bei der Obduktion nachgewiesen Verletzungen ließen sich drei Phasen von Gewalteinwirkungen gruppieren. Der Täter versetzte dem Opfer zunächst 3-4 kräftige Faustschläge ins Gesicht. Dann erfolgte eine Kompression des Halses, wobei eine Kombination von Würgen und Drosseln anzunehmen war. Ein geformter Abdruck der linken Halsseite deutete darauf hin, dass der aufgefundene Gürtel von Antje als Drosselwerkzeug gedient haben könnte. Aufgrund der nachgewiesenen Erstickungszeichen dürfte sich das Opfer danach in einer tiefen Bewusstlosigkeit oder schon im Beginn des Sterbevorganges befunden haben. Am Ende stieß der Täter den etwa Kleinfinger starken Zweig wiederholt unter Durchtrennung des Enddarms, der Scheide und des Bauchfells in die Bauchhöhle. So entstand ein größerer Verletzungsbereich, jedoch ohne massive Einblutungen. Wir vermerkten dazu im Obduktionsprotokoll *„dass diese Gewalteinwirkungen in der Agonie oder kurz vor Eintritt des Todes gesetzt worden sein könnten"*. Hingegen war für uns sicher: Die Gabel wurde erst *„bei erloschenem Kreislauf"* eingestochen. War der Mörder noch einmal zum Tatort zurückgekehrt?

Die Suche nach dem Täter wurde mit größtem Aufwand geführt. Bald wurde ein „psychisch auffälliger" Mann ermittelt, der in einem nahe gelegenen Hotel übernachtet hatte. Ein von Psychiatern erstelltes „Täterprofil" kam zu dem Ergebnis, dass der Verdächtigte der Täter sein könnte. Nach intensiven Befragungen und Untersuchungen konnte diesem Mann die Täterschaft jedoch nicht nachgewiesen werden. Trotz zahlreicher Hinweise blieben alle Ermittlungen erfolglos.

Jahre später, wenige Wochen nach Veröffentlichung des Falles *„Antje"* in der ZDF-Sendung *„Aktenzeichen XY... ungelöst"* erschoss sich im Jahre 2005 ein alleinstehender Rostocker Polizeibeamter im Streifendienst mit seiner Dienstwaffe. In seiner Wohnung unweit des Tatortes wurde ein „Abschiedsbrief“ gefunden. In dem Schreiben war zu lesen, dass er kein Mörder sei und mit dem Nerven am Ende. Ebenfalls fand sich in seiner letzten Botschaft auch der Name Antje S., jedoch ohne Satzzusammenhang. Als man in der Wohnung Teile eines Bestecks aus DDR-Produktion fand, welches der am Leichnam sichergestellten Gabel entsprach, schien für „Presse, Funk und Fernsehen“ der Fall gelöst. Die Staatsanwaltschaft Rostock hatte – ganz zu Recht – noch Zweifel.

Im Sommer 2007 wandte sich überraschend ein Zeuge an die Justizbehörden in Rostock. Die Staatsanwaltschaft sicherte ihm Vertraulichkeit zu. Daraufhin benannte er *zwei* Männer russischer Herkunft, die das Mädchen getötet hätten. Sie sollen in einem Aussiedlerwohnheim gelebt haben, nicht weit vom Tatort entfernt. Dem Zeugen sei berichtet worden, dass der 22-jährige *Eduard I.* sein Opfer durch Faustschläge in seine Gewalt gebracht und ins Strauchwerk gezerrt hätte. Dort soll er sich an ihr vergangen und danach mit einem Gürtel „gewürgt“ haben. Zurück im Wohnheim habe der Täter dem Mitangeklagten *(Aleksej K.,* 29 Jahre) das Vorgefallene mitgeteilt. Dieser habe seine Hilfe angeboten. Aus seinem Dienst in einer *„russischen Spezialeinheit“* wisse er, wie man die Spuren der Tat verwischen könne[164]. Ohne Verzug sei der ältere Mitangeklagte zum Tatort zurückgekehrt. Er habe noch Atemzüge des Opfers festgestellt und die Tötungshandlung „zu Ende gebracht.

Beide Angeklagten bestritten in den Vernehmungen, die Tat begangen zu haben und verweigerten auch vor Gericht die Aussage. Die

164 Zur Strategie der Entwürdigung und Erniedrigung der schon besiegten faschistischen Kriegsgegner am Ende des 2. Weltkrieges 1945 gehörten auch Massenvergewaltigungen von deutschen Frauen. Die aus dem Ukraine-Krieg 2022 berichteten Gräueltaten durch Putins Soldateska an Frauen und Männern verstärken den Verdacht, dass derartige „Spezialeinheiten“ seit den Zeiten der „Roten Armee“ bis heute bestehen.

Staatsanwaltschaft war von der Glaubwürdigkeit der Zeugenaussage überzeugt. Unsere 11 Jahre zuvor erhobenen Sektionsbefunde und die zugehörige Befundinterpretation standen dazu nicht im Widerspruch. Ob der Zweittäter schlussendlich noch einmal gewürgt oder gedrosselt hat, war aus den Ergebnissen der Obduktion nicht herzuleiten. Immerhin fand sich eine Bestätigung dafür, dass die unmenschliche Penetration durch den Zweig bis in die Bauchhöhle erst kurz vor dem Tode stattfand. Das Gericht folgte den Argumenten der Staatsanwaltschaft. Nicht zuletzt durch die Ergebnisse der DNA-Untersuchungen in unserem Institut wurden beide Angeklagten wurden am 18.01.2008 zu langen Haftstrafen verurteilt.

Die Verteidigung plädierte auf Freispruch. Die Identität des Belastungszeugen müsse offengelegt werden. Die beiden Täter verhielten sich während der Verhandlung so, als ginge sie *das Alles* überhaupt nicht an. Insofern hoffte ich sehr, dass die von den Anwälten angekündigte Revision des Urteils erfolglos bleibt. Ein Gutachter ist zwar der Sache verpflichtet, nicht aber der Leidenschaftslosigkeit. Die Verurteilung der Mörder von Antje war mir eine tiefe Befriedigung.

(8) Keine Mutterliebe

Gewalthandlungen gegen Kinder bleiben häufig im Dunkeln[165]. Die betroffenen Familien hüllen sich in Schweigen. Im Fall der Elisabeth P. (2 Jahre) hatte die Mutter am 16.09. 2000 gegen 13:00 Uhr den ärztlichen Notdienst gerufen. Der Notarzt traf verspätet um 13:22 Uhr ein und fand ein Kind mit weiten, lichtstarren Pupillen und Merkmalen schwerer Gewalteinwirkungen vor. Kurz nach der Notaufnahme in die Kinder- und Jugendklinik der Universität Rostock sei eine sich langsam ausbildende Totenstarre aufgefallen. Gemäß Todesbescheinigung wurden die Maßnahmen der Reanimation gegen 14:40 Uhr beendet. Klinisch vermutete Todesursache: Polytrauma mit Genickbruch.

Was war geschehen? Gemäß polizeilichem Vernehmungsprotokoll der Kindesmutter stammt die getötete *Elisabeth* aus einer vorherigen Beziehung. Sie sei am Vormittag laut und unruhig gewesen. Ihr derzeitiger Lebensgefährte Klaus W. habe das Kind wutentbrannt an Rumpf und Beinen gepackt, aus dem Bett gezerrt und herum geschleudert. Dabei sei der Körper des Opfers gegen die Zimmerdecke und gegen weitere Gegenstände geprallt. Die Gewalthandlung habe sich zwischen 11:00 und 12:00 Uhr ereignet.

Die Mutter hatte offenbar so lange zugewartet bis das Leben des schwer verletzten, bewusstlosen Kindes langsam zu Ende ging. Die zuständige Staatsanwältin forderte zunächst auch Ermittlungen gegen die *Kindesmutter* zum Tatbestand „Mord durch Unterlassen".

---

165 Gemäß § 8a des Sozialgesetzbuches VIII kann das Jugendamt erst bei der Meldung eines Verdachts einer Gefährdung des Kindeswohls tätig werden. Diese erfolgt in aller durch Personen aus dem sozialen Umfeld, dem Kindergarten oder der Schule. Meistens hat jede Anzeige eine längere Vorgeschichte. Es müssen gewichtige Anhaltspunkte bestehen, bevor eine Besichtigung der Wohnung und des Kindes erfolgen kann. Privatsphäre versus Kindeswohl. Zu erzwingen ist sie nur durch einen richterlichen Beschluss.

Der bei der Sektion festgestellte zum Tode führende Befund war der vollständige Abriss der Aufhängung des Dünndarmes (sogenanntes Gekröse) mit Einriss des Schwanzes der Bauchspeicheldrüse. Nachfolgend kam es zu einer massiven Blutung in die Bauchhöhle und hinter das Bauchfell. Das Kind verblutete infolge dieses schweren stumpfen Bachtraumes in das Körperinnere.

Als wesentlicher Begleitumstand für den Todeseintritt fand sich auch eine Blutung in die Hirnkammern, kombiniert mit ausgedehnten Schleierblutungen in das Maschenwerk der weichen Hirnhaut. Die Kopfschwarte war im Bereich der oberen rechten Region des Hinterhauptes stark blutunterlaufen. Nach Anprall des Kopfes gegen ein flächiges Widerlager (Zimmerdecke?) kam es zu einer Hirnschädigung. Mehrfache Hämatome an den Extremitäten könnten durch das Zugreifen des Täters entstanden sein. Das Verletzungsmuster spricht gegen typische Unfälle im Kindesalter, wie Hinfallen oder Anstoßen. Die Verletzungen waren tödlich. Eine unverzügliche Ankunft des Rettungswagens hätte den letalen Verlauf nicht abwenden können.

Verschiedene Läsionen an Rücken, Extremitäten und Gesäß-Region beidseits lassen sich nur durch *mehrzeitige* Gewalteinwirkungen gegen das Kind erklären. Auch die *Kindesmutter* blieb nicht von dem Gewalttäter verschont. Bei ihrer staatsanwaltlich angeordneten körperlichen Untersuchung fanden sich – allerdings vergleichsweise geringfügige – Blutergüsse an den Oberarmen und oberhalb der linken Schläfe, teilweise verborgen unter den Kopfhaaren[166]. Zu einer möglichen Verursachung machte die Geschädigte keine Angaben.

---

166 Die Erhebung der körperlichen Befunde wurde durch mich in unserem Arztzimmer des Pathologischen Institutes in Anwesenheit einer Polizeibeamtin durchgeführt. Vor Beginn der Untersuchung hatte ich ihre Zustimmung eingeholt. Verdachtsfälle sexualisierter Gewalt werden durch Gynäkologen vorgenommen.

Der tatverdächtige Lebensgefährte Klaus W. hatte unmittelbar nach seiner Gewalttat die Wohnung verlassen und war anfangs spurlos verschwunden. Als er wenige Tage später wieder zurückgekommen war, ließ er sich widerstandslos festnehmen. Bei der Hauptverhandlung begegnete mir ein hochgewachsener, athletisch erscheinender Täter, der sich in seiner Vernehmung vor Gericht reuig gab. Der Angeklagte erklärte den *„Ausraster"* mit dem Einfluss von Drogen und beruflichem Stress, der sich durch nicht zahlende Kunden seines Tattoo-Studios akut verstärkt hätte. Er war sprachgewandt. Vor Antritt seiner langen Freiheitsstrafe wurde er zunächst zu einer Entwöhnungsbehandlung in einer geschlossenen forensisch-psychiatrischen Einrichtung verurteilt[167]. W. soll sich bereits als *„Patient"* Drogen beschafft haben. Mir ist bekannt geworden, dass ihm in der nachfolgenden Haft eine Drogenersatztherapie gewährt wurde. Das Einschmuggeln von Drogen in Strafvollzugsanstalten ist übrigens ein offenes Geheimnis, auch W. dürfte entsprechende Mittel und Wege gefunden haben.

Die Kindesmutter *heiratete* den Mörder ihres Kindes Elisabeth. Er war gerade 6 Monate vor dem Gewaltverbrechen vor ihren Augen aus der Haft entlassen worden. Waren es grenzenlose Liebe und die große Anziehungskraft dieses gewalttätigen Mannes? Psychotherapeuten sprechen von dem krankhaften Zustand der Hybristophilie *(griechisch: hybristes „Übeltäter" und philia „Zuneigung").* Es sind nicht wenige Frauen, die sich von Gewalttätern, Serien- und Massenmördern angezogen fühlen. Als drastisches Beispiel sei hier die Dänin Jenny Curpen genannt, die 2019 den zu einer lebenslangen

167 § 64 StGB: Hat eine Person den Hang, alkoholische Getränke oder andere berauschende Mittel im Übermaß zu sich zu nehmen, und wird sie wegen einer rechtswidrigen Tat, die sie im Rausch begangen hat [...] verurteilt, so soll das Gericht die Unterbringung in einer Entziehungsanstalt anordnen, wenn die Gefahr besteht, dass sie infolge ihres Hanges erhebliche rechtswidrige Taten begehen wird [...].

Freiheitsstrafe verurteilten „U-Boot-Mörder" Peter Madsen im Gefängnis ehelichte. Obwohl sie wusste, dass Ihr Bräutigam 2017 als psychopathologischer „Frauenhasser" sein Opfer durch vielfache Messerstiche getötet, nach dem Tod mit einer Säge zerteilt und die Gliedmaßen in der Ostsee versenkt hatte, postete sie auf Facebook: *„Ich liebe und respektiere meinen Ehemann, und ich bin stolz auf ihn […].*"[168] Die Zukunftsprognosen derartiger Verbindungen sind sehr ungewiss. Die Frau setzen sich der Gefahr aus, selber zum Opfer zu werden. Über das weitere Schicksal des Ehepaares W. ist mir nichts bekannt.

(9) NSU-Mord in Rostock

Der türkischstämmige Mehmet Turgut wurde am 25.02.2004 nach 10:00 Uhr durch drei Schüsse in Kopf, Hals und Nacken getötet. Er war bereits das fünfte Opfer einer „rätselhaften" Tötungsserie gegen Kleinunternehmer mit Migrationshintergrund. Die gegen 10:40 Uhr am *Kebap-Grill-Container* in Rostock-Toitenwinkel eintreffende Rettungsärztin leitete unverzüglich alle noch möglichen Maßnahmen der Wiederbelebung ein, die sie gegen 11:10 Uhr beendete. Der zum Tatort gerufene diensthabende Gerichtsarzt findet den inzwischen Verstorbenen im Rettungswagen vor. Der Grill-Container war wegen bereits angelaufener kriminaltechnischer Spurensicherung nicht zugänglich. Somit konnte der Tatort nicht durch einen Gerichtsarzt in Augenschein genommen werden.

Am Nachmittag begannen wir mit der rechtsmedizinischen Leichenschau am *unbekleideten* Leichnam, die Kleidungsstücke waren bereits von den Polizeibeamten sichergestellt. Nach notärztlicher Erstuntersuchung und *Reinigung* der Schussverletzungen am Kopf war die Erfassung von schussbedingten Spuren war stark beein-

168 aus Der Spiegel 13/2020

trächtigt. Dennoch konnten wir nach Beendigung der Sektion unter Kenntnis der Ein-und Ausschussverletzungen und des Verlaufes der Schusskanäle wesentliche Befunde erheben: Die Schüsse wurden *gezielt* aus größerer Nähe von rechts und in rascher Abfolge abgegeben. Insofern war aus rechtsmedizinischer Sicht nichts dagegen einzuwenden, wenn in Medienberichten von einer *„Hinrichtung"* gesprochen wurde.

Viel zu spät, erst nach der 6. Tat der Tötungsserie wurde im Jahre 2005 in Nürnberg die Sonderkommission *„Bosporus"* zur Aufklärung der *„Dönermorde"* eingerichtet, welche mit den in München, Hamburg und Rostock etablierten Sonderkommissionen kooperierte. Die Benennungen ließen eine rassistische Grundeinstellung nicht nur bei den Untersuchungsbehörden erkennen. Sie wurde auch in weiten Teilen der deutschen Öffentlichkeit genutzt[169]. Die Fahndung nach den Tätern begann bei den Angehörigen der Opfer, die gesellschaftlich ausgegrenzt und psychisch traumatisiert wurden. Die Behörden suchten in türkischen Familien nach Formen organisierter Kriminalität und mafiösen Strukturen im Rahmen eines organisierten Rauschgifthandels und nach.

Auch das Landeskriminalamt Mecklenburg-Vorpommern war offenbar der Blick auf eine in alle Richtungen offene Ermittlungstätigkeit versperrt. Im März 2007 war in der *Schweriner Volkszeitung*[170] nach einem Interview mit dem Leiter des LKA zu lesen: *„[…] Auch einen rechtsextremistischen und ausländerfeindlichen Hintergrund schließt die Polizei längst aus. Aus den Taten könne kein politisches Kapital geschlagen werden […]"*. In dieser Presseveröffentlichung wird

---

169 2012 sollte die Gesellschaft für Deutsche Sprache „Döner-Morde" zum Unwort des Jahres 2011 wählen. .

170 SVZ, Blickpunkt:. 20. März 2007 „Wann schlägt der ‚Döner-Mörder' wieder zu"?

überdies aus einem Fahndungsaufruf der Polizei die Rat- und Hilflosigkeit der Ermittlungsbehörden und ihrer hinzugezogenen Profiler überdeutlich[171]. Nicht nur für mich, sondern ebenso für viele meiner Fachkollegen war es unbegreiflich, dass nicht schon lange nach rechtsradikalen Tätern gesucht wurde.

Nach dem erweiterten Suizid von Uwe Mundlos und Uwe Bönhardt am 4. November 2011 und der gleichentags durchgeführten Brandstiftung durch die Mittäterin Beate Zschäpe lag alles offen zutage. Die Polizei fand in den Trümmern der gemeinsamen Wohnung der drei Terroristen in Zwickau die Tatwaffe *„Česká CZ 83, Kaliber 7,65"* und Propagandamaterial mit der Selbstbezeichnung *„Nationalsozialistischer Untergrund (NSU)"*. Die Vorgeschichte der rassistisch motivierten Morde in der thüringischen Stadt Jena reicht zurück bis in die 90er-Jahre. Parallel dazu begann die Aufdeckung der zahlreichen Versäumnisse und Verfehlungen von Bundes- und Landesbehörden. Die Bundesanwaltschaft übernahm am 11. November wegen des Anfangsverdachtes einer terroristischen Vereinigung die Ermittlungen und bezeichnete die Mordserie nun als *„Ceska-Morde"* – ein waffentechnischer Begriff. Wäre die Benennung *„ mutmaßliche NSU-Morde"* nicht umfassender und zutreffender gewesen?

Der NSU-Prozess am Oberlandesgericht München war der größte nach der Wiedervereinigung Deutschlands. Er sollte sich von 2003 bis 2008 hinziehen. Die Gesamtkosten des Verfahrens wurden auf

---

171 „**Die Polizei fahndet nach diesem Täter:** *Er hat einen Bezug zu Nürnberg (aktueller oder früherer Wohnort, Arbeitsplatz, Familie oder Freunde). Der Täter ist wahrscheinlich beruflich viel unterwegs, vermutlich auch in Rostock. Er ist möglicherweise ein Waffennarr und hat beruflich oder in seiner Freizeit mit Waffen zu tun. Beispielsweise könnte er in einem Schützenverein sein. Der Mann pflegt einen angepassten Lebensstil. Er hatte möglicherweise ein Negativerlebnis vor der ersten Tat, eventuell mit einem türkischen oder einem türkischstämmigen Staatsangehörigen, vermutet das Bundeskriminalamt.*"

30 – 37 Millionen Euro veranschlagt[172]. Meine Ladung zum 6. August 2013 erreichte mich im dritten Jahr meines Ruhestands, ich war schon fernab der Rechtsmedizin. Es ging um die Obduktion eines *Mehmet Turgut,* die 2004 durchgeführt worden sei. Gemäß Sektionsprotokoll hatten wir jedoch den Verstorbenen *Yunus Turgut* untersucht. Niemand hatte mich zuvor über diese wundersame Namensänderung informiert. Über das Internet brachte ich schnell in Erfahrung, dass *Yunus* wegen Erfolglosigkeit in seinem Asylverfahren den Namen seines Bruders von *Mehmet* angenommen haben soll. Das verstehe, wer will. Den Behörden war dieser „Namenstausch" seit 2011 bekannt.

Irgendwie hatte ich hinsichtlich der Identifizierung des Verstorbenen *ausschließlich* anhand eines Abgleiches mit von der Polizei genommenen Fingerabdrücken schon im Jahre 2004 meine Bedenken. So vermerkte ich im Sektionsprotokoll ausdrücklich, dass die Identität der Leiche anhand von Fingerabdrücken festgestellt wurde, die man am 11. November 1996 wegen eines illegalen Aufenthaltes von *Yunus Turgut* in Hamburg erkennungsdienstlich gesichert habe (Die Kopie einer Fax-Nachricht hierzu hatte ich den Sektionsunterlagen beigefügt). Übrigens hatte der Obduzierte an der Stirn zwei deutlich erkennbare „Leberflecke", die im Asylverfahren durchaus als individuelle Erkennungsmerkmale hätten dienen können.

An jenem 6. August 2013[173] war es schon am frühen Morgen drückend schwül. Gegen 8:45 Uhr erreichte ich den Vorplatz des Strafjustizzentrums in München. Um den anwesenden Journalisten mit ihren Übertragungswagen zu entgehen, schlich ich mich zu einem Seiteneingang des unschönen, in den 70er-Jahren errichteten Justiz-

---

172 wikipedia.org/wiki/NSU-Prozess (Zugriff am 25.04.2022)

173 nsu-watch.info Protokoll 32. Verhandlungstag, 6. August 2013

gebäudes. Zwei bewaffnete Beamte überprüften meine Ladung und begleiteten mich in ein mit Plüschbären, Puppen, Spielsachen und Kinderbüchern ausgestattetes Zimmer, was ich als völlig unwirklich empfand. Es diente offenbar als Warteraum für Zeugen und Betroffene in Fällen von Gewalt in der Familie. Nach einer guten halben Stunde – ich war durstig und durchgeschwitzt – suchte mich eine beisitzende Richterin auf. Sie entschuldigte sich für die Verzögerung des Verhandlungsbeginns und bat mich um eine *„zusammenfassende"* Darstellung meiner Befunde *„bitte ohne Verwendung von Bildern"*.

Nunmehr zwei andere Bewaffnete führten mich zu dem Sitzungssaal A 101, dem größten der Münchner Justizbehörden mit 250 Sitzplätzen. Nach Öffnung einer kleinen Seitentür glaubte ich, einen provisorisch hergerichteten Theatersaal zu betreten, der auf die Vielzahl der Zuschauer nicht vorbereitet war. Die Besucherempore mit den Journalisten und Besuchern entsprach dem ersten Rang. In den leicht ansteigenden, geschwungen Sitzreihen drängten sich über 50 Anwälte mit Angehörigen der fremd-stämmigen Opfer, für die eigens eine Simultansprechanlage eingerichtet worden war. Ich wurde in das tief gelegene Parkett zum Platz für die Sachverständigen geführt. Linker Hand saß die Hauptangeklagte Beate Zschäpe mit ihren Pflichtverteidigern. Zur rechten Seite waren die Vertreter der Bundesanwaltschaft platziert. Der lange Tisch – an dem immerhin fünf Richter Platz finden mussten – war leicht erhöht und von zwei riesengroßen Leinwänden flankiert. Die Richterbank bildete gewissermaßen die Bühne dieses Mammutprozesses. Einige Prozessbeteiligte mussten sich in diesem nahezu fensterlosen, künstlich beleuchteten Raum bis zur Urteilsverkündung 438 Verhandlungstagen aufhalten. Journalisten haben diesen mit Kommunikationstechnik vollgestopften Raum als Verlies beschrieben.

Der Vorsitzende Richter *Manfred Götzl*[174] eröffnete meine Vernehmung mit der mir vertrauten Abfrage der persönlichen Daten und der Belehrung zur Wahrheit. Er gab mir von Anfang an die Sicherheit, die man für eine derartig außergewöhnliche Situation benötigt. Nachdem ich die Fragen des Gerichtes offenbar zur Zufriedenheit beantwortet hatte, fürchtete ich vor allem eine Diskussion über die Schussentfernung, die jedoch ausblieb. Auch die Verteidiger der Angeklagten mit den „martialischen" Namen Wolfgang Heer, Wolfgang Stahl und Anja Sturm blieben stumm. Es irritierte mich, dass ich in dem Gewimmel von Köpfen auf den vorn seitlich angebrachten Videoleinwänden die Gesichter der hinter mir sitzenden Fragesteller nicht ausmachen konnte. Auf die allerletzte Frage war ich sehr gut vorbereitet: ein Opferanwalt wollte Details zum Ablauf der Sektion und zur Anwesenheit von Polizeibeamten wissen. Offenbar war es ihm wichtig, ob ich tatsächlich *persönlich* an der Äußeren und Inneren Leichenschau teilgenommen habe und vielleicht einen Anteil an der fehlerhaften Identifizierung des Verstorbenen gehabt haben könnte. Nach nur 45 Minuten wurde ich vom Gericht mit Dank entlassen.

Für mich war der Prozess – trotz manch harscher Kritik – ein Musterbeispiel für den demokratischen Rechtsstaat. Das Gericht hatte nicht über das Versagen von Ermittlungsbehörden zu befinden. Ein Gerichtssaal ist auch nicht der Ort, um den Angehörigen der Opfer

---

174 wikipedia.org/wiki/Manfred-Götzl (Zugriff am 25.04.2022): Götzl ist ein erfolgreicher Jurist, der bei der Münchner Staatsanwaltschaft auch für Kapitaldelikte zuständig war. 1999 wurde er zum Vorsitzender Richter am Landgericht München ernannt und mit der Leitung der Schwurgerichtskammer betraut. Götzl leitete Strafverfahren, wie den Mord am Rudolf Mooshammer oder gegen Kriegs- und NS-Verbrecher. Im Gerichtssaal gilt er als akribisch und wahrheitsliebend.. Nach dem NSU-Prozess hielt man ihm vor, eine tiefergehende Untersuchung der Rolle von Behörden unterbunden zu haben. Opferangehörige und ihre Anwälte beklagten sich darüber, dass er, seinen Urteilsspruch „kalt" herunter gelesen habe. Ich kann dieser negativen Einschätzung nicht folgen.

für ihre Leiden Mitgefühl und Trost zu spenden. Die Hauptangeklagte Beate Zschäpe wurde als Mittäterin der Morde, Sprengstoffanschläge und Raubüberfälle und weiterer Straftaten zu lebenslanger Haft bei besonderer Schwere der Schuld verurteilt. Das Urteil hielt auch den letzten Revisionsanträgen im Jahre 2021 stand. Ich war froh darüber. Erst danach war ich gewiss, nicht noch einmal in dieser Sache vor Gericht geladen zu werden.

(10) Der Fall Carolin

Die Rostocker Heide – wohl der größte zusammenhängende Küstenwald Deutschlands – war bis 1990 zu großen Teilen militärisches Sperrgebiet der Volksmarine der DDR. Nach Renaturierung in den 90er-Jahren entstand ein Landschaftsschutzgebiet mit befestigten Radwegen. Auf einem derartigen Waldweg wurde die 16 Jahre alte Carolin S. am frühen Nachmittag des 15.07.2005 getötet. Sie hatte die elterliche Wohnung in Graal-Müritz um14:00 Uhr verlassen, um mit dem Fahrrad ihren Freund in Gelbensande zu besuchen. Aufgrund der kurzen Wegstrecke von etwa 9 km wurde er nach etwa 2 Stunden unruhig und rief sie um 16:15 Uhr mit dem Handy an. Carolin meldete sich nicht persönlich. Er hörte undeutlich wahrnehmbare Stimmen, dann wurde das Mobiltelefon ausgeschaltet. Anlass zur Sorge – er unterrichtete die Eltern, die ihrerseits unverzüglich die Polizei informierten.

Großräumige Suchmaßnahmen führten am 18.07.2005 mittags in einem dicht bewachsenen Waldstück nahe des Zielortes, etwa 600 m von der Fahrradschneise entfernt, zur Auffindung eines weiblichen Leichnams. Bei massiven Zerstörungen des Gesichtsschädels durch stumpfe Gewalt mit Eröffnung der Schädelkapsel und einem fortgeschrittenem Insektenbefall war eine Identifikation zunächst nicht möglich. Wir vermuteten ihm Rahmen der rechtsmedizinischen Leichenschau, dass die Zertrümmerungen des Schädels durch Schläge mit einem kompakten Stein verursacht wurden. Ein Tatwerkzeug war nicht auffindbar. Aufgrund von im Umfeld gesicherten Gegenständen aus dem Besitz von Carolin – Fahrrad, Handy und Rucksack – bestand für die Ermittler kein Zweifel, dass die Vermisste gefunden worden war.

Ihr Körper war in Seitenlage gegen die Böschung eines Grabens gelehnt, der eine sumpfige Wiese von einem Mischwald abgrenzte. Bei der gemeinsamen Spurensuche mit einem erfahrenen Kriminaltechniker der Rostocker Mordkommission fanden wir frischere Schleifspuren des Waldbodens. Das Opfer war zum Graben gezogen worden und dort in die zufällige Endlage hinabgerollt. Die Kleidung war am Rücken nach oben verschoben.

Umschwärmt von Insekten klebten wir vor Ort die rückwärtigen Körperabschnitte, einschließlich Ober- und Unterschenkel, mit Streifen von Folien ab. Die Mühe hat sich gelohnt. In unserem genetischen Labor konnten an den unteren Extremitäten gerichtsverwertbare DNA-Merkmale isoliert werden. Der Täter hatte beim Transport des Leichnams die Unterschenkel fest umgriffen.

Auf dem bewachsenen und laubbedeckten Waldboden wurden noch eine Zigarettenkippe und die Zugkordel einer Jogginghose gesichert. Auch an diesen Spurenträgern wurde ein identes DNA-Muster nachgewiesen. An der Kordel konnten zusätzlich DNA-Spuren vom Opfer festgestellt werden. Nachdem wir aus dem Scheiden – Abstrich des Opfers Sperma mit Täter-DNA nachgewiesen hatten, war der mutmaßliche Sexualmörder chancenlos. Die Wahrscheinlichkeit seiner Zuordnung lag über 99,9999 Prozent. Welch ein Wandel der Beweiskraft von Tatortspuren! Der Killer musste nur noch gefunden werden.

Noch am gleichen Tag konnten die Fahnder den Täter nach Einsatz von Fährtenhunden in seiner nahegelegenen Wohnung festnehmen. Es handelte sich um den vorbestraften Maik S., der gerade eine Woche zuvor aus einem Strafvollzug entlassen worden war.

Er war wegen einer Vergewaltigung vom Landgericht Stralsund verteilt worden. Seine Tathandlungen waren von besonderer Grausamkeit gekennzeichnet. Maik S. schlug seinem Opfer mit der Faust ins Gesicht und mit einer Schusswaffe gegen die Stirn. Anschließend würgte er die Frau und drosselte sie mit seinem Gürtel bis zur Bewusstlosigkeit. Nach dem sexuellen Missbrauch fesselte er das Opfer an einen Baum und knebelte sie mit einem Tuch. Danach überließ er sie ihrem Schicksal. Der Täter kam nach einer Stunde noch einmal zurück, ohne die Fesselung zu lösen. Die Frau konnte sich selbst befreien. Sie hätte auch sterben können. Ein forensischer Psychiater hatte ihm 1998 gutachterlich eine *„ungünstige Legalprognose"* festgestellt und *„die Notwendigkeit der Einweisung in eine sozialtherapeutische Anstalt"* empfohlen. Das Landgericht Stralsund forderte in seinem Urteil *„dringend sozialtherapeutische Hilfen im Strafvollzug"*.

Die rechtsmedizinische Sektion von Carolin ließ gewisse Parallelen zu dem vorausgegangenen Sexualverbrechen des Maik S. erkennen: mögliche Drosselung der Halses (hier mit der Kordel seiner Jogginghose); wiederkehrende stumpfe Gewalteinwirkung gegen Gesicht und Hals. Vor dem Hintergrund der fortgeschrittenen Leichenveränderungen der Halsregion mussten wir allerdings im Ungefähren bleiben: *„Dennoch sind ein Drosseln und/oder Würgen keineswegs auszuschließen"*.

Das Landgericht Rostock sah es in seinem Urteil vom 16.11.2005 als erwiesen an, dass das Mädchen zunächst unter Androhung oder Anwendung von Gewalt sexuell missbraucht wurde und sich anschließend ankleiden musste. *„Schon da war sich der Angeklagte be-*

wusst, dass er sein Opfer töten würde". Ich kann es drastischer formulieren: Tabula rasa – reinen Tisch machen. Bloß nicht den Fehler der ersten Untat nicht wiederholen! Der Täter erschlug sein Opfer mit überbordender Gewalt. Das Gericht verurteilte Maik S. mit der Höchststrafe: Lebenslange Haft *und* anschließende Sicherheitsverwahrung.

Der *„Fall Carolin"* wurde bundesweit bekannt. Einen großen Anteil daran hat das Engagement der Familie des getöteten Mädchens. Sie konnte nicht akzeptieren, dass Maik S. nach Ablauf der Haftzeit entlassen wurde. Ich habe Eltern und Bruder als Nebenkläger vor dem Landgericht Rostock erlebt. In einem „Plädoyer" wandten sie sich an den Angeklagten. Der schwieg.

Die Familie gab sich mit der Rolle vom Schicksal getroffener Opfer nicht zufrieden. In einer Webseite haben Vater und Bruder der Persönlichkeit von Carolin gewürdigt und die Medien mobilisiert[175]. Mit Vehemenz und Hartnäckigkeit gelang es ihnen, dass im März 2006 ein Untersuchungsausschuss des Landtags Mecklenburg-Vorpommern tätig wurde. Das verdient höchsten Respekt.

Der Untersuchungsausschuss sollte der Frage nachgehen, ob die Staatsanwaltschaft im Fall des Maik S. die Möglichkeit einer *nachträglichen* Sicherheitsverwahrung hinreichend geprüft habe. Die mit dem Fall befasste Staatsanwältin hatte die Voraussetzungen für eine nachträgliche Sicherheitsverwahrung verneint. Anhörungen vor dem Ausschuss legten durchaus Defizite in der sozial-therapeutischen Abteilung der Justizvollzugsanstalt Waldeck offen. Augenscheinlich hatte sich die Staatsanwaltschaft auf die Auskünfte der Führungsaufsicht verlassen und dabei verkannt, dass die Therapie

175 unsere-carolin.de: Auf dieser Webseite haben die Eltern und der Bruder die tragischen Ereignisse um Carolin dargestellt. Einige Informationen habe ich dieser Quelle entnommen.

ohne Erfolg geblieben war. Gutachten eines Psychiaters und einer Psychotherapeutin hatten Maik S. eine negative Verhaltensprognose bescheinigt. Obwohl in der Folge der Prüfung durch den Landtag eine Neuordnung der Bewährungshilfe und Führungsaufsicht in den Einrichtungen des Strafvollzugs in M-V auf den Weg gebracht wurde, dürften die Eltern von Carolin enttäuscht gewesen sein: Kein Schuldeingeständnis der Justizbehörden oder des Ministeriums. *Carolin* hätte nicht sterben müssen.

Altbundeskanzler Gerhard Schröder hat mit seinem markigen Schlagwort „*Sexualstraftäter weg schließen – und zwar für immer*" in der Bild am Sonntag im Jahr 2001 die Diskussionen zum Thema kräftig angeheizt. Wenn es so einfach wäre! 2004 ist die gesetzlich eingeführte Möglichkeit einer *nachträglichen* Anordnung der Sicherheitsverwahrung 2011 vom Europäischen Gerichtshof für Menschenrechte für menschenrechtswidrig erklärt worden. Die Rechtsprechung zur Sicherheitsverwahrung befindet sich bis heute auf einem kurvenreichen Weg.

Es gibt einen Hoffnungsschimmer. Die Gerichte ordnen *nach* Ableistung der Haftstrafe zunehmend eine angemessene Sicherheitsverwahrung an. Allerdings: Die Rückfallquote ist hoch. Auch moderne Verfahren der Sozialtherapie und Persönlichkeitsdiagnostik erlauben keine sicheren Vorhersagen zum Verhalten von Straftätern nach Wiederlangen der Freiheit ermöglichen. Niemand kann die Innenwelt eines Menschen vollständig ergründen.

Auf der Zielgerade

Mit dem Tod von Sibylle war mir der Boden unter den Füßen weggezogen worden. Ich mied unsere gemeinsamen Freunde und ignorierte ihre zaghaften Versuche, mich mit dieser oder jener Frau zusammen bringen zu wollen. Unser modernes Haus, das im Erdgeschoss weiträumig, hell und frei von Raumtextilien sein sollte, war mir fremd geworden. Der Nachhall jedes von mir selbst verursachten Geräusches verstärkte mein Gefühl des Alleinseins: die eigenen Tritte, das Schließen der Türen oder das Klappern von Geschirr und Besteck in der Küche. Die zahlreichen, bis zum Boden reichenden Fenster überfluteten die Räume bis in den späten Abend hinein mit dem lästigen Licht des Frühjahres 2018. Alles störte mich. Der *Montepulciano d'Abruzzo* schmeckte mir ohne Sibylles Nähe auch nicht mehr. Schlechterdings folgerichtig landete ich an einem Freitagabend – abgefüllt mit einer Flasche Wein – in einem Internetportal der Partnersuche. Nachdem ich mich eingeloggt und mein „Profil" zusammengebastelt hatte, gab ich mich mit einem Druck auf die Enter-Taste dem *World Wide Web* preis. Endlich hatte ich den Orbit des Selbstmitleids verlassen. Das letzte Glas vor dem Schlafengehen mundete mir schon besser.

Damit hatte ich nicht gerechnet. Schon im Laufe des folgenden Wochenendes wurde ich von Kontaktanfragen geradezu überflutet. Worin besteht die Faszination eines unbekannten Universitätsprofessors vor seinem Eintritt in den Ruhestand? Aus *Online-Chats* entwickelten sich Korrespondenzen mit hochfliegenden Erwartungen und Wünschen, die ich nicht erfüllen konnte oder wollte. Zum guten Ende wagte ich eine persönliche Begegnung mit einer Frau, die verwitwet war und drei Kinder großgezogen hatte. Es passte.

Mich faszinierten ihre Vitalität und ihr grenzenloser Optimismus. Ich übersiedelte – trotz aller Risiken und Nebenwirkungen – bereits 2009 nach Berlin-Zehlendorf. Für mich war es sehr wichtig, dass meine Kinder diese Entscheidung respektierten. Noch heute lebe ich mit Birgit Ardame in Zuneigung und Vertrautheit zusammen.

Alterssitz Zehlendorf – ein Privileg

Der Ortsteil Zehlendorf im Südwesten Berlins befindet sich in Nahdistanz zu der *City West* um Kurfürstendamm, Breitscheidplatz und Tauentzienstraße. Schon die *City Ost* zwischen dem Brandenburger Tor und dem Alexanderplatz ist in allem anders. Jeder Besuch in die verschiedenen Stadtbezirke Berlins wird zu einer aufregenden Entdeckungsreise, die für mich bis heute nicht beendet ist[176]. Manche finden die Stadt faszinierend und sensationell, andere *„definitiv"* chaotisch und hässlich. Derartig pauschale Urteile kann nur jemand fällen, der nicht längere Zeit in Berlin unterwegs gewesen ist. Gleichwie: Die Bundeshauptstadt Berlin ist unbestritten auch die Kulturhauptstadt Deutschlands. Seit ich hier lebe, muss ich akzeptieren, dass meine geliebte, traditionsreiche Hansestadt Rostock eine Kleinstadt geblieben ist.

Die Stadt wirbt für sich mit dem Slogan *„Stadt mit Herz und Schnauze"*. Für wen oder was das Herz schlägt, hängt entscheidend vom Wohnsitz ab. Im Stadtteil Zehlendorf befand das Hauptquartier des Amerikanischen Sektors. Zutiefst Westberlin. Als ich mich 2009 „einbürgern" ließ, dominierte die CDU zur Bürgerschaftswahl noch

---

176 Hierzu: Jens Bisky: Berlin Biographie eines großen Stadt. 3. Auflage 2019,Rowohlt Berlin. Es lohnt sich in diesem Buch nachzulesen, wenn man sich in dieser vielgestaltigen, sich stets verändernden Stadt umschaut.

deutlich. Die Partei der bürgerlich-demokratischen Mitte vertrat die Interessen der Mehrheit hochbetagter und wohlhabender Zehlendorfer Bürger. Die 1948 gegründete „Freie Universität" im Ortsteil Dahlem war die Antwort auf die stalinistisch indoktrinierte „Humboldt-Universität" in Ostberlin. Insofern war ich nicht überrascht, hier noch auf Vorurteile zu treffen.

Als ich Birgit das erste Mal mit meinem PKW zu Hause besuchte, bat sie sich mich, das Fahrzeug nicht vor der Haustür, sondern in der Nebenstraße abzustellen. Als ich sie nach dem Grund fragte, druckste sie etwas herum: *„Du weißt doch, das Rostocker Kennzeichen, [...] müssen die Nachbarn nicht sehen"*.

2009 herrschte noch ein richtiger Winter. Die beidseits vollgeparkten Fahrzeuge mit dem durch Räumfahrzeuge zur Seite geschobenen Schnee ließen auf der Straße nur eine Spur frei. Ich bewegte mich langsam in Richtung Hauptstraße als mir ein LKW entgegen kam. Nach dem Halt sprang ein bulliger Mann aus dem Fahrerhaus, stellte sich vor mein Auto und schnauzte mich lautstark an: *„Was kurvst Du Idiot aus Rostock mit Deiner Kiste hier im Schnee rum?"* Ich blieb ihm eine schlagfertige Antwort schuldig. Kopfschüttelnd und etwas vor sich hin brabbelnd bestieg er wieder den LKW. Dann setzte er sein Fahrzeug geduldig zurück, bis für mich die Spur frei war. Vielleicht war das ein Fall von „Herz und Schnauze".

Als neues Mitglied einer Altherren-Gruppe im Tennisclub erlief ich mit meinen flinken Füßen einen schwer erreichbaren Ball. Durch einem gelungenen Schlag mit der Rückhand passierte ich den am Netz stehenden Tennisfreund. Er konnte seine Enttäuschung nicht verbergen und rief mir verärgert zu: *„Laufen konntet ihr schon immer, ihr Ossis"*.

Im Stadtbezirk Berlin-Köpenick wäre ich dieser Voreingenommenheit wohl nicht begegnet.

Manche Professoren werden von ihrem „Bedeutungsverlust" nach Ende der akademischen Laufbahn schwer getroffen: Kein Institut, keine Mitarbeiter, keine Kongresse, keine Studenten. Einige werden davon krank, andere sollen daran verstorben sein. Der per Hochschulgesetz erzwungene Ruhestand, verbunden mit dem Umzug nach Berlin war auch für mich eine Herausforderung. *Einen alten Baum verpflanzt man nicht.* Tatsächlich musste ich damit umgehen, völlig unbekannt zu sein und überall namenlose Gesichter zu sehen. So überkam mich eine eigentümliche Wiedersehensfreude, wenn mir in der Philharmonie, in der Neuen Nationalgalerie oder sonst wo ein Rostocker über den Weg lief.

In meinen ersten Zehlendorfer Jahren war Birgit noch berufstätig. Tagsüber allein zu Haus *musste* ich etwas irgendetwas tun. Umrahmt von über 100-jährigen Waldkiefern, Linden- und Ahornbäumen, hatte ich an ihrem Grundstück sofort Gefallen gefunden. Voller Elan begann ich zu gärtnern. Ich tat alles Mögliche, um den Garten als grüne Oase mit blühender Randbepflanzung erstrahlen zu lassen. Das veranlasste Birgit zu der verfänglichen Frage, ob ich sie genauso liebe, wie den Garten. Wir ließen Dach und Fassade des kubischen Hauses aus den 30er Jahren, von Architekten als „Kaffeemühle" bezeichnet, herrichten. Ich schätzte das für uns etwas zu groß geratene Haus für seinen Charakter, der auch von seinen Vorbesitzern geprägt worden war. Mir gaben die Räume ausreichend Platz für die Bilder und Zeichnungen meines Großvater, Vaters und Bruders.

Birgit meinte, dass es nun an der Zeit sei, soziale Kontakte zu pflegen. Unserer Einladung zur *Housewarming-Party* folgten neben Birgits Familie und ihren Weggefährten aus früheren Jahren auch zahlreiche Freunde ihres vor acht Jahren plötzlich verstorbenen Mannes

Bijan Ardame. Sogar aus Rostock waren gute Bekannte angereist. Aus der Nachbarschaft ließ sich leider kaum jemand sehen.[177]

Auf unserem ersten gemeinsamen Türschild hatten wir auch meine akademischen Grade eingravieren lassen. Damit sollte ein gewisser Status gekennzeichnet werden (Prominente und Hochvermögende verstecken sich allerdings hinter den Anfangsbuchstaben ihrer Namen oder kryptischen Abkürzungen). Da ich die etwa 60 m lange blickdichte Eibenhecke unseres Grundstückes und das Unkraut des Bürgersteiges in meine persönliche Gartenpflege einbezog, erregte ich Neugier. Passanten wollten wissen, ob *ich* in dem Haus wohne. Daran schloss sich die Frage an, *warum* ich diese anstrengende und schweißtreibende Arbeit selber mache. Daraus entwickelten sich interessante Dialoge bis hin zur brisanten sozialpolitischen Frage der „Wertschätzung körperlicher Arbeit". Mir war nie der Gedanke gekommen, dass physische Tätigkeit minderwertig oder gar unschicklich sein könnte. Insoweit wirkte meine DDR-Prägung wohl noch immer nach. Innerlich belustigt, erinnerte ich mich daran, dass ich für meine Marotte des „Kehrens vor der eigenen Haustür" 1975 in Rostock als „ Vorbildliche Hausgemeinschaft für hervorragende

---

177 Bijan Ardame (1940-2002) war ein erfolgreicher Urologe. Er gehörte zu den Migranten, die unter der Regierung des Schahs Mohammed Reza Pahlavi in den 60er-Jahren aus dem Iran nach Westberlin gekommen waren. Man erlaubte ihnen, in den westlichen Ländern Medizin zu studieren. Damit war wohl die Erwartung verbunden, in ihr Heimatland zurückzukehren und den Arztberuf auszuüben. Das von den Vereinigten Staaten unterstützte Schah-Regime war autoritär. Shah Pahlavi wurde von 1979 im Zuge der islamischen Revolution unter Ajatollah Chomenei gestürzt. Viele der in Berlin gebliebenen Ärzte waren durchaus arriviert und hielten über den persischen Ärzteverein ständigen Kontakt miteinander. Mir gegenüber waren die die persischen Freunde entgegenkommend und frei von Vorbehalten.

Birgit hat Bijan als 17-Jährige kennengelernt. Sie hat ihrem sehr dominanten Vater die Beziehung über Monate hinweg verheimlicht. Aus der glücklichen Ehe entsprangen drei Kinder. Bemerkenswert: Alle fünf Enkelkinder tragen persische Namen.

Leistungen zu Ehren der DDR" ausgezeichnet wurde. Aus derartigen Gesprächen vor dem Gartenzaun entwickelten sich nachbarschaftliche Kontakte und Freundschaften.

Bald fühlte ich mich in Zehlendorf, am Rande des Grunewaldes mit dem *Schlachtensee* und der *Krummen Lanke*, zu Hause. Bei den Spaziergängen durch baumbestandene Straßen trifft man Baudenkmale in Hülle und Fülle. *Pars pro Toto* beschränke ich mich auf den „Mexikoplatz". Dieser von 1905 bis 1907 gestaltete „Stadtgarten" mit seinen beiden Springbrunnen vor der Fassade des zur gleichen Zeit errichteten S-Bahnhofes hat mit seinen Wohn- und Geschäftshäusern das 21. Jahrhundert unbeschadet überstanden. Alte Pracht in neuem Glanz. Fast alltäglich ist hier etwas zu besorgen, dabei genieße ich auch fast alltäglich, hier wohnen zu dürfen.

Die Lebensqualität dieses Stadtteiles wird auch von Prominenten der Politik geschätzt. *Willy Brandt* und *Richard von Weizsäcker* haben in ihrer Amtszeit am *Schlachtensee* gewohnt. Unlängst radelte der Bundespräsident a. d. *Joachim Gauck* an unserem Gartenzaun vorbei.

Zur wechselhaften Geschichte von Zehlendorf gehört allerdings auch, dass sich hier ebenso führende Nationalsozialisten wohlgefühlt haben. SS-Obergruppenführer *Reinhard Heydrich* lud im Januar 1942 unweit seines Wohndomizils am Schlachtensee in das *Gästehaus der Sicherheitspolizei und des Sicherheitsdienstes des Reichsführers SS* am Großen Wannsee ein, um nach einer kurzen Besprechung mit anschließendem Sektfrühstück die Logistik der Vernichtung von 13 Millionen in Europa lebenden Juden zwischen den beteiligten Behörden im Detail abzustimmen. Bei den Spaziergängen zur Krummen Lanke durchquerten wir die ehemalige „Kameradschaftssiedlung" der SS mit ihren anheimelnden Häuschen. Sie war eine geschlossene Wohnanlage für Angehörige des „Rasse und Reichssicherheitshauptamtes".

Inzwischen ist zwar über die braune Vergangenheit die Zeit hinweg gegangen; sie bleibt aber unvergessen. Über 125 *Stolpersteine*[178] erinnern an das Schicksal deportierter Juden. Die von den Nazis enteignete *Liebermann-Villa* ist dank des außergewöhnlichen Einsatzes vieler Bürger zu einem Kunstmuseum mit dem originalgetreuen *Liebermann-Garten* geworden[179]. Ein Kleinod. Es ist nur etwa 300 Meter von dem *„Haus der Wannseekonferenz"* entfernt, das heute zu einer Gedenkstätte geworden ist.

Jede Medaille hat zwei Seiten. Bereits 1990, war ich in Zehlendorf als Fußgänger unterwegs, um nach meinem Vortrag in der Freien Universität die Gästeunterkunft zu finden. Ich bewunderte die Grunewald-Villen, zugleich war ich von den vielgestaltigen, teilweise massiven Fenstervergitterungen unangenehm berührt. Wohnen hinter Gitterstäben? Das erschien mir undenkbar. Nach meinem Umzug nach Berlin fand ich mich in einem Haus mit ebensolchen Vergitterungen und nächtlich automatisch schließenden Rollläden wieder. Erstaunlich: Nach einigen Wochen nahm ich die diese Beeinträchtigungen nicht mehr wahr. Man erfuhr zwar hin und wieder von Einbruchsversuchen oder vollendeten Einbrüchen in der Nachbarschaft. Ich glaubte, über das normale Maß hinaus gesichert zu sein, bis wir während eines Urlaubs über eine Verwüstung unserer Wohnung durch Einbrecher informiert wurden.

---

178 wikipedia.org/wiki/Liste_der_Stolpersteine_in_Berlin-Zehlendorf (Zugriff am 05.06.2022)

179 Max Liebermann (1847-1935) war ein bedeutender deutscher Maler und Grafiker. Als Präsident der Berliner Sezession und Ehrenpräsident der Preußischen Akademie der Künste wurde er 1927 Ehrenbürger von Berlin. Der Jude Liebermann war ein waschechter Berliner mit Berliner Schnauze. Nach der Machtergreifung von Hitler habe er seiner Freundin Käthe Kollwitz gegenüber gesagt: „Ick kann janich soviel fressen, wie ick kotzen möchte."

Bei unserer Ankunft fand sich ein apokalyptisch anmutendes Chaos vor. Entleerte Schubladen, Wäsche und Bücher aus den Schränken gerissen, sämtliche Bilder von den Wänden entfernt, Teppiche aufgenommen und aufgetürmt. Nur mein altvertrauter Plastik-Schädel aus dem Unterricht der Anatomie stand auf seinem angestammten Platz (er schien den Ganoven Respekt eingeflößt zu haben). Hinzu kam der Einbrecher-Vandalismus mit herausgebrochenen Türschlössern und reichlicher Anwendung eines aggressiven Reinigungssprays. Überlagert wurde alles durch den Grafitspray zur Suche nach Fingerabdrücken.

Die Diebe hatten sich- vermutlich unter Verwendung eines Wagenhebers – den Zugang über einen vergitterten Lichtschacht eines Kellerraumes verschafft. Dabei musste sich eine sehr schlanke Person (oder ein Kind) unter der massiven Querstange eines Kellerloches hindurchschlängelt haben. Ein wertvoller Perserteppich wurde über unseren Zaun und die übermannshohe Hecke verfrachtet und abtransportiert. Die Täter haben sich über Stunden in dem Haus aufgehalten. Sie wurden nicht gefasst.

Der finanzielle Schaden war zwar nicht unbeträchtlich; die Gefühle von Demütigung, Kränkung und Verunsicherung hingegen sind schwerwiegender und nachhaltiger. Auszug aus dem Paradies? Wir haben uns dagegen entschieden und leben jetzt selber mit nachts heruntergelassenen Rollläden und einer Alarmanlage, die gegebenenfalls eine sofortige Telefonverbindung zu einem Sicherheitsdienst herstellt. Geradezu zwanghaft erfolgt allabendlich ein Sicherheitscheck. Darüber hinaus besteht eine latente Sorge. Ein nochmaliges Ereignis dieser Art würden wir wohl nicht verkraften und schnellstmöglich eine „gesicherte" Wohnung suchen. Verhalten wir uns schon wie verängstigte alte Leute? Dagegen steht: Noch freuen uns über zahlreiche Besuche von Kindern, Kindeskindern oder Freunden.

In Sichtweite meines Wohnsitzes befindet sich eine Gedächtnis-Stele über eine „Ballonfahrt mit tödlichem Ausgang“. Ein Ostberliner war im März1989 mit einem Ballon auf dem Gebiet der DDR aufgestiegen. Über Zehlendorf kam es zum Absturz. Er bezahlte den Fluchtversuch mit seinem Leben. Mir hat die Öffnung der Grenzen 1989 den Umzug hierher ermöglicht. Dafür bin ich bis heute dankbar.

Über das Altern

Seit über 68 Jahren spiele ich Tennis, nunmehr 10 Jahre mit den Senioren der „Zehlendorfer Wespen“. Auch wenn ich an den Punktspielen nicht mehr teilnehme, ist dieser Sport nicht frei von Risiken und Nebenwirkungen. Sport führt zusammen. Wir wissen von unseren Problemen an Schulter-, Knie- und Hüftgelenk. Nach einem Sturz setzen wir nach dem ermutigenden Schulterklopfen der Tennisfreunde das Match fort. *„Hinfallen – aufstehen – Krone richten – weitergehen“*.

Ich glaubte „kerngesund“ zu sein. Im Frühjahr 2016 ereilte mich in der Endphase eines spannenden Herrendoppels von einer Sekunde auf die andere ein massives Schwindelgefühl, Übelkeit und Brechreiz. Mir war so elend, dass meine Tennisfreunde mich mit schlappen Knien in den Duschraum zerrten. Während sich meinen Magen wiederholt entleerte, bot ich auf einer schmalen Holzbank liegend ein Bild des Jammers. Meine fürsorglichen Doppelpartner – zwei Ärzte waren dabei – hatten einen Rettungswagen alarmiert. Sie befürchteten, es könne ein Herzinfarkt sein. Meine Gedanken kreisten um das Schreckgespenst „Schlaganfall“ – wie bei meinem Vater. In Aluminiumfolie gewickelt, brachte man mich in die Notaufnahme eines Krankenhauses.

Mein Kreislauf wurde mit einer Infusion stabilisiert. Während ich in diesem übervollen Aufnahmeraum noch auf einen Arzt wartete, entnahm mir eine Krankenschwester Blut. Sie mokierte sich darüber, wie ich mir als Mediziner den Bauch vor einer sportlichen Aktivität so voll schlagen könne. Nach etwa zwei Stunden Wartezeit besänftigte mich die untersuchende Ärztin. Nur mein Blutdruck sei zu hoch, die Einnahme eines weiteren Blutdrucksenkers sei erforderlich[180]. Überdies wäre alles in Ordnung; weiteres im Arztbrief. Einige Wochen später traf jedoch die Nachricht ein, dass ich an einem Blutkrebs (CLL) erkrankt bin.

Die Anzahl unserer Seniorengruppe hat sich in den vergangen Jahren deutlich dezimiert. Dennoch gehen wir mit wiederkehrenden Sportverletzungen, altersbedingten Beeinträchtigungen und selbst mit der Diagnose „Krebs“ auf den Platz. Der amerikanische Autor *Philip Roth* hat in dem Roman „Jedermann“ das Leben als Abfolge von Krankheiten mit tödlichem Ende beschrieben. Viel zu häufig wird ein problematisches Zitat aus dem Buch gebraucht: *„Das Alter ist kein Kampf; das Alter ist ein Massaker“*[181]. Das gilt so nicht. Zwar sind vor wenigen Jahren zwei Mitglieder der Gruppe verstorben. Wir denken noch oft und gerne an sie. Alter und Sterben gehören zusammen. Alter ist kein Massaker im Sinne von Blutbad oder Gemetzel. Hier hat der Autor, bei aller literarischen Freiheit, stark überhöht. Altern ist ein biologischer Vorgang. Wir freuen uns über jeden gewonnenen Punkt, dabei durchaus mit Folgen des Altwer-

---

180 *Jahre später, nach wiederkehrenden Schwindelattacken, erfuhr ich von meiner Tochter (Neurologin), dass es sich wohl um einen gutartigen Lagerungsschwindel gehandelt haben könnte. Als Ursache wird die Ablösung von kleinen Salzkristallen angenommen, die aus einem Säckchen des Innenohres (Utriculum) in die Bogengänge gelangen. Ältere Menschen sind verstärkt betroffen.*

181 *www.spiegel.de/kultur/literatur/interview-mit-philip-roth-alter-ist-ein-massaker-a-433535.html(Zugriff am 01.06 2022)*

dens kämpfend. Das sprichwörtliche „am Ball bleiben" gilt selbstverständlich für alle physischen und psychischen Aktivitäten: Sie verzögern den Prozess des Alterns.

Ist der sportliche Wettstreit nicht mehr möglich, wird der Tennisschläger beiseite gelegt. Auch nicht mehr spielfähige Senioren sind jederzeit gerne gesehen, wenn sie denn wollen. Gut zu wissen: Irgendwann ereilt mich das gleiche Schicksal.

Mein morgendlicher Blick in den Spiegel ist – seit ich meine Blutkrankheit kenne – kritischer und analytischer geworden. Wir finden diese Art der Betrachtung in vielen Selbstportraits berühmter Künstler. Das Gesicht wird zunehmend gefurchter und schmaler. Sind das Folgen des Alterns oder der CLL? Die überraschende Antwort habe ich im Internet gefunden: *„Das Gesicht wirkt bei fleißigen Sportlern immer hohlwangiger und hohläugiger, es bilden sich scharfe Nasolabialfalten"*. Jawohl, das bin ich[182].

Bisher ist mein Hämatologe-Onkologe nicht tätig geworden. Der Therapiebeginn sei jetzt aber „ganz nahe". Voller Spannung erwarte ich den kommenden Termin. Schickt er mich wieder nach Hause oder bekomme ich eines der brandaktuellen Medikamente mit den exotischen Namen? Vielleicht ist es Obinutuzumab®, Acalabrutinib®, vielleicht auch eine Kombination von Präparaten? Die sich ständig weiterentwickelnden Therapieverfahren geben den Patienten der „Altersleukämie" neue Hoffnung. Mehrere Jahre bei gutem Befinden länger leben können? Das ist doch schon etwas.

---

182 https://www.bunte.de, 07.01.22

Dank und Schlussbemerkung

Ohne das fortwährende Interesse meiner Kinder wäre ich wohl nicht zum Ziel gekommen. Ich verdanke ihnen einige wichtige Ergänzungen und Richtigstellungen. Mein Bruder Manfred ist über sechs Jahre älter als ich. Er ist der Einzige, der meine Kindheitserinnerungen hier und da etwas vertiefen und zurecht rücken konnte.

Beim Herumstöbern in meiner Vergangenheit war mir der Catalogus Professorum Rostochiensium eine große Hilfe. Er umfasst die biografischen Daten der Rostocker Professoren seit Gründung der Universität 1419 und ist unter der Leitung von Angela Hartwig erstellt worden.

Ich habe mich nicht gescheut, bei „Wikipedia“ nachzulesen. Es ist unbestritten, dass sich in dieser freien Enzyklopädie auch fehlerhafte Eintragungen finden. Dennoch ist sie eine große Errungenschaft des Internet.

Ermutigung und Zustimmung fand ich bei meinen Zehlendorfer Freunden, wobei ich Hermann Haarmann hervorheben möchte. Frau Renate Plumbaum hat mir bei einer ersten Durchsicht des Manuskriptes in Sachen „Rechtschreibung und Interpunktion“ auf die Sprünge geholfen.

Gundula Walz danke ich für das mystische Buchcover-Foto. Der um das Überleben kämpfende Lorbeerbaum steht auf der zentralen Hochebene von Madeira.

Mein Nachfolger Andreas Büttner gab mir freundlicherweise die Gelegenheit, die Archivunterlagen meiner Fälle noch einmal durchsehen zu können.

Es waren Frauen, die mich privat und beruflich immer wieder auf Kurs gehalten haben. Ich bin ihnen zu größtem Dank verpflichtet. Wenn ich für meine Erinnerungen eine nicht gendergerechte Sprache verwendet habe, ist es nicht die Attitüde eines bösen, alten Mannes. Es ging es mir nur um eine bessere Lesbarkeit des Textes.

Die Corona-Pandemie mit ihren globalen Nachwirkungen ist durch die Folgen des russischen Aggressionskrieges gegen die Ukraine seit dem Februar 2022 weit übertroffen worden. Mich treiben seitdem Sorgen und Ängste um. Nach dem Aufwachen greife ich als Erstes zum Handy auf dem Nachttisch: Kampfhandlungen, Gräueltaten, Tod und Zerstörung. Vor diesem Hintergrund ist es mir schwergefallen, meine Aufzeichnungen überhaupt zu Ende zu bringen.

Putins Krieg richtet sich nicht nur gegen die Ukraine, sondern auch gegen alle westlichen Demokratien. Bisher erweist sich das Wertesystem der Demokratie in Deutschland als außerordentlich stabil. Das war nicht immer so. In ihren Anfängen wurden die Werte der modernen Demokratie gründlich missverstanden[183].

Die sich ständig weiter drehende Spirale der Energie- und Wirtschaftskrise ist in Deutschland angekommen. Die unüberhörbare Fraktion von „Putinverstehern“ in den neuen Bundesländern lässt erkennen, dass die Gräben zwischen Ost- und Westdeutschland wieder tiefer geworden sind. Der Horizont hat sich verfinstert.

---

183 *An der medizinischen Fakultät der Humboldt-Universität zu Berlin erlangte der Arzt C.Th.Groddeck im Revolutionsjahr 1849 den Doktortitel mit der Dissertation „Die demokratische Krankheit, eine neue Wahnsinnsform“ (lat.: De Morbo Democratio, Nova Insaniae Forma). Demokratie als Geisteskrankheit: Ist das nicht verrückt?*

Nichtsdestotrotz: Den Wettlauf mit der Zeit habe ich schon gewonnen. Es besteht die nicht unbegründete Aussicht, mein 80. Lebensjahr vollenden *und* genießen zu können. Mir ist eine große Portion Glück zugefallen. Manche glauben an Gottes Fügung, andere an einen Schutzengel oder an eine – wie auch immer geartete – Vorsehung. In meinem Beruf hatte ich viel mit dem vorzeitigen Tod zu tun. Das Leben hängt oft an einem seidenen Faden. Hierzu mein Credo: Zum Glück gehört auch das *Ausbleiben* von unglücklichen Umständen.

Berlin-Zehlendorf, im Juli 2022